PROL

Les parois verticales des r formes géométriques. Ces mura d'anfractuosités dans lesquell l'exploit de s'accrocher. Uniqu noire de la route récemment refaite serpentait au milieu des gorges. Le temps était resplendissant et la voiture roulait sereinement au sein de ce paysage magnifique.

Stella respira fortement. Elle se sentait oppressée. Elle pressentait le drame. Pourtant tout allait bien. La voiture rejoindrait l'autoroute dans moins d'un quart d'heure. Dans les virages, on pouvait apercevoir de temps à autre la rivière qui coulait au fond des gorges. L'autoradio accompagnait le parcours avec la musique de Carmina Burana. La cantate résonnait dans la tête de Stella, fort. De plus en plus fort !

Puis la voiture quitta la route… comme à chaque fois. Stella hurla :

– Noooooon !

Elle remua la tête et se cogna contre le métal. Elle n'était plus sur la route. Il faisait nuit. Elle était nue, recroquevillée, couverte de sueur. Elle haletait. La canicule n'était pas la seule responsable.

C'était toujours le même rêve. La voiture, la route, l'accident. Toujours aussi irréaliste. L'auto s'envolait et disparaissait. Le cauchemar de Stella était récurent. Inlassablement le même scenario, hélas incomplet. Au début, elle avait pensé que cette vision aurait peut-être pu l'aider à comprendre, malheureusement ces images oniriques restaient approximatives, et l'histoire surtout incompréhensible.

Stella se tourna pour tenter d'avoir moins chaud. Son pied buta la paroi métallique, pourtant elle y était habituée. Elle devait se rendormir. Cela ne servait à rien de chercher à revivre mentalement ce drame dont le dénouement lui échapperait certainement éternellement. Stella pleura. Cela lui fit du bien. Elle cala sa jambe droite contre la grille et replia la gauche. Cette position la détendait. Puis après avoir ressassé la scène encore et encore, elle se rendormit.

Alex CORDAL

Meurtres au donjon

Quand le polar s'introduit dans l'univers sadomasochiste

UN ETE CANICULAIRE

1.

Rarement un mois de juin n'avait été aussi torride. Déjà une semaine que les médias parlaient de cette canicule exceptionnelle. Déborah aurait pu chercher à se protéger du soleil en choisissant le bon côté de la rue, celui à l'ombre. Mais, loin de la préoccupation du moment pour chacun, elle avançait tout droit comme un zombie. Elle était vêtue d'une jupe que la chaleur collait à ses cuisses à chaque pas, et d'un tee-shirt qui la moulait. Ce quartier du troisième arrondissement de Lyon qu'elle traversait n'était pas un modèle de quiétude. Elle le savait, mais elle avait choisi l'itinéraire le plus court. Elle se fichait complètement des regards masculins récurrents qui louchaient sur sa poitrine généreuse presque chaque fois qu'elle croisait des hommes sur son trottoir. Le risque de se faire aborder ou même agresser n'était pas sa priorité. Elle était totalement anéantie.

La grande brune aux cheveux mi-courts était dotée de rondeurs qui la complexaient mais que son mètre soixante-dix savait dissimuler derrière une silhouette harmonieuse. Les gouttes qui coulaient sur ses joues n'étaient pas de la sueur, mais des larmes occasionnées par le nouveau chagrin d'amour. "Il" venait de la quitter brutalement après six mois de vie commune. Elle avait eu la naïveté de croire que cette fois était la bonne. Tous les projets échafaudés à ses côtés, avec lui, pour lui, pour eux, s'effondraient aujourd'hui. Le pire, c'était que l'histoire se répétait. En deux ans elle avait eu trois liaisons au scénario similaire. La rencontre, l'amour, les projets et la rupture. Mais cette fois, c'en était trop. À trente-huit ans, Déborah Salvien avait l'impression d'avoir raté sa vie. Jamais, elle ne serait durablement heureuse.

***

Assise sur la banquette, Kateline attendait inquiète. Elle avait préféré l'intérieur du café plutôt que la terrasse pour profiter de la climatisation. Une fois de plus, elle s'apprêtait à jouer les saint-bernard. Elle avait perçu le coup de fil de son amie, comme un véritable appel au secours. Son avion décollait dans trois heures, elle devait encore repasser à son appartement pour récupérer ses bagages, mais au nom de son amitié, elle ne pouvait pas partir sans voir Déborah et tenter de la réconforter. C'est pourquoi elle lui avait proposé ce rendez-vous.

2.

Les tempes de l'homme ruisselaient Son torse aussi était trempé par la sueur. La douche prise une heure auparavant n'était plus qu'un lointain souvenir. En plein après-midi, le soleil chauffait la toiture. Le grenier se comportait comme une véritable étuve. Pourtant Pierre Péchant se réjouissait d'être là et d'attendre. L'"'avant" était un moment presque aussi bon que le "pendant". Il avait volontairement recouvert ses yeux d'un foulard noir qu'il avait noué derrière sa tête. Ne rien voir décuplait son imagination. L'ordre qu'il avait reçu de se bander les yeux était pour lui une jouissance supplémentaire.

L'attente devenait longue, pourtant il ne le déplorait pas. Il mettait ce temps à profit pour savourer cette vie qu'il aimait et qui avait pourtant mal commencée.

Enfant maltraité, Pierre Péchant avait été abandonné à l'âge de huit ans. Heureusement pour lui, la direction des affaires sanitaires et sociales l'avait placé dans une famille d'accueil remarquable. Les Jacquinot, ses parents adoptifs l'avaient choyé et ne faisaient aucune différence entre lui et leurs propres enfants. Entouré par deux sœurs adoptives plus âgées et par un petit dernier pour qui il était une véritable idole, Pierre était sorti de l'adolescence bien armé pour affronter la vie. Et il l'avait eu cette revanche. Il avait réussi. Il était riche. Les moyens utilisés pour faire fortune n'étaient certes pas exemplaires, mais qu'importe !

Pierre avait besoin de confirmer sa splendeur à lui-même. Il savourait son dernier succès : une énorme livraison d'héroïne. Sa revente allait lui rapporter le plus gros gain jamais encaissé. Il était temps, car la vie de château, les filles, les voyages... tout cela coûtait cher. À cause du dernier coup raté, il avait dû se mettre au vert pendant près de deux ans. Il avait sous-estimé le gogo à qui il avait subtilisé la came, et avait bien failli y laisser sa peau.

Pierre était nu. Pour vérifier son immobilisation, il remua les pieds. Les deux chaînes retinrent ses chevilles. Puis il bougea les bras pour tirer sur le cuir. Seul le bracelet gauche était serré et lui bloquait le poignet. Il avait préalablement bouclé le droit au premier picot sans le serrer pour pouvoir simplement passer la main. Ce n'était pas facile de s'attacher à des chaînes accrochées à une poutre quand on était tout seul. Heureusement son charmant bourreau remédierait bientôt à cela en resserrant bien fort toutes les fixations.

Pierre Péchant avait découvert le sadomasochisme assez récemment. Ses pulsions l'avaient entrainé vers la soumission. Il se sentait bien dans le rôle du soumis. Il aimait se faire fouetter, se faire humilier et obéir. Important contraste avec le reste de sa vie. Sans doute une sorte d'équilibre. Tantôt soumis à des hommes, tantôt à des femmes, il changeait souvent. Il avait équipé son grenier en donjon pour recevoir ses maîtres ou maîtresses et vivre pleinement sa soumission.

Dernièrement, il avait rencontré une dominatrice à qui il adorait s'offrir. Elle était très dure avec lui, et son bonheur de soumis s'en voyait décuplé. Elle aimait le surprendre, l'effrayer, le faire attendre. « Bande-toi les yeux, attache-toi dans ton donjon et attends-moi ! Ta Maîtresse.» : le message reçu tout à l'heure sur le portable était sans équivoque.

L'excitation de Pierre était à son comble quand il entendit du bruit en bas. Enfin, elle arrivait. Le craquement des escaliers de bois confirma qu'elle venait directement au grenier. Après un long silence, Pierre sentit soudain le bracelet de sa main droite se serrer très fort. Cette fois il était complètement prisonnier. Les attaches de l'autre main et celles des chevilles eurent droit elles aussi à un cran de plus.

– Merci Maîtresse, laissa-t-il échapper entre deux respirations.

Derrière son bandeau, il la devinait. Elle devait être vêtue de sa combinaison noire, sa cravache à la main. Soudain, un cinglement lui brûla les pectoraux. Gagné pour la cravache, pensa-t-il, tout en se disant qu'elle commençait fort. D'habitude, elle démarrait doucement et augmentait progressivement la frappe. Sans doute voulait-elle l'éprouver. Puis les coups redoublèrent.

– Aïe ! Pitié Maîtresse, cria Pierre partagé entre plaisir et douleur.

Mais la maîtresse ne répondit pas. Le soumis perçut alors un objet lui ouvrir les mâchoires. Il n'eut aucune difficulté à reconnaître la forme ronde d'une poire d'angoisse dont on serra la lanière derrière la nuque. La boule qui lui maintenait la bouche ouverte lui semblait énorme. Il serra fort avec les dents pour essayer de refermer un peu les mâchoires. En vain, le caoutchouc était d'une dureté extrême.

La cravache recommença son balai. La poitrine fut rapidement abandonnée au profit du sexe. La douleur ne fut pas longtemps agréable. Pierre commença à s'affoler. Il se débattit. Peine perdue, il était trop bien attaché !

Enfin la cravache cessa. Le soumis avait l'impression qu'on lui avait arraché le sexe tant son bas-ventre le faisait souffrir. Il essaya de parler pour demander grâce, pour dire qu'il n'était plus dans le jeu, mais la poire d'angoisse bloquait les mots et ne laissait sortir que des sons incompréhensibles.

Quelle était maintenant cette sensation de picotement sur sa poitrine ? Il sentait sur sa peau un objet le parcourir de long en large, méthodiquement. La main qui tenait le couteau remonta jusqu'à la gorge. Pierre ne pouvait pas voir le sang qui coulait lentement le long de chaque entaille laissée par la lame. De même qu'il ne sentit rien quand cette dernière lui trancha la carotide.

3.

Kateline écoutait Déborah lui déverser les seaux de malheurs qui l'avaient anéantie, ces dernières vingt-quatre heures. Cela avait commencé hier après-midi avec son nouveau job. Son employeur lui avait annoncé qu'il lui ne renouvelait pas son contrat de travail. Jusqu'au dernier moment, elle avait gardé l'espoir qu'elle serait engagée à durée indéterminée. Depuis six mois, elle s'était pourtant appliquée à réaliser les tâches qui lui étaient demandées. Son travail n'était pas en cause, son responsable lui avait hypocritement annoncé que lui, il l'aurait bien gardée, mais que c'était la maison mère qui avait décrété qu'il y avait trop de personnel administratif. Déborah n'avait pas écouté les détails qui avaient suivi et qui ne l'intéressaient pas. Elle déplorait seulement le manque de courage de sa hiérarchie qui avait attendu le dernier jour pour lui annoncer qu'elle était virée.

En rentrant chez elle, elle s'était fait arracher son téléphone portable à la sortie du bus et pour finir, la catastrophe de ce matin : Roméo lui avait téléphoné pour lui annoncer sans prendre de gants qu'il la quittait, et qu'il était inutile qu'elle cherche à le revoir.

Déborah éclata une nouvelle fois en sanglots. Kateline essaya de la raisonner : elle retrouverait bien un nouveau job et un téléphone ça se remplaçait. Pour ce qui était du départ de Roméo, en revanche, elle était à cours d'arguments. C'était la troisième fois que Déborah se faisait larguer en moins de deux ans. Kateline se demandait si le problème ne venait pas de Déborah, car chaque fois qu'elle était amoureuse, l'histoire se terminait toujours ainsi. Kateline préférait cent fois la période précédente où Déborah collectionnait les amants sans amour.

– Qu'est-ce que je vais faire, sanglota Déborah. Je n'ai plus que toi, tu es ma seule amie, et toi aussi je ne te reverrai plus ! Ne t'en vas pas !

– N'exagère pas, je pars pour à peine plus d'un mois. On se verra plus souvent et plus longtemps à mon retour.

Kateline regardait discrètement sa montre. Son avion ne l'attendrait pas. Elle aimait bien Déborah, mais pas au point de rater son départ en Thaïlande pour elle. Elle lui concéda un dernier quart d'heure pour essayer de lui remonter le moral.

***

Jean Redoux buvait son second café. Trois étudiantes boutonneuses quittèrent leur table et se dirigèrent vers la sortie. En passant à côté de lui, elles le dévisagèrent et échangèrent quelques chuchotements. Quand elles croisèrent le regard de ses yeux ensorcelants, elles rougirent et accélérèrent le pas. Jean entendit s'éloigner les rires adolescents qui accompagnaient leur sortie et se douta des propos enflammés qui allaient suivre. Il y était habitué. La nature l'avait comblé Son physique de jeune premier lui valait souvent ce genre de réaction de la part des jeune filles. Sans parler de ses yeux à faire craquer n'importe quelle femme. Inutile d'ajouter aussi l'attention admirative que suscitait son corps musclé lorsqu'il était sur une plage. Sportif de bon niveau, il était la cible des regards de la gente féminine. Conscient de ses atouts, le beau gosse n'avait que l'embarras du choix quand il voulait faire des rencontres.

Assis sur la banquette proche, Jean entendait toute la conversation de ses voisines, et le grand miroir dépoli qui ornait le mur latéral lui permettait d'apercevoir les deux femmes sans devoir s'exposer. Il avait d'abord repéré la jeune femme seule avec le sac de voyage. Blonde aux cheveux courts, svelte, une silhouette filiforme, tout à fait le profil qu'il pourchassait. Malheureusement, quand la discussion s'était engagée avec la nouvelle arrivante éplorée, il avait compris qu'il était inutile de nourrir des espoirs avec la blonde. Elle partait en voyage aujourd'hui. Il observa alors dans le miroir la brune qui pleurnichait. Grande, charpentée, plutôt enveloppée sans toutefois être qualifiée de grosse, elle n'était pas vraiment sa cible. En revanche, elle paraissait complètement paumée avec toutes ses catastrophes. Esseulée, elle serait sans doute très réceptive.

Les lamentations s'éternisaient. Jean en savait désormais assez. Il se leva et partit de l'autre côté pour rejoindre la terrasse. Une fois à l'extérieur, il sortit le portable de sa poche et téléphona. L'entretien fut bref :

– Bien, c'est OK, conclut Jean. Je voulais quand même être sûr. Je vous tiens au courant.

Il raccrocha. Son regard se porta vers l'intérieur de la salle à travers la vitre. Les deux femmes avaient disparu. Il les vit sortir et s'embrasser. La blonde appela un taxi, tandis que la brune éplorée s'éloigna d'un pas lent en direction de l'arrêt de bus.

4.

À Valence dans les locaux du Service de Recherche des Personnes, le SRP, l'inspecteur Philippe Perdikian refaisait le monde avec son collègue dans la salle-café. Il retira l'expresso de la machine et récupéra sa monnaie. Phil, comme tout le monde le surnommait, commençait tout juste à s'habituer à sa mutation dans le département la Drôme. Âgé de quarante-sept ans, célibataire endurci en raison de sa misogynie viscérale, il avait réalisé une bonne partie de sa carrière à la BRP, la Brigade de Répression du Proxénétisme, à Paris. Son job à La Mondaine lui plaisait, il n'avait rien demandé. Pourtant l'année dernière, dans le cadre de la décentralisation et de la polyvalence, il s'était vu proposer une mutation au SRP qui se délocalisait à Valence. Il avait d'abord refusé, mais sa hiérarchie avait su le convaincre. Il avait donc déménagé pour s'installer dans le chef-lieu de la Drôme. Le célibataire, grand brun aux cheveux courts enquêtait désormais sur les disparitions de personnes. La plupart était des fugues ou des éclipses volontaires, mais de nombreux cas restaient non résolus et les moyens manquaient pour enquêter. L'inspecteur avait réclamé des ressources supplémentaires, tant humaines que matérielles. Dire qu'il avait été partiellement entendu était un doux euphémisme. Pour témoignage, cette note de service qu'il brandissait dans une main, tandis qu'il tenait son gobelet de café dans l'autre. Il pestait en prenant son collègue à témoin.

– Tu te rends compte, je leur réclame des moyens et "ils" me refilent un stagiaire. Va falloir que je fasse la nounou. Et en plus, bonjour le délai, "ils" m'annoncent que le p'tit gars va arriver aujourd'hui : un certain Sacha Lamartine. S'il veut faire de la poésie, celui-là, je vais vite le calmer !

Un peu à l'écart Raymonde Durand, la documentaliste du service, écoutait les râlantes de l'inspecteur qu'elle connaissait bien. Elle travaillait déjà pour lui à Paris et l'avait suivi dans le mouvement des mutations. À quelques années de la retraite, elle était philosophe et ne faisait guère cas des emportements de Perdikian. En revanche, la jeune fille qui l'accompagnait semblait un peu effrayée.

– M'en parle pas, renchérit le collègue. Moi je récupère une vieille en reconversion. C'est pas mieux !
– Là mon pauvre, je te plains. En fin de compte, je préfère mon petit stagiaire mec.
– Ce n'est pas bientôt fini, s'interposa Raymonde qui trouvait que cette fois les deux inspecteurs poussaient le bouchon un peu trop loin. Espèces de machos ! Vivement mon départ à la retraite l'année prochaine que je ne vous voie plus !

Elle sortit de la salle-café en claquant la porte.

– D'habitude elle est plus calme, soupira Phil. Elle ne doit pourtant plus avoir ses règles !

Les deux hommes ricanèrent. La petite blonde aux cheveux courts se retrouva seule au milieu d'eux, gênée d'avoir été témoin de cette chamaillerie. Elle semblait vouloir parler mais n'osait pas.

– Vous êtes une nouvelle secrétaire du service ? demanda le collègue de Phil. Je ne vous avais encore jamais vu !

Depuis son mètre cinquante-cinq, la blonde hissa le regard de ses beaux yeux bleus en direction des deux hommes. Elle murmura gênée :

– Je m'appelle Sacha Lamartine. Je suis la nouvelle stagiaire. Je cherche l'inspecteur Philippe Perdikian.

5.

J'ai trente-huit ans, pensait Déborah. Pourquoi, ils me quittent tous ? Qu'est-ce que je leur ai fait ? Je ne les intéresse plus ? Je suis trop moche ? Trop vieille ? Trop grosse ?

Le mal être, les complexes, tout ressortait en bloc. Déborah n'était plus la même depuis qu'elle avait décidé deux ans auparavant de se caser comme on dit quand elle avait rencontré Bernard. Et puis ça n'avait pas marché. Et après il y avait eu Ludovic. Mêmes débuts enflammés, et même fin désastreuse. Et pour finir Roméo. Sa gorge se noua en repensant à lui. C'était encore tout frais.

La jeune femme – contrairement à son ressenti, trente-huit ans n'est pas la vieillesse – avait rejoint les quais du Rhône. Le petit air qui venait du fleuve lui sécha ses dernières larmes. Il lui redonna aussi une lueur d'optimisme. Finalement, elle était plus heureuse avant, quand elle était insouciante, qu'elle accumulait les aventures sans lendemain. Elle devait revenir à cette existence, ne plus se laisser piéger. C'était décidé, elle allait faire table rase, et repartir à zéro.

Facile à dire ! Alors qu'elle s'engageait sur le Pont de l'Université, les idées sombres ressurgirent. La perte de boulot, le vol du téléphone, la rupture. À quoi bon se battre ?

Déborah s'arrêta au niveau de la deuxième arche. Elle se tourna face au Rhône et s'appuya contre la rambarde métallique verte.

Elle regarda en bas. Le puissant courant du fleuve était étourdissant. L'idée surgit : Et si elle sautait ?

6.

– Alors, Mademoiselle, vous avez pu faire connaissance avec votre chef ? demanda Raymonde.

Sacha Lamartine venait de passer près de deux heures avec Philippe Perdikian. Elle l'avait beaucoup plus apprécié professionnellement que lors de sa rencontre inopinée à la salle-café. Vu la charge de travail du service, il l'avait vite mise dans le bain.

– Oui, répondit Sacha. Il m'a donné un tas de trucs à faire. Il m'a aussi dit de venir vous voir pour que vous imprimiez tout le dossier "Véronique Pajot". Vous voyez ce qu'il veut ?
– Bien sûr. Il va falloir vous y faire. Phil a un ordinateur mais il ne l'utilise jamais. Il travaille à l'ancienne. Qu'est-ce que je devrais dire quand il me traite de vieille ? De toute façon depuis le temps que je travaille pour lui, j'ai renoncé à le changer. En tout cas, on voit que ce n'est pas lui qui paie le papier de l'imprimante. Je vais vous sortir tout ça.
– Il a… d'autres défauts ? osa Sacha.
– Oh là là, ma pauvre, la journée ne suffirait pas ! Non, je plaisante. À part son mauvais caractère et quelques a priori, c'est quelqu'un de bien, vous verrez. Très professionnel.

Sacha se sentit soulagée. Elle n'était finalement pas tombée dans l'antre d'un monstre. Tant mieux car elle devrait passer six mois en sa compagnie avant d'obtenir un poste définitif. À vingt-cinq ans, la petite inspectrice stagiaire ne demandait qu'à apprendre sur le terrain avec quelqu'un d'expérimenté. Elle ferait donc des concessions sur le caractère.

7.

– Mademoiselle ! Mademoiselle !

L'homme s'était précipité. Il attrapa fermement le bras de Déborah. Elle était hagarde. Elle le regarda. Qui était ce type ? Où était-elle ? Que faisait-elle ?

– Je crois que vous alliez faire une grosse bêtise, lui lança Jean en lui souriant. Une chance que je me sois trouvé sur votre chemin.

Déborah reprit un peu ses esprits. Elle s'écarta du torse contre lequel elle s'était appuyée, à moins que ce ne fût ce passant qui l'eût plaqué contre lui.

– Je… Je… J'allais sauter ? bredouilla-t-elle.
– Ça ne faisait aucun doute.

Reprenant pied dans la réalité, Déborah craqua une nouvelle fois. Jean la ramena contre son torse. Il remarqua que quelques badauds s'étaient arrêtés et observaient la scène.

– Ne restons pas là ! Vous devez avoir plein de choses à raconter. Venez, je vous offre un café.

***

Déborah se sentait catapultée dans un autre univers. Ce matin le monde s'écroulait, et ce soir elle dînait en tête à tête avec un homme merveilleusement beau, au regard à faire chavirer un bataillon de midinettes. Depuis sa pointe de détresse au Pont de l'Université, les évènements s'étaient enchaînés. D'abord, il y avait eu ce café pris en compagnie de cet inconnu qui s'était révélé être son sauveur. Déborah lui avait tout déballé. Il l'avait patiemment écouté. Il la comprenait. Puis, l'homme lui avait expliqué être passé lui aussi par des situations difficiles, et avoir rencontré des gens qui l'avaient compris et l'avaient aidé à s'en sortir.

Le plus grand flou subsistait tout de même sur sa tentative de suicide. Avait-elle vraiment eut l'intention de sauter ? Elle n'en était pas convaincue, mais son état psychologique à cet instant était tel qu'elle devait bien croire Jean qui lui affirmait qu'elle avait enjambé le parapet du pont.

Jean l'avait raccompagnée chez elle. En chemin, il l'avait invité au restaurant pour le soir. Pour fêter leur rencontre et poursuivre leur conversation, avait-il dit. Déborah avait eu un instant d'hésitation. Elle était redevenue totalement lucide et n'avait aucune envie d'entreprendre la moindre nouvelle relation avec un homme. Et puis, elle avait finalement accepté. Après tout, elle n'avait personne avec qui parler, et la conversation au café lui avait fait beaucoup de bien, alors pourquoi ne pas continuer et écouter aussi son histoire à lui ? Et pour finir, elle devait bien se l'avouer, sortir au restaurant accompagné d'un tel éphèbe la ravissait.

Jean avait tenu à rester pendant qu'elle se préparait, pour la protéger d'un nouvel accès de déprime avait-il justifié. Avec l'autorisation de son hôtesse, il s'était calé dans un fauteuil et avait entamé de lire un bouquin de sa bibliothèque en l'attendant. Déborah s'était douchée, changée et maquillée. Elle tenait à montrer à ce garçon attentionné une autre image que celle d'une pleurnicharde aux yeux rouges et au visage gonflé. Elle était réapparue vêtue d'une jupe droite et d'un ravissant chemisier en coton dont le décolleté offrait une vue appréciable sur la naissance de sa généreuse poitrine.

**

Le restaurant l'Arc en Ciel était situé au trente-deuxième étage de la tour de La Part Dieu, un des immeubles les plus hauts de Lyon. De sa place Déborah pouvait admirer le crépuscule qui glissait sur la ville.

– Je n'étais jamais venue ici, avoua-t-elle. La vue est magnifique. Vous n'auriez pas dû. Je suis gênée.

– Mais non ! Ça me fait plaisir aussi. En tout cas, vous allez mieux. Allez, on trinque à votre optimisme retrouvé.

Le terme était sans doute excessif, mais sans être totalement guérie de ses malheurs, Déborah remontait doucement du fond du gouffre dans lequel elle était tombée ce matin. Elle leva sa flûte de champagne et la choqua légèrement contre celle de Jean. Elle lui sourit.

– Vous êtes magnifique ce soir, la complimenta-t-il.

Mais comment un homme aussi beau et aussi intelligent peut-il s'intéresser à moi, pensa-t-elle ? Qu'importe, elle savourait les bulles qui lui picotaient ses lèvres. Le champagne avait un goût particulier mais pas désagréable. Peut-être en raison de la poudre que Jean avait discrètement versée dans le verre de la jeune femme pendant qu'il accaparait son regard.

8.

Il était neuf heures du matin quand l'inspecteur demanda à sa stagiaire de le rejoindre dans son bureau. Sacha traversa le couloir d'un pas rapide et frappa à la porte.

– Entre, Lamartine !

Sacha Lamartine pénétra dans l'antre de son hiérarchique. Elle fut abasourdie par l'amoncellement de documents qui envahissaient le bureau dont on ne voyait plus le plateau.

– Bien dormi, Lamartine ? entonna Phil. Pas de cauchemar sur le service ?

– Non, Monsieur. Je suis contente de pouvoir enfin travailler sur des cas réels.

– Ne m'appelle pas monsieur. Ici pour tout le monde, je suis Phil.

– D'accord, je vais essayer, Phil.

Elle aurait bien ajouté que son prénom à elle était Sacha, mais elle n'osa pas. Depuis l'instant où il avait fait sa connaissance, il s'obstinait à l'interpeler par son nom de famille. Le prénom mixte de Sacha doit lui poser problème, pensa-t-elle. La jeune femme, quant à elle, se garda bien de passer au tutoiement, certaine de ne pas y arriver à cause de la différence d'âge. Elle n'eut pas le loisir de poursuivre sa réflexion. Phil enchaîna :

– J'ai passé une partie de la soirée d'hier à me plonger dans le dossier "Pajot". C'est une affaire qui a déjà quelques mois. On me demande de reprendre le dossier. Sans leur casser du sucre, mes prédécesseurs n'ont pas fait grand-chose. L'affaire est classique : Véronique Pajot, trente-deux ans, célibataire, disparaît du jour au lendemain sans laisser de trace. Ses parents pensent qu'elle a rejoint une secte, et qu'elle y est retenue contre son gré, évidemment. Les recherches n'ont rien donné.

– On a perquisitionné dans la secte ? demanda Sacha.

– Ça n'a pas été nécessaire. Le "Grand Éclaireur" a ouvert les portes de son repaire. La secte se nomme les adorateurs de Kha. Les collègues ont interrogé tout le monde. Évidemment aucun des adeptes n'a vu, ni ne connait la fille. La famille persiste dans ses accusations, mais elle n'a aucune preuve, juste des conversations avec Véronique avant qu'elle ne disparaisse. Elle leur avait parlé de la secte et affirmait que son bonheur était là-bas.

Sacha écoutait.

– Je vais retourner faire un tour chez le Grand Éclaireur. C'est à Castillons, pas très loin d'ici, à moins de cinquante kilomètres dans la montagne. Pas sûr que j'aie plus de chance, mais il faut essayer.

– Il y a d'autres pistes ?

– Tu apprendras, Lamartine, que dans les cas de disparition, il y a toujours la possibilité que le disparu se volatilise de son plein gré, pour couper net avec une ancienne vie dont il ne veut plus. Et pour ces gens-là, quand on les retrouve, si on a à faire à des personnes majeures, on ne peut en aucun cas les obliger de rentrer à la maison.

Sacha brûlait d'envie de prendre les documents du dossier sur le bureau en désordre. Elle apercevait à l'envers les rapports, les scans de photos et de coupures de presse. Son intérêt grandissant pour cette première affaire était visible. La stagiaire fut comblée quand elle entendit son patron lui annoncer le programme.

– Lamartine, tu as jusqu'à ce soir pour t'imprégner du dossier. Demain, je t'emmène en balade dans le Vercors, direction Castillons.

9.

Déborah se réveilla. Elle ne se souvenait de rien. Elle tourna la tête vers la droite. Instinctivement, elle ramena le drap sur sa poitrine nue, en découvrant Jean allongé à côté d'elle.

– Tu as bien dormi ? lui demanda-t-il en lui offrant un sourire envoûtant.
– Oui, je… Où sommes-nous ? On a dormi ensemble ?

Jean parut surpris. Pourtant Déborah ne jouait pas la comédie. Elle essayait de comprendre. Le soleil traversait les rideaux de la chambre. Ce devait être le matin. Elle rassembla ses souvenirs. Roméo qui l'avait quittée, Kateline partie pour la Thaïlande, les quais du Rhône, Jean qu'elle avait rencontré, le café, le restaurant à La Part Dieu, le repas gastronomique… et après plus rien jusqu'à cet instant où elle se réveillait couchée à côté de Jean. S'était-elle donnée à lui ? Vraisemblablement ! Elle aperçut sur le chevet l'étui déchiré d'un préservatif. Un petit mal de tête et quelques nausées lui fournirent un embryon de réponse. Elle avait sans doute abusé du champagne hier soir. Cela lui était déjà arrivé de trop boire, d'être saoule et de se donner à l'homme qui l'avait séduite. Mais c'était il y avait bien longtemps, et toujours dans une semi-conscience. Il s'était sans doute produit la même chose avec Jean. Mais cette fois, côté souvenir, rien ! Le trou noir !

– Tu rigoles ? répliqua Jean, interloqué. Tu ne vas pas me dire que tu ne te rappelles pas qu'on a fait l'amour comme des fous ?
– Si, si… Bien-sûr, mentit-elle. Excuse-moi, je plane toujours à vingt mille au réveil.

Déborah ne voulait pas paraître idiote. Elle avait enchainé elle aussi le tutoiement qui paraissait évident et justifié par l'intimité.

– J'étais un peu pompette, hier soir ? Non ?
– Oui, tu peux le dire. À partir du fromage, j'ai jugé bon d'arrêter de remplir ton verre. Mais pour quelqu'un d'un peu pompette comme tu dis, tu étais bien lucide. Je t'ai trouvée très entreprenante.

Déborah rougit. Inutile de demander les détails qui les avaient conduits à arriver dans cette chambre. Autant profiter de l'instant présent, c'était sa devise retrouvée. Elle n'imaginait pas que cela aurait été aussi rapide. Jean bascula sur elle et posa ses lèvres sur les siennes. Les deux langues se rencontrèrent. Les corps pivotèrent. Déborah, maintenant totalement consciente, sentit un frisson de plaisir la parcourir. Les bras musclés la serraient contre le torse athlétique de son amant. Ils allaient refaire l'amour, mais cette fois Déborah en profiterait pleinement.

10.

Comme à chaque fois, le GHB versé dans le champagne avait opéré à merveille. La fille ne s'était rendu compte de rien. Associée à l'alcool, la drogue provoquait une désinhibition sexuelle complète que Jean avait pu apprécier au regard de la façon dont Déborah s'était offerte à lui cette nuit. Ce n'était pas pour rien que le GHB était aussi appelé la drogue des violeurs.

Jean observait Déborah se diriger vers la salle de bains. Son œil exercé jaugeait l'anatomie généreuse, glissant des épaules charpentées aux cuisses épaisses, considérant au passage la taille large et les fesses opulentes. La vue de dos était bien conforme au côté face. Jean avait pu précédemment constater un ventre dodu un peu rond ainsi qu'une paire de seins dignes d'une publicité pour soutien-gorge Wonderbra. Pour quelqu'un qui affectionnait les corps filiformes, il était servi ! Cette femme était aux antipodes de ses critères morphologiques, loin de ses canons personnels de beauté. Jean était critique, mais il n'avait cependant pas dénigré ce corps bien balancé qui s'était révélé sexuellement très accueillant. C'était le plus important. Après avoir été identifiée comme une cible potentielle, Déborah s'était avérée une proie facile. Il aurait été malvenu de faire la fine bouche. Une fois de plus, la fréquentation des bars pendant la journée s'était avérée fructueuse.

Jean possédait maintenant une parfaite connaissance de cette femme. Un peu plus tôt dans la nuit, la fièvre sexuelle passée, sa conquête de la veille s'était endormie d'un sommeil profond. Jean s'était relevé pour fouiller le petit sac à main noir et en avait recensé le contenu. Délaissant clés, chéquiers, ordonnance de pilules contraceptives, nécessaire de maquillage, il s'était intéressé au portefeuille. Ignorant les quelques billets et la carte de crédit, il avait cherché des documents susceptibles de le renseigner. La carte d'identité récemment refaite lui avait fourni les premières informations :

"Nom : SALVIEN – Prénom(s) : DEBORAH ANNETTE MICHELLE – Sexe : F – Né(e) le : 28.11.1972 à : LYON 3ème (69003) – Taille : 1,70m".

S'était ajouté le "A+" de la carte de groupe sanguin. Puis Jean avait poursuivit ses recherches. Inimaginable, la mine d'informations que pouvait abriter un sac de femme. Le verso de la carte d'un club de gym lui avait appris que Déborah pesait soixante-dix kilos, et un bon d'échange de soutien-gorge d'une boutique de lingerie portait la mention "95D". J'avais presque deviné, avait-il pensé en souriant, satisfait de son estimation initiale pour le poids et le tour de poitrine. Il s'était félicité de son expertise visuelle.

Jean Redoux avait ensuite consciencieusement noté sur un carnet sorti de son baise-en-ville : *"Déborah Salvien, 38 ans, 1,70m, 70 kg, TP95D".*

Pour finir, il avait griffonné quelques lignes de commentaires et rangé le calepin. Puis il s'était recouché à côté de celle qu'il connaissait désormais un peu plus. Déborah dormait à poings fermés sans se douter de cette intrusion que sa vie privée venait de subir.

Il restait à Jean une dernière formalité à accomplir. Il tira de sa sacoche un petit étui noir. Il en sortit un fin tuyau de silicone terminé par une aiguille. Jean planta celle-ci dans le creux du coude gauche de la femme endormie. Le cathéter se colora de rouge. Jean recueillit un peu de sang dans un tube, puis retira l'aiguille du bras. Il essuya délicatement les quelques gouttes d'hémoglobine qui avaient maculé la peau, et rangea l'instrument ainsi que l'échantillon prélevé dans son sac. Déborah continuait de dormir. Elle ne s'était rendu compte de rien.

11.

La Mini Cooper noire rayée de deux bandes blanches quitta la nationale pour prendre la route de Castillons. Après dix kilomètres de montée, l'inspecteur Philippe Perdikian et la stagiaire Sacha Lamartine aperçurent un panneau jaune au milieu de la route. La conductrice dut freiner. Elle lut l'inscription : « Éboulements - Route barrée ». Une autre pancarte annonçait avec une flèche à gauche : « Déviation Castillons ».

– Ça arrive souvent ? demanda Sacha.
– Je n'en sais rien, Lamartine. Je ne suis jamais passé par ici. On en est quitte pour la déviation.

Les Castillonnais en avaient, eux, l'habitude. La roche calcaire était travaillée par les températures excessives aussi bien en été par les trop fortes chaleurs comme en ce moment, qu'en hiver lorsque qu'il gelait très dur. La montagne craquaient et des rochers se détachaient des parois, tombaient et finissaient leur course sur la route ou au fond des gorges. Il arrivait parfois par un hasard malheureux qu'un automobiliste passe à cet instant. En dix ans, la route des gorges avait quand même tué quatre personnes à cause des chutes de pierres. En général après un éboulement, les services de voirie nettoyaient la chaussée, sécurisaient les parois avec des grillages, et rouvraient la route.

Phil restait agrippé à la poignée de maintien de la portière, mal à l'aise dans les virages. Il regrettait amèrement que la voiture de service fût en révision.

– Tu as une voiture, Lamartine ? avait-il demandé ce matin.

Sacha avait répondu positivement. Quand il avait découvert la minuscule Mini Cooper noire parée de deux bandes blanches, l'idée de décaler l'excursion à Castillons au lendemain lui était passée par la tête.

– Tu veux que je monte là dedans ? Et je mets mes jambes où ?

Sacha avait rit. Pour la première fois, elle voyait son chef mal à l'aise.

– C'est plus grand que ça ne paraît. Et ne vous inquiétez pas, je conduis prudemment.

Embarrassé, mais ne voulant pas le laisser paraître, Phil avait ouvert la portière et s'était installé tant bien que mal à la place passager.

La déviation passait par une route étroite qui contournait la montagne. Le confort de la Mini Cooper laissait à désirer pour ce genre d'itinéraire sinueux. Secoué, remué, balloté, Phil s'accrochait à sa poignée. Il sentait la nausée l'envahir. Soudain, il crut sa dernière heure venue quand, surgissant de nulle part, une vieille Land Rover osa les dépasser à la sortie d'un virage.

Sacha dut faire un écart et mordre le talus pour ne pas se faire accrocher.

– Il est complètement barjot de doubler ici, invectiva Sacha. Il se croit dans la savane africaine avec son 4x4.

Le véhicule tout terrain à la couleur bleu délavé s'éloigna à une vitesse inconsciente sans se préoccuper de la Mini Cooper. Phil était livide comme un linge. À part cet incident, le reste du trajet se déroula heureusement sans encombre. La route rejoignit le plateau et redevint à peu près droite, ce qui permit à l'inspecteur de reprendre des couleurs.

Après un détour de quinze kilomètres Phil et Sacha arrivèrent à Castillons. Phil avait étudié la topographie des lieux la veille grâce aux plans contenus dans le dossier. Il savait qu'il fallait traverser le village et rejoindre le hameau sur la hauteur. Contourner le château récemment restauré pour trouver l'entrée de l'ancien monastère où s'était installée depuis sept ans la secte Kha. Une cinquantaine d'illuminés, genre hippies des années soixante vivait ici en autarcie. La ferme attenante leur apportait la nourriture, et la vente des produits leur permettait d'acheter ce qu'ils ne produisaient pas. C'était tout du moins le discours officiel de leur chef Georges Melba qui se faisait appeler le Grand Éclaireur. En parallèle, la rumeur colportait que la ferme était un lieu de débauche sexuelle. Il y avait d'ailleurs eu quelques affaires de viol qui auraient pu permettre d'interpeler Georges Melba et de fermer les lieux comme le souhaitaient la plupart des habitants de Castillons. Mais par un douteux hasard, les victimes avaient soudainement retiré leur plainte, s'affirmant toutes consentantes après coup. Jamais la police n'avait pu coincer Melba.

À leur grande surprise, à la sortie du village, les deux policiers retrouvèrent la Land Rover dans leur ligne de mire. Elle avait dû faire une halte, sans quoi ils ne l'auraient jamais rattrapée car son conducteur semblait toujours aussi pressé. Arrivés au niveau du château, ils la virent disparaître derrière l'imposant portail en fer forgé. Phil aurait bien demandé à sa stagiaire de la suivre derrière l'enceinte pour aller dire sa façon de penser au fougueux conducteur, mais il se raisonna : la priorité était Melba et sa secte. Il se contenta de maugréer :

– Ils se croient vraiment tout permis ces châtelains !

Sacha gara la voiture devant l'ancien monastère. Phil reprit pied avec la terre ferme pour son plus grand bonheur. Le long du portail de bois, pendait une chaîne. Phil tira dessus et actionna la cloche au dessus du linteau. Il dut réitérer plusieurs fois son geste, pour qu'enfin un ventail s'entrouvre.

– Bonjour et que la paix soit avec vous, annonça avec un large sourire une jolie petite brune aux yeux verts vêtue d'une tunique à fleurs. Que désirez-vous ?

Phil présenta sa carte barrée de tricolore. L'expression rieuse et béate de la jeune femme s'estompa.

– Nous désirons voir Georges Melba.
– Oui… Je… Un instant, je reviens.

Le portail se referma.

– On n'est pas forcément les bienvenus, commenta Sacha à son patron.
– Ça t'étonne. Tu verras avec le temps, c'est fou le nombre de gens que tu perturbes en présentant ta carte. J'espère quand même qu'elle ne va pas nous planter là, la petite hippie, parce que sans mandat, on ne pourra pas faire grand-chose.

Après plusieurs minutes d'incertitude, les policiers virent enfin le portail s'ouvrir de nouveau, en grand cette fois-ci. La jeune femme brune aux cheveux longs réapparut, son sourire béat aussi.

– Vous avez de la chance, notre Grand Éclaireur accepte de vous recevoir, annonça-t-elle. Si vous voulez bien me suivre.

Phil et Sacha ne la firent pas répéter. Ils franchirent le porche et lui emboîtèrent le pas. L'immense cour qu'ils découvrirent leur permit de s'orienter. À gauche un bâtiment qui avait tout d'une ferme avec écurie, bergerie, poulailler. Quelques adeptes travaillaient en plein soleil malgré la chaleur. Deux tondaient un mouton, tandis qu'une femme jetait du grain aux poules. Un autre poussait une brouette. Avec leur accoutrement, tous semblaient sortir du festival de Woodstock de la fin des années soixante. À droite, plus en retrait, le château où la Land Rover était entrée. Une simple barrière basse le séparait du repaire de la secte Kha. Surprenante cette frêle palissade pour démarquer deux univers si différents !

Une fois la cour traversée, ils entrèrent dans l'ancien monastère. Ils grimpèrent de deux étages, puis prirent un escalier en colimaçon. Par les ouvertures sans fenêtre, le château dévoilait son charme caché, et à l'horizon le Massif du Vercors s'étendait, magnifique.

Arrivées au troisième étage, la petite brune les introduisit dans une vaste pièce. Il planait une odeur d'encens dans l'atmosphère confinée. Au fond, un homme aux longs cheveux blancs rassemblés en queue de cheval était assis en tailleur sur un fauteuil de bois. L'accompagnatrice s'inclina par respect devant le Grand Éclaireur. Le gourou accueillit les arrivants avec une solennité théâtrale :

– Bienvenue dans un monde de paix. Que me vaut la visite de la police aujourd'hui ? Perlaine, laisse-nous et attends dans le couloir. Tu raccompagneras nos hôtes quand notre entretien sera terminé !

La dénommée Perlaine s'inclina une nouvelle fois religieusement devant son Grand Éclaireur, puis sortit et referma la porte de chêne derrière elle.

– Merci de nous recevoir, Monsieur Georges Melba, répondit Phil, nommant volontairement son interlocuteur par son état civil pour lui rappeler la réalité de la situation. Je suis l'inspecteur Philippe Perdikian et voici mon adjointe Mademoiselle

Lamartine. L'enquête sur la disparition de Véronique Pajot est toujours en cours et…

– Ah, c'est donc ça ! le coupa Melba irrité. J'ai déjà tout dit à vos collègues. Cette personne n'est jamais venue ici.

Phil observa le regard et les traits du visage de l'homme à la queue de cheval, et les décoda. Grâce à sa longue expérience, il était convaincu que le Grand Éclaireur mentait. Il tenta de le piéger, posa d'autres questions. Sacha écoutait attentive. Malheureusement, un quart d'heure plus tard, les policiers n'avaient pu glaner aucune nouvelle information susceptible de les aider dans la recherche de Véronique Pajot.

– Notre entretien est terminé, annonça sèchement le Grand Éclaireur.

Il frappa un gong suspendu à côté de son fauteuil. La porte de chêne s'ouvrit. Perlaine réapparut, invitant d'un geste les policiers à la suivre. Pour bien signifier la fin de l'entrevue et son entrée en méditation, le Grand Éclaireur avait fermé les yeux et relevé les paumes de ses mains. Toute insistance de la part de l'inspecteur Perdikian s'avérerait inutile. Les policiers suivirent la jeune femme. La déception se lisait sur leurs figures.

En redescendant l'escalier en colimaçon, alors que le panorama sur le Vercors s'offrait de nouveau aux yeux des visiteurs bredouilles, Phil jeta machinalement un coup d'œil vers le bas. Un homme de très forte corpulence passait un portillon pour rejoindre le château. Les traits de l'inspecteur se détendirent. Son visage s'illumina. Nous ne sommes pas venus pour rien, pensa-t-il. Il interpella Sacha :

– Arrête-toi un instant Lamartine. Tu ne peux pas repartir sans t'imprégner de cette vue magnifique.

Interloquée par le soudain intérêt de son chef pour ce paysage alpestre, Sacha obéit tout de même et admira le panorama. Perlaine s'arrêta quelques marches plus bas pour attendre ceux qu'elle avait ordre de raccompagner jusqu'à la sortie. D'un coup de coude et d'un geste discret, Phil montra à sa stagiaire, l'énorme bonhomme au crâne rasé qui s'apprêtait à disparaître dans le parc du château.

– Vous avez raison, Phil. J'ai bien vu, c'est magnifique, confirma Sacha.

Ils reprirent alors le chemin de la sortie en suivant Perlaine.

Une fois dans la voiture, Sacha attendit les explications. Pourquoi son chef lui avait-il demandé d'observer le géant au crâne rasé dans la descente de l'escalier en colimaçon ?

– Un sacré coup de chance, commença Phil. Je ne sais pas encore le rapport qu'il y a avec la secte de Melba, mais j'ai l'impression qu'on communique pas mal entre le château et la ferme.
– Vous avez donc identifié le type qui traversait ?
– C'est une vieille connaissance. Juste un homme de main, mais ça nous met sur la piste d'un plus gros poisson. Ça date du temps où j'étais à la BRP. Je vais t'expliquer, Lamartine !

Sacha écouta. Drôle de coïncidence, effectivement.

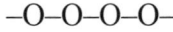

INITIATION A KHA

12.

Déborah était sous le charme. Tout était devenu si simple avec Jean. En moins de deux semaines, elle avait passé à la trappe ses idées noires et retrouvé sa sérénité. Elle avait relativisé la perte de son emploi, et Roméo était définitivement oublié. Et malgré le charisme que Jean dégageait, elle réussissait à respecter sa nouvelle ligne de conduite : ne pas tomber amoureuse. Elle dinait, conversait et couchait avec lui un jour sur deux. Elle ne comprenait toujours pas comment cet homme cultivé et au physique de jeune premier avait pu s'intéresser à elle. Mais qu'importe, elle passait du bon temps sachant que dans quelques jours, Jean repartirait chez lui.

Elle savait peu de chose sur son nouvel amant. Il lui avait dit qu'il travaillait pour un laboratoire pharmaceutique de la Drôme et qu'il était en déplacement sur Lyon pendant une quinzaine de jours pour le lancement d'un nouveau médicament. Il séjournait à l'hôtel Ibis de La Part Dieu où il avait emmené Déborah la première nuit et où il l'invitait à le rejoindre quand son planning le lui permettait.

Déborah avait été étonnée d'entendre Jean lui avouer qu'il avait un passé dépressif. À le voir, si combatif, si sûr de lui, cela paraissait incroyable. Il avait retrouvé son goût à la vie et de nouveaux centres d'intérêt en rejoignant une petite communauté. C'était des gens venus de tous horizons et ayant eu des déboires avec l'existence. À l'entendre la vie y était idyllique, une sorte de retour aux sources au milieu de la nature. Il y habitait quand il n'était pas en déplacement. Il avait gardé son poste au laboratoire, uniquement pour l'aspect financier. Il mettait un point d'honneur à reverser chaque mois une partie de son salaire pour aider la communauté à vivre.

Jean avait su si bien susciter l'intérêt de Déborah, qu'en ce samedi de juin, il l'emmenait visiter son fameux havre de paix.

Ils quittèrent l'autoroute à Valence et prirent la direction du massif du Vercors.

– Bonne nouvelle, annonça Jean. Ils ont rouvert la route. Il y a souvent des éboulements, ce qui oblige à la fermer le temps de déblayer. Tu vas voir, les gorges sont magnifiques.

Déborah en prenait plein les yeux. La route taillée dans le flanc de la montagne offrait un paysage sublime avec des rochers aux drôles de formes, des cascades, des arbustes accrochés aux parois. Elle découvrit ensuite le plateau rocailleux et enfin Castillons. Jean sortit son portable de sa poche et tout en conduisant, il composa un numéro.

– Allo ? C'est Jean. J'arrive avec une amie. Ce serait sympa de nous ouvrir.

Après avoir traversé le village, La voiture atteignit l'ancien monastère et s'engouffra sous le porche dont l'accès avait été rendu libre. La demande avait été entendue. Jean se gara près de la bergerie. Déborah descendit de la voiture. Elle était vêtue d'un jean et d'un chemisier couleur vert pomme. Elle découvrit un paysage bucolique qui lui rappelait son enfance. Ses parents étaient agriculteurs. Elle les avait perdus alors qu'elle était adolescente. Mais le temps de sa petite enfance à la campagne restait à jamais un merveilleux souvenir gravé dans sa mémoire. Une fille avec un fichu sur la tête accueillit les arrivants.

– Bonjour Jean. Je suis contente que tu sois de retour.
– Bonjour Perlaine. Je te présente Déborah à qui j'ai vanté tous les mérites de la ferme et de notre petite communauté. Nous allons passer la journée ici, comme ça elle pourra se rendre compte par elle même.
– Super ! répondit Perlaine. Viens Déborah, je vais te faire visiter.

Déborah regarda Jean qui lui renvoya un petit signe d'acquiescement. Elle aurait souhaité découvrir les lieux avec lui, cependant Perlaine lui paraissait sympathique. Elle se laissa guider. Déborah découvrit la vie de la petite communauté. D'abord les animaux, essentiellement des volailles et des moutons, puis le potager. Perlaine la présentait à tous comme si Déborah était une recrue définitive, alors qu'elle était là juste pour la journée. Tout le monde lui témoignait beaucoup de gentillesse, cet univers lui était agréable, cependant, elle trouvait que Perlaine allait un peu vite en besogne.

En poursuivant la visite, ils rencontrèrent un couple, à peine caché dans un recoin de la bergerie. L'homme était debout, et la femme à genoux. Elle lui faisait une fellation. Le passage des visiteurs ne perturba aucunement les deux adeptes qui continuèrent leur occupation sans prêter attention aux deux visiteuses.

– Ici à la ferme, il n'y a pas de plaisir interdit, commenta Perlaine.

Elle respirait la joie de vivre. Déborah comprenait mieux maintenant comment la ferme pouvait vous guérir d'une déprime.

– Tout ça, c'est grâce au Grand Éclaireur, continua Perlaine. Tu le rencontreras si tu décides de revenir.

Perlaine lui expliquait comment fonctionnait la communauté et qui était le Grand Éclaireur, quand son téléphone portable sonna. Elle décrocha, écouta son interlocuteur et tendit le combiné à Déborah.

– Déborah, c'est Jean. Il y a eu un gros problème au labo. Je suis dans la voiture, je dois redescendre sur Valence en catastrophe. Je n'ai pas le temps de t'expliquer. Je te laisse avec Perlaine. Je repasse te prendre dans la soirée.
– Mais… j'aurais pu repartir avec toi. Allo ? Allo ? Zut il a raccroché.
– Il y a un souci ? interrogea Perlaine. Pourquoi il t'a appelée sur mon portable ?

– Je n'ai plus de téléphone, on me l'a volé le mois dernier, et je n'en ai toujours pas racheté. Jean a un problème à son boulot. Il a préféré retourner voir. Il me demande de rester avec toi jusqu'à ce soir.

– Mais, c'est génial ! Pas son problème, mais le fait que tu restes avec moi. Je t'aime bien tu sais. Je vais continuer de t'expliquer comment on vit ici. Et je vais prévenir que tu restes manger avec nous ce soir. Chic, chic !

Déborah ne savait pas quoi répondre à cet enthousiasme. Elle aussi commençait à apprécier Perlaine ? Ce petit bout de bonne femme était un rayon de soleil.

13.

Perlaine n'avait pas été avare d'explications. À dix-neuf heures, Déborah semblait tout connaître de la communauté Kha. Elle était maintenant attablée dans la salle à manger avec une dizaine de ses membres, hommes et femmes de toutes origines et de tous âges. Ils se montraient très aimables avec elle. Le repas allait commencer. Et toujours pas de nouvelles de Jean.

– J'espère qu'on t'aura fait envie, lui dit Perlaine.

Elle lui tendit un verre rempli d'un liquide sirupeux.

– C'est de l'hydromel de la ferme, produit avec les abeilles de nos ruches. Trinque avec nous !

Déborah goûta. Le liquide était épais et sucré masquant ainsi sa teneur en alcool. Pourtant elle ne s'y méprenait pas. Elle savait que cet hydromel risquait de lui faire tourner la tête, mais elle le trouvait bon. Elle se sentait bien. Elle but le verre sans retenue. Était-ce l'effet de l'hydromel ? Elle vécut le diner comme sur un nuage, si bien qu'après le dessert, elle accepta sans réticence la proposition d'hébergement de Perlaine :

– Je pense que Jean ne reviendra pas te chercher avant demain. Il est déjà tard. Viens dormir dans ma chambre. On n'aura même pas besoin de se serrer, j'ai un grand lit.

Déborah suivit sa chaperonne, jusqu'à l'ancien monastère. Elles montèrent deux étages et empruntèrent un couloir étroit. Perlaine ouvrit une porte. Sa chambre était une ancienne cellule monastique, petite mais coquettement aménagée. Le lit double occupait presque toute la surface, hormis une alcôve dans laquelle avaient été installés un lavabo, une douche et un WC.

Déborah entra dans la chambre en riant. L'hydromel n'était pas étranger à son état euphorique. Soudain elle se jeta sur le lit, puis se retourna pour regarder le plafond, allongée, les bras étendus.

– Je suis bien, Perlaine. Je n'aurais pas dû boire autant d'hydromel, mais je suis bien.

La petite dose complémentaire de GHB que contenait le premier verre, y était aussi pour quelque chose, pensa Perlaine qui n'était pas très fière de son action. Mais elle avait obéi aux ordres. De toute façon elle n'avait pas le choix. Elle regarda Déborah. Elle trouvait son visage détendu. Elle fixa ses yeux marron.

– Viens, on va prendre une douche ! Ça va nous détendre et ça nous fera du bien.

Déborah se releva. Perlaine était déjà nue. Elle avait passé sa robe à fleurs par dessus sa tête. Elle ne portait aucun sous-vêtement. Malgré son état peu propice à l'attention, Déborah remarqua que son hôtesse possédait une jolie petite poitrine menue et ferme et surtout que son pubis était intégralement épilé.

– D'accord pour la douche. Tu as le sexe complètement épilé ? demanda-t-elle bêtement.
– Oui, je me sens plus à l'aise, et puis certains hommes aiment b…

Elle s'interrompit. Heureusement, Déborah n'avait pas relevé. Elle était occupée à ôter blue-jean, chemisier, soutien-gorge et slip, ce qui lui prenait plus de temps qu'à son hôtesse. Elle apparut nue à son tour.

– Tu as une belle poitrine, lui dit Perlaine.
– Encombrante, tu veux dire. J'envie la tienne. Et aussi ton ventre plat et tes petites fesses.
– Arrête ! Tu vas me faire pleurer avec tes complexes. Tu es une femme superbe. Si tu continues je te ressers un verre d'hydromel, hi, hi, hi ! Oui d'accord, tu as des formes. Je te mentirais si je te disais le contraire. Mais tu es bien proportionnée et tu es très jolie.
– Merci.

Perlaine l'entraina dans l'alcôve qui faisait office de salle de bains. Elle ouvrit le mitigeur, régla la température et se glissa sous la douche en tirant son invitée vers elle.
L'eau tiède ruisselait sur les deux corps nus. L'une contre l'autre, les deux femmes savouraient cet instant de détente. Les yeux verts de Perlaine brillaient de désir.

– Tu as déjà embrassé une femme, demanda-t-elle à Déborah.
– Je… Je ne sais pas.
– Comment ça, tu ne sais pas ?

Déborah ne savait plus trop où elle en était. En réalité, elle avait voulu dire qu'elle ne se rappelait pas. Peut-être une fois, adolescente, quand elle était en pension. Les souvenirs étaient vagues. L'ambiguïté de la réponse n'avait de toute manière aucune importance. Perlaine se dressa sur la pointe des pieds pour compenser les dix centimètres qui lui manquaient pour être à la bonne hauteur, puis elle plaqua ses lèvres contre celles de Déborah qui se laissa faire.

Quelques instants plus tard, les deux femmes étaient sorties de la douche, s'étaient séchées et s'allongeaient sur les draps. Perlaine caressa avec beaucoup de douceur le corps de Déborah. Ses mains fines prenaient plaisir à parcourir les formes généreuses. Elles explorèrent les seins volumineux, puis glissèrent vers le ventre qui n'inspirait pas la misère et s'écartèrent vers les hanches avant de revenir se perdre dans les poils bruns du pubis.

– Je suis désolée, chuchota Perlaine. Il ne faudra pas m'en vouloir.

Déborah n'entendit pas. Bercée, fatiguée par la journée, assommée par l'hydromel et le GHB et apaisée par les caresses, elle s'était endormie. Perlaine lui déposa un baiser sur la joue, puis s'écarta.

***

Dans son rêve Déborah montait dans une spirale. À chaque passage devant les fenêtres étroites qui donnaient sur le ciel étoilé, elle sentait un agréable courant d'air qui la rafraichissait. Elle était nue. Ses pieds aussi. Ils percevaient les aspérités de la pierre des escaliers.

Elle se sentait guidée. Qui était-ce ? Jean ? Roméo ? Kateline ? Perlaine ? Impossible de savoir dans la pénombre. Une porte s'ouvrit. Une forte odeur d'encens lui emplit les narines. On la fit entrer dans la pièce. Une main se posa sur son épaule l'invitant à s'agenouiller. Des doigts prirent ses joues en étau. Elle comprit qu'elle devait ouvrir la bouche. Elle le fit naturellement.

Soudain, quelque chose s'introduisit entre ses lèvres. Elle reconnut la consistance d'un sexe mâle. L'odeur qui l'accompagnait n'était pas des plus agréables. Déborah aurait dû reculer son visage, mais son rêve en décidait autrement. Aidée des mains qui avaient pris appui sur son crâne, sa tête commença à osciller d'avant en arrière. Le pénis se mit à durcir. Le prépuce frappait maintenant la gorge à chaque mouvement. Consciencieusement, les muscles de ses mâchoires se contractaient et se relâchaient en cadence. Dans la réalité, le sexe aurait dû dégorger son sperme, mais le rêve lui, semblait s'éterniser dans un va-et-vient perpétuel. Déborah aurait voulu se réveiller. La douleur envahissait sa bouche. Les mains toujours posées sur sa tête la firent accélérer. Ultime souffrance, le sexe cherchait à pénétrer la gorge de plus en plus profondément. Déborah sentait des nausées l'envahir. Son estomac s'emplissait de spasmes. Elle était prise d'une envie de vomir. Pourtant, dans un rêve on ne vomit pas.

À force de pompage, le sexe paresseux cracha enfin sa semence. Le liquide en faible quantité avait un goût âcre, mais l'événement avait le mérite d'être libérateur. Après s'être ramolli sans attendre, le cylindre de chair évacua le fond de la gorge. Déborah entendit des voix sans en appréhender les paroles. Étrange rêve aux sensations bizarres : elle dormait et se sentait éveillée en même temps.

14.

Ce matin, Sacha était venu travailler plus tôt au bureau, à cause de la chaleur. À sept heures, le soleil n'avait pas encore chauffé les locaux du SRP, et la stagiaire trouvait la température ambiante plus propice à la réflexion. Elle parcourait les feuillets du dossier que Raymonde Durand avait imprimé pour Phil. Elle cherchait quelque chose qui aurait pu échapper à son hiérarchique ainsi qu'aux précédents enquêteurs. À force d'étudier l'affaire, il lui semblait qu'elle faisait partie de l'intimité de Véronique. Elle privilégiait les photos et leurs commentaires. Il y avait celles en famille, de la plus petite enfance jusqu'aux derniers mariages des cousins, les sorties avec les copains copines. Tous les personnages étaient repérés, la plupart du temps identifiés, mais parfois certains portaient la mention : "inconnu". C'était le cas pour une épreuve sans doute réalisée par un photographe dans un lieu public. Véronique appuyait sa tête contre l'épaule d'un inconnu. L'homme était blond, sans aucun signe particulier, difficile de lui donner un âge. Il en était de même pour le groupe qui accompagnait la jeune femme dans une discothèque. Sacha passa au crible toutes ces photos, à la recherche d'un indice. En vain. Elle aurait bien voulu, elle, la petite stagiaire découvrir une nouvelle piste et ainsi montrer à Phil qu'elle ne comptait pas pour du beurre dans cette enquête.

Au bout d'une heure, Sacha dut se résoudre à refermer la grosse boite avec tous les documents. Il ne restait plus qu'à poursuivre les investigations sur la secte Kha et Castillons, seule piste valable à ce jour. Une chance que l'autre jour à Castillons, Phil ait reconnu un homme de main d'un protagoniste d'une précédente enquête quand il était à la BRP. À cause des délais administratifs, l'ancien chef de bande ne serait interrogé que demain, ici dans les locaux. Que de temps perdu ! Sacha assisterait à l'interrogatoire. Pour être parfaitement à niveau, elle avait demandé à Raymonde de lui expliquer le fonctionnement du nouveau logiciel. La documentaliste s'était fait un plaisir de former la petite nouvelle qu'elle aimait bien. Il ne manquait plus à Sacha que les codes d'accès qu'on devait lui communiquer dans la journée. Dès qu'elle les aurait obtenus, elle accèderait aux données concernant l'ancien truand et ses acolytes. Elle dissèquerait toutes ces informations pour être prête pour l'interrogatoire.

15.

Perlaine avait laissé Déborah qui dormait encore. Elle sortit de l'ancien monastère, traversa la cour et ouvrit le portillon.

– Où vas-tu ? lui demanda Pitbull en l'attrapant par le bras.

Le mastodonte au crâne rasé surveillait les allées et venues entre le monastère et le château.

– Laisse-moi passer. Je dois voir ton patron et il m'attend. Tu veux que je lui dise que c'est toi qui m'as retardée ?

Le géant grommela quelques mots inaudibles et se résolut à desserrer sa grosse main pour libérer le bras frêle de la jolie brune.

Perlaine pénétra dans le château. Elle retrouva René, le chauffeur qui l'attendait. Ce dernier l'accompagna jusqu'à l'étage. Il la fit entrer dans le grand salon où Clovis l'attendait, puis il repartit. Le petit homme brun à la moustache parfaitement peignée fumait un cigare. Il souffla une volute de fumée et demanda à Perlaine :

– Alors ? Tu en es où avec la nouvelle ?
– Elle est très sympa et…
– Rien à foutre de tes sentiments, la coupa Clovis. Ce que je veux savoir, c'est ce qu'elle fait et comment elle s'est comportée.
– Oui, excusez-moi, Monsieur Clovis. En ce moment, elle dort dans ma chambre. Elle récupère. Il n'y a pas eu besoin de la forcer pour lui faire boire notre hydromel. J'ai ajouté la poudre comme vous me l'aviez demandé. Et cette nuit je l'ai conduite auprès de notre Grand Éclaireur. Il n'y a pas eu besoin de la contraindre, mais elle était sous l'effet de l'alcool et de la poudre.
– Ne t'inquiète pas je saurai la convaincre. Bon à partir de maintenant, plus d'hydromel, ni de GHB, je la veux nature. Tu me l'amènes cet après midi à deux heures. En attendant retourne la voir et commence à lui expliquer la situation.

Perlaine acquiesça. Elle craignait Clovis et en aucun cas ne lui aurait désobéi. Elle espérait que Déborah ne ferait pas trop de résistance, elle commençait à bien l'aimer. Pour être passée par là, elle savait que toute révolte s'avérait inutile, Clovis arrivait toujours à ses fins. Alors, refuser, c'était se faire du mal pour rien, parce que, face à Clovis, on finissait toujours par céder.

***

Déborah était réveillée. Elle avait pris une douche. Elle semblait en forme.

– Tu as des nouvelles de Jean ? demanda-t-elle.
– Jean ne reviendra pas, répondit Perlaine l'air embarrassé.
– Qu'est que tu racontes ? Il… il t'a téléphoné ?
– Non pas besoin. Tu ne le reverras jamais. Il est temps que je t'explique.

Déborah s'était assise sur le bord du lit. Elle était sonnée comme si elle venait de recevoir un coup sur la tête. Ainsi Jean l'avait abandonnée. Et un de plus, pensa-t-elle !

– Mais qu'est-ce que je lui ai fait bon sang ?
– Tu n'y es pour rien, commença Perlaine. Jean est un rabatteur pour la secte. Il t'a tout simplement séduite pour t'amener ici. C'était son boulot.
– Je ne te crois pas ! Jean m'apprécie et…
– Il faut te rendre à l'évidence, Déborah. Tu ne représentes rien pour lui. Et maintenant que tu es là avec nous, il en a fini avec toi.
– Mais je n'ai jamais dit que j'allais rester !

Perlaine resta muette, mais son regard en disait long.

– Ça veut dire que je suis prisonnière de ta secte, c'est ça ? comprit Déborah. Et toi aussi, tu t'es bien payée ma tête. Ça t'as plu, hein ?
– Non, se défendit Perlaine, je ne le fais pas avec plaisir, surtout que je t'aime bien. Et puis je n'ai pas eu le choix. Quand je suis arrivée, il y a trois ans, j'étais comme toi. Je me suis rebellée. Ça n'a servi à rien. Quand j'ai compris et que je me suis laissé faire, tout est devenu plus simple. Aujourd'hui, je ne regrette pas. Ma vie de maintenant est ce qu'elle est, mais je trouve des satisfactions que je n'avais pas avant.
– Ce n'est pas très clair. Dis-moi ce que tu es obligée de faire à la secte ?
– Oublie la secte. Tu n'as pas été recrutée par le Grand Éclaireur, mais par Monsieur Clovis.

Et Perlaine d'expliquer qui était Clovis. C'était lui qui déciderait quel serait l'avenir de Déborah et avec qui elle devrait aller. Elles n'étaient qu'un petit nombre des recrues de la secte à passer sous la coupe de Clovis. Mais selon Perlaine, devenir escort-girl valait beaucoup mieux que passer son temps à traire les brebis.

– Il est hors de question que je fasse le trottoir pour ton Clovis ! se rebella Déborah.

– Je te conseille d'abord de dire Monsieur Clovis, c'est comme ça qu'il veut qu'on l'appelle. Ensuite, qui te parle de faire le trottoir ? Les clients, c'est Monsieur Clovis qui les trouve. C'est toujours des mecs bourrés de fric, et du coup tu en profites. Tu as juste à coucher avec eux, c'est tout.

– Je couche avec qui je veux ! C'est moi qui décide !

– Parce que tu crois que c'est toi qui a décidé de coucher avec Jean ? Et cette nuit, c'est toi qui as décidé de sucer le Grand Éclaireur ? Même si tu étais sous l'emprise de la drogue, j'ai trouvé que tu mettais du cœur à l'ouvrage, et ça n'avait pas l'air de te déplaire !

Déborah resta hébétée. Alors, elle n'avait pas rêvé.

– Excuse-moi, reprit Perlaine. Je ne voulais pas être si dure. Si j'essaie de te convaincre, c'est pour pas que tu galères pour rien ! Je ne te mens pas quand je te dis que je t'aime bien. C'est vrai que mon boulot c'était de te mettre en confiance. Mais les bisous et les caresses que je t'ai donnés hier soir étaient sincères.

– Merci ! réagit Déborah. Je comprends. Je ne t'en veux pas. Moi aussi je t'aime bien, tu sais. Mais pour ce qui est de ton Clovis, je n'ai pas envie qu'il décide à ma place. Depuis le mois dernier, j'ai pris la bonne résolution de prendre moi-même mon destin en main.

– Fais ce que tu juges le mieux, répliqua Perlaine. J'ai juste voulu te mettre en garde. Tu ne pourras pas tenir tête à Monsieur Clovis. Il arrive toujours à ses fins.

16.

Les yeux bleus de la petite stagiaire blonde scrutaient l'écran du PC. La photo de Clovis Xenakis s'affichait au premier plan. L'homme, âgé de quarante-sept ans, était de type méditerranéen avec une petite moustache. Tout à fait la tête du parfait maffieux, pensa Sacha. Clovis Xenakis avait déjà eu des démêlées avec la justice. Il avait été condamné pour proxénétisme et avait écopé d'un an de prison. Des soupçons de trafic de drogue avaient aussi pesé sur lui, sans qu'aucune preuve ne puisse jamais être établie.

Les autres personnages du dossier n'étaient pas plus reluisants. Il y avait d'abord Paul Parsec, dit Paulo, trente-huit ans, l'adjoint de Clovis Xenakis. Il avait purgé une peine de deux années pour vol à main armée et trafic de stupéfiant quand il avait vingt ans. Il avait rencontré Clovis à sa sortie de prison. Depuis, aucune nouvelle condamnation. Les autres individus du dossier avaient eux aussi un casier judiciaire. Ils étaient les hommes de main de Clovis et Paulo et s'appelaient, René Vaugon, Barnabé Lescar et Igor Blochovski. Ce dernier, surnommé Pitbull était l'homme que lui avait montré Phil dans la cour du château. D'après sa fiche, Igor Blochovski mesurait un mètre quatre vingt dix et pesait cent trente kilos. Avec sa tête effrayante, il n'avait pas volé son surnom. Pour les deux autres, le dossier mentionnait que René Vaugon était chauffeur de son état, et Barnabé Lescar, ancien cafetier.

Le logiciel était vraiment génial. En quelques clics, il permettait de naviguer entre les différentes fiches, de parcourir les affaires dans lesquelles les individus avaient été impliqués et de découvrir une mine d'informations les concernant. Sacha s'imprégna de tous les détails de chacun des affichages et prit quelques notes. Désormais, il lui semblait qu'elle connaissait déjà bien Clovis Xenakis qu'elle rencontrerait demain avec Phil.

17.

Désormais totalement consciente d'avoir été manipulée, Déborah comptait bien mettre fin à sa séquestration. Se prostituer pour la secte Kha, et puis quoi encore ? Elle avait tout compris : Jean s'était bien fichu de sa figure durant dix jours. Et la nuit dernière, elle avait offert contre sa volonté sa bouche au sexe du gourou de la secte. Tout cela était bien suffisant. Malgré les avertissements de Perlaine, elle était déterminée à s'expliquer avec ce fameux Clovis, et exiger qu'on la laisse partir. Ensuite, il lui faudrait trouver un moyen de transport pour quitter Castillons et retourner à Lyon, et enfin cette farce serait terminée. Elle avait envoyé bouler Perlaine quand celle-ci lui avait proposé des vêtements propres dont une tunique à fleurs pour rencontrer Clovis. Elle avait préféré renfiler sa petite lingerie, son blue-jean et son chemisier vert pour bien montrer son refus de s'intégrer à cette secte dépravée, même si ce n'était pas son habitude de remettre les affaires de la veille. Elle n'en voulait cependant pas à Perlaine qu'elle imaginait prisonnière de ce système.

Déborah était dans cet état d'esprit de rébellion quand Perlaine l'avait conduite à treize heures cinquante dans la bibliothèque du château. Elle attendait depuis dix minutes en rongeant son frein et en regardant les ouvrages sur les rayonnages pour s'occuper. La porte s'ouvrit. Déborah se retourna. Elle découvrit un petit homme brun à moustache, l'air sévère.

– Mademoiselle Déborah Salvien, entonna Clovis. Née le 28.11.1972 à Lyon. Un mètre soixante-dix. Soixante-dix kilos. Poitrine 95D. Groupe sanguin A+. Aucune maladie sexuellement transmissible.

Cette entrée en matière déstabilisa la jeune femme.

– Comment vous savez tout ça ?
– Intriguée, hein ? répliqua Clovis. Sache que je connais tout de toi.

Mais jusqu'où avait-on fouillé son intimité, pensa-t-elle. Chaque jour lui apportait son lot de surprises. Clovis se dispensa de répondre à sa question. Cela faisait partie du travail de Jean quand il accrochait une proie. Récupérer l'identité, les mensurations et aussi prélever un échantillon de sang qui serait analysé. Hors de question de prendre le risque de présenter à un client une fille qui ne serait pas saine. Le contrôle de séropositivité était naturellement une priorité dans l'examen sanguin. Clovis observa sa nouvelle recrue qui se tenait droite face à lui. Elle était plus grande que lui. Le jean serré et le chemisier bien fermé laissaient deviner les formes évoquées par le poids et le tour de poitrine. Cette femme n'était pas la cible initiale de la mission qu'il avait confiée à Jean. Mais quand celui-ci l'avait appelé pour lui décrire la grande brune en pleurs au café de Lyon, il avait tout de suite donné son feu vert. En effet, depuis quelque temps, il avait remarqué une évolution dans les desiderata de ses clients. Certes, la majorité continuait à lui réclamer des filles d'une vingtaine d'années à la taille mannequin comme Perlaine, mais la demande de femmes plus mûres avec des formes généreuses augmentait régulièrement. Pas plus tard que la semaine dernière, un de ses clients réguliers l'avait sollicité pour obtenir dans quinze jours une fille dont l'âge et l'anatomie correspondaient parfaitement à Déborah.

– Passons aux choses sérieuses, maintenant, continua Clovis. Perlaine t'a expliqué la situation ?

– Oui ! Vous êtes Clovis, vous me retenez prisonnière et vous voulez que je devienne une de vos prostituées. C'est hors de question. Et d'abord, je vous demande de ne pas me tutoyer ?

Ce fut comme une explosion, la vision du plafond parsemé d'étoiles, la vue brouillée, Déborah chancela et s'écroula sur le canapé derrière elle. Jamais elle n'avait reçu une gifle aussi forte que celle que venait de lui décocher l'homme à la moustache. À demi-consciente, elle entendit sa réponse.

– Je vais te mettre les points sur les "i" ! D'abord, tu ne m'appelles pas Clovis, mais Monsieur Clovis, tu me vouvoies, et moi je te tutoie. Pour le reste, tu peux penser ce que tu veux, mais ce qui est certain, c'est que tu n'as droit qu'à une chose : obéir !

Encore sous le coup de la gifle, Déborah reprenait tant bien que mal ses esprits. Elle n'avait pas imaginé une telle détermination et une telle brutalité de la part de Clovis. Elle en était effrayée et devint beaucoup moins agressive. Elle tenta un autre registre.

– Je… Je… balbutia-t-elle. Vous ne pouvez pas me retenir ici. On va s'inquiéter de mon absence.

Kateline était à l'autre bout du monde, Roméo l'avait quittée et elle n'avait plus de travail. Elle savait pertinemment que sa disparition passerait inaperçue, mais elle espérait tout de même influencer Clovis avec cet argument. Reprenant du poil de la bête, la femme brune tenta de se relever du canapé, mais quelque chose l'en empêcha. Elle tourna la tête à droite puis à gauche, et elle découvrit deux énormes mains de la taille du double des siennes qui lui bloquaient les épaules.

– Ha ! Ha ! Ha ! s'esclaffa Clovis. Pas besoin de te déplacer, Pitbull va s'en charger. Pitbull ! Amène-la vers moi !

Le géant de cent trente kilos saisit Déborah par la taille et la souleva du canapé comme si elle ne pesait pas plus lourd qu'un sac de plumes. Stupéfaite, elle ne se débattit même pas. Pitbull la déposa debout au centre de la pièce. À cet instant, Déborah remarqua que trois autres personnes étaient aussi entrées discrètement et avaient pris place autour de Clovis. Seule contre cinq, l'assurance de Déborah en prit un sacré coup.

18.

– Déshabille-toi ! ordonna Clovis.
– Il n'en n'est pas question ! répliqua Déborah rebelle.

Une seconde gifle, aussi magistrale que la première lui explosa l'autre joue.

– Comme tu voudras ! Pitbull, ouvre-lui son futal !

Le mastodonte s'avança vers Déborah. Elle était terrorisée. Le regard de l'énorme sbire était terrifiant. Les mains attrapèrent le blue-jean de chaque côté de la boucle de la ceinture et s'écartèrent en tirant. Les solides coutures et la toile en denim ne résistèrent pas. Le pantalon se sépara en deux de la taille à l'entrejambe. La force de Pitbull rappelait celle du personnage de

Requin, le géant aux dents d'acier dans le James Bond Moonraker. Puis le mastodonte repassa derrière Déborah et la souleva. Un des trois hommes nouvellement arrivés s'avança et tira sur le bas du pantalon. Le vêtement déchiré glissa le long des jambes, dévoilant les cuisses au dessus desquelles on pouvait apercevoir un slip rouge à peine caché par le pan du chemisier encore en place.

– Apporte un siège à mademoiselle pour qu'elle puisse s'asseoir ! demanda Clovis à Barnabé. Et toi René, montre-lui comme tu sais bien faire les nœuds.

Quelques instants plus tard, Déborah se retrouvait déposée par Pitbull sur une chaise au centre de la pièce. Ses poignets étaient ligotés entre eux derrière le dossier, et René lui avait lié les chevilles aux pieds de la chaise en prenant soin de les attacher côté extérieur pour maintenir les cuisses écartées.

– Maintenant, tu vas ouvrir la bouche, ordonna Clovis. Et tu vas gentiment faire une pipe à René.

Le dénommé René s'empressa de déboutonner sa braguette pour sortir son sexe et l'approcher du visage de celle qu'il venait de ligoter. Déborah ne l'entendait pas ainsi et tourna brusquement la tête pour ne pas avoir à ouvrir la bouche.

– Je crois que tu ne m'as pas encore bien compris, Déborah ! continua Clovis. Tant pis pour toi, Paulo va se charger de te faire obéir.

L'adjoint de Clovis s'avança à son tour vers la prisonnière qui frissonna en découvrant l'objet qui brillait dans la main qui approchait. Déborah n'avait pas vu d'où sortait ce poignard, mais il était là, à quelques centimètres de son visage. Elle tenta de remuer pour s'écarter. Inutile, car elle était clouée à sa chaise. La main de Paulo fit descendre l'arme blanche jusqu'au ventre de la prisonnière. La lame effilée se glissa entre la peau et le chemisier vert pomme, puis remonta. Un par un les boutons sautèrent. Puis Paulo rabattit consciencieusement l'étoffe sur chacune des épaules. La pointe du poignard effleura ensuite le ventre. Déborah se crispa. La lame remonta au niveau du sternum et passa sous le soutien-gorge blanc qu'elle coupa en deux. Les deux magnifiques seins se libérèrent d'eux-mêmes en jaillissant de leur prison de dentelle. Paulo termina son travail en sectionnant le slip rouge par deux endroits près des hanches. De son autre main, il arracha violemment ce qui restait de la petite culotte de coton.

Cette mise en scène l'excita au plus haut point, d'autant que l'opulente poitrine remuait à chaque tentative de mouvement de Déborah. René, braguette ouverte, était dans le même état d'esprit. En témoignait le gonflement soudain de son pénis exhibé qui venait de se produire.

Paulo empoigna la touffe de poils noirs de l'entrejambe.

– Lâchez-moi ! cria Déborah. Détachez-moi ! Laissez-moi partir !
– Suce René ! Et vite ! fut la seule réponse qu'elle obtint.
– Aïe ! Aïe ! Arrêtez ! Vous me faites mal !

Paulo avait relâché les poils pour attraper pleinement la vulve charnue. Il tirait et tournait progressivement.

– Suce ! ordonna-t-il une nouvelle fois. Suce ou je t'arrache la chatte !

Il vit Déborah ramener sa tête et garder la bouche ouverte après une nouvelle plainte. Dommage qu'elle cède si tôt, regretta-t-il. Il aurait bien voulu poursuivre en s'attaquant aux grosses mamelles. Il adorait torturer les tétons en les tordant. Une autre fois, espérat-il. La bite gonflée de René n'avait pas attendu. Elle s'était engouffrée dans la bouche qui s'était enfin décidée à l'accueillir. Déborah avait abdiqué. Elle pompait sans enthousiasme le sexe de René qui n'en éprouvait pas moins un plaisir grandissant.

Du fond de la pièce, Clovis observait la scène. Il éprouvait une satisfaction bien différente de celle du chauffeur de la bande. Il savourait cette première étape réussie. Finalement, la nouvelle était une bonne recrue. Fort de son expérience, il était convaincu qu'en moins d'une semaine elle serait matée et dressée.

***

Déborah recracha le sperme dont René venait de lui emplir la bouche.

– C'est la dernière fois que je t'autorise à cracher, lui dit Clovis. À partir de maintenant, tu devras toujours avaler ! Bien. C'est quand même un bon départ pour ton apprentissage. Détachez-la et foutez-la à poil !

Une fois qu'elle fût libérée, terrorisée par la détermination de ses bourreaux, Déborah ne montra aucune résistance à se laisser enlever les derniers lambeaux de vêtements. Le chemisier débarrassé de ses boutons et le soutien-gorge coupé en deux rejoignirent à terre les lambeaux du slip et le blue-jean déchiré. Déborah se tenait nue, hagarde sans plus chercher à exprimer la moindre révolte. Elle se remémora les paroles de Perlaine : « Tu ne pourras pas tenir tête à Monsieur Clovis. Il arrive toujours à ses fins ».

– Conduisez-la dans son nouvel appartement ! ordonna d'un ton sarcastique Clovis à ses hommes. Et occupez-vous d'elle !

Barnabé, René et Pitbull affichèrent un grand sourire. Déborah fut emmenée nue par l'escalier qui menait au sous sol du château.

19.

Clovis était resté seul avec Paulo dans la bibliothèque.

– Ils sont plutôt motivés. Ils vont se faire un plaisir de nous la préparer, dit Clovis en riant. Alors qu'est ce que tu penses de cette nouvelle fille ? Je suis sûr qu'elle deviendra une de nos meilleures putes, et crois moi, je me trompe rarement !

– Ouais, c'est vrai, acquiesça Paulo, elle a vite flanché. Mais t'es vraiment sûr de ton coup pour la caser ? Parce que c'est sûr, elle est bien foutue, bien proportionnée, mais tu la trouves un peu enveloppée quand même ? Ce n'était pas la commande qu'on avait fait à Jean.

– Je sais, mais Jean a repéré cette opportunité. Il m'a téléphoné et je lui ai donné le feu vert. Car figure-toi que j'ai de plus en plus de demandes pour des femmes comme elle. Beaucoup de nouveaux étrangers, et même les réguliers ! Tiens par exemple, le mois dernier, j'ai déjeuné avec Deparissière avant son départ en voyage. Il veut une fille à son retour, et il aimerait bien changer des petites bimbos habituelles. Je compte bien lui proposer Déborah si elle est prête.

– À voir, répliqua Paulo qui n'était pas vraiment convaincu. Tu sais que côté diversification, je t'ai proposé des idées qui pourraient nous rapporter beaucoup plus et...

– Pas la peine de la ramener avec ça, le coupa Clovis. Je t'ai déjà dit que ça risquait trop. Encore plus en ce moment avec les flics qui nous tournent autour. Tant que je serai aux commandes, on ne touchera pas à la schnouf. Va plutôt voir en bas comment ça se passe, qu'ils l'abiment pas trop ! Moi, j'ai un dernier truc à régler avec Georges.

Clovis ne manquait pas de redire qui était le chef quand il l'estimait nécessaire. Ce rappel à l'ordre terminé, le petit moustachu quitta la bibliothèque et traversa jusqu'au monastère.

***

– Salut Georges, lança Clovis en entrant dans l'appartement privé du Grand Éclaireur.

– Salut Clovis. Je parie que tu viens me parler de la nouvelle adepte.

– Exact, répondit Clovis. Sauf que tu peux la rayer de la liste de tes disciples. Perlaine me l'a amenée tout à l'heure, et je t'annonce que je la prends dans mon cheptel.

Georges Melba fit la mou.

– Tu fais chier, reprit le gourou. Pour une fois que j'en avais trouvé une qui savait bien sucer. Je pourrais bien te dire non, finalement.

– Ne te plains pas. Je ne t'en prélève qu'une de temps en temps. Et puis, tu ne craches pas sur le pognon que je te reverse.

Le Grand Éclaireur savait parfaitement qu'il ne pouvait pas s'opposer à Clovis Xenakis. Sans ses généreux apports financiers, la secte Kha aurait disparu depuis longtemps. Sans compter l'enrichissement personnel que Melba ne manquait pas de pratiquer au passage. Les deux hommes étaient parfaitement conscients qu'ils avaient besoin l'un de l'autre. Melba pour faire vivre sa secte et s'enrichir, et Xenakis pour s'abriter derrière une couverture qui lui assurait la discrétion et un vivier pour ses recrutements.

– Un dernier point, termina Clovis. Va falloir se tenir à carreau. Tu m'as dit que les flics étaient venus chez toi l'autre jour. Et bien moi, je suis convoqué à Valence demain. Alors il faut être vigilant si on veut continuer notre business.

20.

Le lendemain, Clovis Xenakis se présenta comme attendu au Service de Recherche des Personnes de Valence. Hormis pour Sacha, les présentations s'avérèrent inutiles, Philippe Perdikian et lui-même se connaissaient depuis longtemps. Du temps où il était à la BRP, l'inspecteur avait contribué à l'arrestation de Clovis, mais depuis que ce dernier était sorti de prison, il n'avait jamais pu être inquiété pour la moindre infraction, faute de preuve.

– Qu'est-ce qui me vaut le plaisir de vous rencontrer aujourd'hui inspecteur, vous et votre charmante collaboratrice ? demanda Clovis avec un petit sourire narquois.

– Ne joue pas les imbéciles avec moi, répliqua Phil. On se connaît depuis suffisamment longtemps pour ne pas jouer au chat et à la souris. Je t'ai convoqué parce que j'ai quelques questions à te poser. La première : Qu'est-ce que tu fabriques à Castillons avec Melba et sa secte ?

Sacha était interloquée par la technique à l'ancienne du début de l'entretien. Le flic qui tutoie le voyou, cela ressemblait à un vieux film avec Jean Gabin, bien loin de ce qu'elle avait appris à l'école de police.

– Vous savez que depuis que j'ai payé ma dette à la société, je me suis rangé, inspecteur. Cela fait déjà quelques années que j'ai fait connaissance avec Georges Melba. Il réalise un travail remarquable en redonnant confiance et envie de vivre à des gens complètement au bout du rouleau. J'ai eu envie de l'aider, c'est pour cela que je me suis installé à Castillons.
– Et le château, tu l'as acheté avec quoi ?
– Vos collègues m'ont déjà interrogé maintes et maintes fois là-dessus. Je joue beaucoup, et il se trouve que j'ai la chance de gagner. Rien de répréhensible, il me semble.

Il n'a pas changé, et il se fout de ma gueule en plus, pensa Phil qui avait du mal à garder son calme. Il décida de devenir plus précis.

– Le nom de Véronique Pajot, ça te dit quelque chose ?
– Absolument rien. Qui est-ce ? Je devrais la connaître ?
– Une adepte de la secte Kha.
– Vous savez inspecteur, je ne connais pas toutes les brebis du Grand Éclaireur.
– Surtout que celle-ci a disparu il y a trois mois après être passée par la secte de ton copain.

Sacha observait les deux hommes. Clovis Xenakis demeurait impassible. Mais c'est en dévisageant son patron qu'elle commençait à bien connaître qu'elle devina que celui-ci avait sans doute visé juste. L'interrogatoire se poursuivit pendant environ une demi-heure. Quand Phil aborda le sujet de la drogue, le moustachu se défendit comme un beau diable.

– Écoutez, inspecteur. Je n'ai jamais touché à ça, et je mets un point d'honneur à rester en dehors. En plus, je vous répète, je suis rangé maintenant. J'ai eu des filles, avant. J'ai fait de la prison pour ça. J'ai payé, c'est du passé.

Sacha le trouvait sincère, Phil un peu moins. Il connaissait trop l'individu pour se laisser embobiner par ses bonnes paroles. L'interrogatoire n'était pas plus fructueux qu'avec Melba. Phil le questionna sur ses comparses, et plus précisément sur Igor Blochovski qu'il avait aperçu l'autre jour dans la cour du château. Clovis répondit à juste titre qu'il était un citoyen libre et qu'il recevait chez lui qui il voulait.

Sans autre élément que sa suspicion, Phil dut se résoudre à laisser repartir son vieil ennemi. Mais son intuition était plus forte que jamais. Il était maintenant persuadé qu'un lien existait entre la disparition de Véronique Pajot et Clovis Xenakis. Mais lequel ? Et comment avancer ?

21.

De retour à Castillons, Clovis s'empressa de faire la leçon à ses hommes. Il avait réuni Paulo, Barnabé, René et Pitbull.

– Il va falloir être vigilants. Les flics nous marquent à la culotte. Alors pas d'impair. Dès qu'on est à l'extérieur, je veux une conduite irréprochable, même pour le respect du code de la route. Compris René ? C'est pour toi plus particulièrement. J'ai eu des remontées de gens du village sur la façon dont tu conduis la Land. Et pour la nouvelle, ça se passe comment ?
– Quel rapport ? intervint Paulo.
– J'ai eu droit à un interrogatoire en règle sur la fille qui nous a filé entre les pattes, il y a deux mois. Alors, je ne veux pas qu'on prenne ce genre de risque avec celle-là.
– Véronique ? continua Paulo. Qu'est-ce qu'ils voulaient savoir ?

– Ouais, c'est ça. Ils la cherchent toujours et ils sont à peu près certains qu'elle est passée par chez nous… enfin, par chez Georges, seulement. T'as jamais eu d'autres nouvelles de ton côté, Paulo ?

– Non, jamais.

–O–O–O–O–

Apprentissage

22.

Bientôt une semaine que Déborah était séquestrée dans le sous-sol du château. La pièce dans laquelle elle vivait était un peu la réplique de la chambre de Perlaine, mais en plus petit et plus austère. Aucune fenêtre, des murs en pierres brutes, un plafond voûté auquel était suspendue une ampoule et, occupant la moitié de la pièce, un vieux sommier surmonté d'un matelas crasseux. Le reste du mobilier se limitait à une chaise en paille et une petite table. Sans aucune séparation d'avec la chambre, le coin sanitaire n'était pas plus reluisant : un simple WC à la turque, et une douche qui ne distribuait que de l'eau froide, aucun miroir, ni autre accessoire. Inutile de préciser qu'une porte épaisse fermée à double tour était le seul accès à ce local que Clovis avait sarcastiquement nommé appartement. Le terme de cellule eut été plus approprié.

Déborah vivait nue depuis le premier jour. Ses habits déchirés étaient restés à la bibliothèque quand elle avait été amenée ici par les hommes de Clovis, et aucun nouveau vêtement ne lui avait été fourni. Tout était conditionné pour humilier la jeune femme et lui apprendre en même temps à rendre son corps disponible dans les plus brefs délais. Dès le début de sa séquestration, elle avait passé son temps à attendre dans la crainte de la venue régulière de ses bourreaux. Les cordelettes nouées aux quatre coins du sommier révélaient la trace de ces visites. Pourtant, après six jours, Déborah ne les remarquait même plus. Son visage avait repris une forme normale, et pour la première fois, elle n'avait pas pleuré de la journée.

Assise devant la table, elle dévorait le repas frugal que Pitbull venait de lui apporter. Finalement, malgré son apparence monstrueuse, le géant était celui de la bande qu'elle détestait le moins. Il n'avait pas inventé la poudre et n'était pas vraiment méchant, mais se contentait d'obéir à ses chefs. Il avait même souri à Déborah quand il avait ouvert la porte. La sonnerie n'ayant pas retenti préalablement, la captive s'était permis de l'attendre debout et de le regarder en face.

Confinée dans sa cellule, Déborah n'avait conscience du temps que par l'arrivée de ses plateaux-repas. Celui du petit déjeuner d'abord. Clovis avait semble-t-il tout prévu : à côté du café et du pain sec, le petit comprimé bleu. Il provenait sans nul doute de la boîte de pilules contraceptives que Déborah gardait dans son sac. Suivait vers midi, le plateau du déjeuner et vraisemblablement vers vingt heures celui du dîner. La plupart du temps, c'était du riz ou des pates accompagnés de morceaux de viande dure, préalablement coupés, puisqu'il n'y avait aucun couteau sur le plateau. Quant à la fourchette, elle était en plastique.

Déborah avait à peine terminé son assiette quand la sonnerie au-dessus de la porte retentit. C'était le signal. Depuis hier, elle appliquait la consigne à la lettre sans le moindre écart. Elle se leva de sa chaise et se dépêcha de s'installer à quatre pattes sur le lit, genoux bien écartés, fesses face à la porte. Cinq secondes plus tard, elle entendit la clé tourner dans la serrure. Elle ferma les yeux et attendit.

– T'as vraiment un sacré putain de cul !

Elle reconnut la voix de Barnabé. À force, au travers des ordres et des commentaires successifs, elle avait appris à identifier ses visiteurs sans les voir.

– Tu vois, c'est quand même plus simple depuis que tu obéis, ajouta l'homme en la pénétrant.

Déborah avait craint une sodomie, mais heureusement pour elle, cette fois Barnabé lui avait préféré le vagin à l'anus. C'était déjà moralement très dur de se faire prendre en levrette à l'improviste, à n'importe qu'elle heure du jour ou de la nuit. Et comme la jeune femme n'était pas coutumière du coït anal, la douleur physique s'ajoutait alors à sa souffrance psychique en raison de l'étroitesse de son petit orifice.

Les mains de Barnabé s'accrochèrent aux poignées d'amour de chaque côté des hanches, et l'homme commença les mouvements de va-et-vient. Désormais résignée, Déborah fixa de son regard une pierre du mur d'en face pour ne pas penser à l'acte qu'elle était en train de subir. Elle essaya pour les mêmes raisons de ne pas écouter les manifestations de plaisir de Barnabé.

– Aaaaaaaaah ! Putain que c'est bon de te défoncer ton gros cul !

Les yeux de l'homme étaient rivés sur la croupe qu'il travaillait avec ardeur. Maintenant que la nouvelle recrue était devenue consentante, il trouvait cette position bien plus excitante que les précédentes où la fille était maintenue sous la contrainte, allongée sur le dos. Et puis cela faisait longtemps que Barnabé ne s'était pas offert un aussi beau cul, si large.

Le panorama fessier associé à la cadence de la bite entrant et sortant eut tôt fait d'emmener le truand au septième ciel. Une fois les bourses vidées, Barnabé satisfait, se retira du vagin qui l'avait accueilli, aussi vite qu'il y était entré. Il se reboutonna, donna une claque sur la fesse droite pour signifier la fin de son intervention, et repartit sans prononcer la moindre parole.

Déborah, toujours à quatre pattes sur le lit, entendit la serrure se refermer. Elle se releva alors et s'empressa d'aller sous la douche. Comme à chaque fois, elle se lava l'entrejambe à l'eau éternellement froide pour éliminer toute trace de souillures. Contrairement aux fois précédentes, elle se surprit à laisser moins longtemps le pommeau entre ses cuisses ouvertes, comme si les outrages répétés devenaient au fil des jours des actes de plus en plus supportables. C'était un détail parmi d'autres, comme par exemple celui de ne plus pleurer.

En six jours, l'évolution des réactions de Déborah s'était avérée conforme aux prévisions de Clovis, voire même plus rapide. Elle était passée du refus à la rébellion, puis à la honte, à la résignation, et finalement à la passivité. Elle n'en était pas fière. Mais avait-elle une autre issue à part céder ?

Lorsque le premier jour, Déborah avait été entrainée nue dans sa cellule du sous-sol du château, elle avait été violée. Puis les trois hommes l'avaient enfermée dans sa prison. Ils étaient revenus plusieurs fois chaque jour, lui avaient demandé de se laisser faire. Elle avait refusé. Alors, ils lui avaient attaché les chevilles et les poignets au sommier avec les cordelettes pour éviter de la tenir. Elle s'était débattue, en vain. Les trois hommes, rejoints par Paulo, avaient continué d'abuser d'elle. Chaque fois qu'elle se rebellait, elle recevait des gifles, presque aussi fortes que celles de Clovis. Alors, progressivement, elle avait cessé de lutter. À quoi bon combattre ? Cela ne servait à rien. Ils arrivaient toujours à leurs fins.

Le quatrième jour, ils ne l'attachaient plus. Mais elle écartait les jambes ou ouvrait la bouche avec toujours beaucoup de réticence.

Le cinquième jour, elle avait entendu une sonnerie avant leur arrivée. Paulo lui avait alors expliqué ce qu'il attendait d'elle :

– Chaque fois que tu entendras, cette sonnerie, ça voudra dire que quelqu'un arrive pour te baiser. Tu devras te mettre tout de suite à quatre pattes sur le lit, le cul face à la porte, les cuisses bien écartées pour pas qu'on perde de temps. T'as compris ?
– Ou…i, avait-elle murmuré avec beaucoup d'hésitation.

Une heure après quand la sonnerie avait retenti, elle n'avait pas pris la pose réclamée. Elle avait immédiatement payé cette désobéissance en recevant une dizaine de gifles bien appuyées. Inutile de dire que les fois suivantes, elle s'était mise en position avec empressement.

Depuis hier, tous l'avaient prise comme Barnabé à l'instant, sauf Pitbull dont le sexe était si démesuré, lorsqu'il était en érection, qu'il n'était autorisé qu'à se faire sucer. À plusieurs reprises, Déborah avait dû lui faire des fellations, pendant que les autres la prenaient. Anéantie, incapable de lutter, la jeune femme vivait maintenant tout cela avec une grande passivité, presque avec indifférence. Jamais elle n'aurait cru cela possible de sa part. Elle se justifiait intérieurement. De toute façon, si je n'avais pas cédé, ils m'auraient encore battue, pensait-elle, et finalement, ça se serait terminé de la même manière. Faute de miroir, elle n'avait pas pu voir son visage tuméfié par les gifles répétées. Elle l'avait deviné toutefois en touchant de ses doigts sa figure gonflée. Sa reddition avait au moins une conséquence positive : ses joues et le tour de ses yeux désenflaient et reprenaient un aspect normal. Et puis la raison l'emportait : enfermée dans sa cellule, elle n'avait aucune chance de pouvoir échapper à ses bourreaux, tandis qu'une fois dehors, il serait toujours plus facile de leur fausser compagnie et de se réfugier dans la première gendarmerie venue.

Déborah s'était allongée sur son lit et repensait au défilé incessant des quatre malfrats. Elle était étonnée que leur chef ne fût jamais descendu dans sa cellule pour profiter lui aussi de son corps. Soudain la sonnerie stridente retentit une nouvelle fois, l'arrachant à ses réflexions. Le rituel était désormais bien établi : presque instinctivement, Déborah se retourna et s'installa à quatre pattes. Elle fit glisser ses genoux sur l'enveloppe du matelas pour les éloigner l'un de l'autre. Elle cambra les reins. Sa position devait être impeccable car elle ne voulait pas prendre le risque d'être battue. Une fois bien en place, offerte, elle attendit sans enthousiasme l'ouverture de la porte.

23.

La disparition de Véronique Pajot n'était évidemment pas la seule affaire dont l'inspecteur Perdikian avait la charge. Débordé de travail avec ses autres dossiers, Phil avait donc décidé de confier à sa stagiaire la tâche d'éplucher une fois par jour sur l'intranet les informations des encours des autres services. En effet, il arrivait parfois qu'un lien puisse être établi entre deux dossiers de domaines complètement différents, une affaire de stupéfiant et un crime par exemple, ou une disparition et un vol. C'était un travail fastidieux si l'on voulait le faire sérieusement. Mais Sacha, très consciencieuse, avait pris à cœur de réaliser avec ferveur cette mission ingrate que lui avait confiée son patron.

Depuis une semaine, Sacha Lamartine faisait défiler sur son écran toutes les nouvelles pièces des dossiers qui étaient communiquées à l'intranet. Malheureusement, elle n'avait encore rien trouvé qui puisse servir au SRP et plus particulièrement à l'affaire Pajot. Elle épluchait les rapports et les photos dans le secret espoir de trouver quelque chose concernant Clovis Xenakis et sa bande ou bien Georges Melba, mais rien. Inutile de rêver.

Ce matin un nouvel événement s'était produit dans un crime datant du début du mois : la provenance d'un téléphone portable avait été retrouvée. Comme pour chaque dossier, Sacha cliqua sur le lien correspondant. Le détail de l'information apparut :

"Le SMS reçu sur le portable de Pierre Péchant juste avant son assassinat provient d'un téléphone sans abonnement acheté la veille dans l'hypermarché Carrefour de Lyon-Vénissieux. En conséquence identification du propriétaire impossible. Rappel : le portable n'émet plus de signal depuis le jour de l'assassinat, sans doute détruit par le meurtrier."

Suivait un complément sur l'autopsie assortie de la photo de l'homme quand on l'avait retrouvé. Avec une curiosité macabre, Sacha observa le cliché. À l'école de la police, elle avait vu des photos de nombreux cadavres dans des situations parfois bizarres, mais celle-ci l'intrigua. La victime était attachée nue à une croix. Elle avait les yeux bandés. Son corps était lacéré et maculé de sang séché qui s'était écoulé d'une large entaille au niveau de la gorge. Sacrifice mystique par un déséquilibré, pensa Sacha. Mais remontant dans le dossier, elle découvrit que la victime s'adonnait au sadomasochisme. Elle ne connaissait guère ces pratiques, et elle n'imaginait pas qu'elles pouvaient mener jusqu'au meurtre.

Ne découvrant pas le moindre intérêt pour le service, elle allait passer au dossier suivant quand dans un sursaut de curiosité, elle eut envie de savoir à quoi ressemblait l'homme assassiné sans bandeau sur les yeux. Par un clic de souris, elle afficha une photo d'identité de Pierre Péchant. Le cliché était en noir et blanc. L'homme avait un visage quelconque sans signe particulier, pourtant Sacha avait l'impression de le connaitre. Elle fit vainement appel à sa mémoire.

Le problème était qu'elle ne savait pas s'il s'agissait d'une simple illusion comme cela arrive parfois, ou si réellement c'était quelqu'un qu'elle avait rencontré dans sa vie professionnelle, dans sa vie privée ou tout simplement sur une photo. Elle observa attentivement l'écran. Elle en était maintenant certaine, ce visage ne lui était pas étranger.

Elle savait que si elle faisait part à Phil de cette réflexion qui lui occupait l'esprit, il lui répondrait qu'elle avait autre chose à faire que d'enquêter pour les collègues des autres services. Elle décida donc d'en parler d'abord à Raymonde. La documentaliste serait d'un bon conseil. Elle imprima la photo, la prit, et partit en direction du bureau cette dernière. Événement non prévu, en chemin, elle croisa Phil qui en revenait.

– Lamartine ! Qu'est ce que tu cherches ? demanda l'inspecteur dont la bonne humeur semblait absente.

– Heu… rien. Seulement Raymonde pour lui demander des renseignements sur une photo.

Phil attrapa la feuille que Sacha tenait à la main.

– C'est une photo de Pierre Péchant, un type qui a été tué au début du mois, expliqua la petite blonde. Je l'ai trouvé dans mes recherches sur les encours des services extérieurs, et son visage ne me parait pas inconnu et...

– Ce n'est pas un type qu'on a dans nos dossiers de disparus ? lança Phil en regardant le cliché agrandi. Il est bien identifié ? On ne le recherche pas ?

– Non… Oui… Non...

Sacha avait du mal à se justifier.

– Alors tu laisses tomber, tonna Phil. On a assez de boulot comme ça. On a autre chose à faire que d'enquêter pour les collègues des autres services !

Et voilà, pensa Sacha, il l'a dit !

La stagiaire retourna penaude dans son bureau bien décidée d'oublier si elle avait ou non un jour croisé le chemin de Pierre Péchant.

24.

Cette fois c'était Pitbull qui avait annoncé sa venue avec la sonnerie.

– Putain, que j'aimerais bien me faire ton gros cul ! avait-il romantiquement clamé en entrant, à la vue du magnifique postérieur exposé.

Puis il était passé du côté visage, et avait présenté sa bite énorme entre les lèvres désormais consentantes. Après s'être fait sucer jusqu'à l'éjaculation, il était reparti satisfait. Déborah était immédiatement allée se rincer la bouche, et revenait pour se coucher et repartir dans ses cogitations quand elle entendit de nouveau le bruit de la clé dans la serrure. Pas de sonnerie et ce n'était, selon elle, pourtant pas l'heure du repas. Elle regarda la porte s'ouvrir et découvrit avec surprise la silhouette de Perlaine.

– Bonjour Déborah, je suis contente de te revoir.

Déborah se précipita dans les bras de la seule qui lui inspirait un peu de sympathie dans ce repaire de brigands, et éclata en sanglots.

– Moi aussi, haleta la prisonnière. Si tu savais ce que j'ai enduré.
– J'imagine parfaitement. Je suis passée par là moi aussi. C'est pour ça que je t'ai dit que ça ne servait à rien de refuser. Ce n'est pas facile, je sais, mais je vois que, heureusement, tu as fini par comprendre. C'est pour ça que je suis là.

Déborah cessa de sangloter et se recula.

– Ça veut dire quoi ?

– Monsieur Clovis pense que tu es prête. Il veut que je te montre ta chambre, que je t'épile, qu'on aille manger et il veut te revoir ensuite. Tiens, voilà des vêtements. Normalement ça devrait t'aller.

Déborah redécouvrit la fameuse tunique à fleurs qu'elle avait refusé de passer l'autre jour. Perlaine lui avait aussi apporté un slip, un soutien-gorge et une paire de ballerines. La grande brune s'habilla. Effectivement tout était à sa taille. Elle ne fut pas mécontente d'abandonner enfin sa nudité qui durait depuis presque une semaine.

Les deux femmes remontèrent des sous-sols et quittèrent le château. Elles traversèrent jusqu'à l'ancien monastère. En retrouvant le soleil, Déborah perçut la sensation étrange mais fausse de recouvrer la liberté. Elle suivit Perlaine jusqu'au deuxième étage du vieux bâtiment.

– Voici ta chambre, annonça Perlaine en ouvrant la porte. C'est à deux pas de la mienne. On pourra se voir quand on ne sera pas avec les clients.

La chambre était la copie conforme de celle de Perlaine. Rien d'étonnant dans un ancien monastère. Déborah entra dans la pièce. La dernière remarque de Perlaine l'avait ramenée à la dure réalité à laquelle elle devrait se confronter avant de pouvoir s'échapper. Elle se décida d'interroger Perlaine.

– Ça se passe comment avec… les clients ?

La petite brune se fit un plaisir de reprendre les explications commencées l'autre jour. À l'entendre, c'était un travail comme un autre, voire même un loisir. Il suffisait d'offrir son corps. Pour le reste, on accompagnait le client en sortie, dans les restaurants, dans des fêtes et on passait du bon temps. À de rares exceptions, ces hommes étaient toujours gentils avec les filles. La durée était très variable pouvant aller d'une nuit à plusieurs semaines.

– En plus c'est presque tout le temps des types avec plein de fric. Tiens, je viens de passer trois jours avec un Russe. Il m'a emmenée sur son yacht à Cannes.

Perlaine était infatigable. Elle s'interrompit seulement pour rappeler à Déborah qu'elle devait l'épiler. Elle alla dans l'alcôve et rapporta une serviette qu'elle étendit sur le lit.

– Déshabille-toi et étends-toi là-dessus. On devrait avoir le temps avant d'aller manger. Tu t'épiles d'habitude ?
– Juste les aisselles et les poils qui dépassent du maillot, avoua Déborah. J'ai la chance d'avoir un système pileux discret qui me fiche la paix sur les bras et sur les jambes. Tu vas m'épiler tout le sexe ?
– Oui, et le tour de l'anus. Ce sont les ordres. Mais n'aie pas peur, ça fait pas mal. Écarte les jambes !

Tout en parlant, la petite brune était retournée chercher l'épilateur dans la petite salle de bains. Elle versa les billes de cire dans la cuve et brancha l'appareil. Dès que la cire fut chaude, elle en prit une noix avec la spatule et badigeonna le pubis de son amie. Un peu troublée, Déborah se laissa ouvrir les cuisses et barbouiller la vulve dans ses plus infimes recoins. Puis après une minute d'attente, Perlaine retira, d'une main experte, la pellicule verdâtre en tirant par coups secs, arrachant grimaces et petits cris à la femme allongée. Elle lui demanda ensuite de s'installer à quatre pattes et de bien présenter son anus. Déborah ne put s'empêcher de faire le rapprochement avec la position qu'elle avait prise plusieurs fois dans sa prison. Elle s'exécuta sans commentaire. Elle sentit la cire chaude lui tiédir la raie des fesses, puis les doigts habiles arracher la couche durcie entrainant avec elle la pilosité du pourtour de l'anus. Perlaine raffina en enlevant à la pince à épiler quelques poils rebelles restants. Elle étala ensuite un peu de crème hydratante, de l'anus au pubis, en passant sa main entre les cuisses écartées. L'opération avait duré moins de dix minutes.

– Regarde-toi dans la glace, et dis-moi si ça te plait !

Déborah se releva et partit vers la salle de bains. Elle se plaça face au miroir et caressa le triangle glabre. Son pubis un peu rougi sous l'effet de l'irritation était d'une douceur extrême. Elle retrouvait son image d'avant la puberté. Troublant.

– Rhabille-toi, maintenant, l'interrompit Perlaine. Il faut aller manger, sans quoi tu vas être en retard à ton rendez-vous de cet après-midi. Je ne voudrais pas que Monsieur Clovis te punisse à cause de moi.

***

Le repas à la grande table s'était déroulé comme l'autre jour, l'hydromel et le GHB en moins. Déborah avait retrouvé la même sympathie de la part des autres adeptes. Elle avait observé les filles présentes et s'était interrogée : étaient elles de simples disciples du Grand Éclaireur ou bien de véritables prostituées comme Perlaine et bientôt elle-même ? Malgré sa curiosité elle n'osa pas le leur demander.

Il fallut ensuite faire vite. Les deux femmes retraversèrent vers le château. Perlaine s'arrêta au portillon de la clôture qui séparait les deux propriétés.

– Tu dois y aller seule. C'est les ordres qu'on m'a donnés. À tout à l'heure, et… fais pas de bêtises.

Déborah continua vers la grande entrée. Pour les bêtises, pas de risque, elle avait compris la leçon ! Elle retrouva sans peine le chemin de la bibliothèque. Elle s'arrêta devant la porte et frappa.

– Entre ! entendit-elle.

La voix, puis la vue du petit moustachu quand elle pénétra dans la pièce lui glacèrent le sang. Déborah fut envahie d'une peur panique en se rappelant les premières gifles reçues ici.

– Revoilà notre chère Déborah, entonna Clovis avec un grand sourire. Viens ! Approche !

– Bonjour Monsieur Clovis, répondit-elle avec un automatisme guidé par la crainte.

– Mais c'est parfait, la complimenta le truand. Je te préfère comme ça plutôt que comme l'autre jour. Alors donc tu es devenue raisonnable ? Nous allons voir ça. Fous-toi à poil ! Vite !

En un instant Déborah fit passer sa tunique par dessus la tête, ôta son soutien-gorge et fit glisser son slip le long de ses jambes jusqu'à ses pieds.

– Encore parfait. Maintenant, les mains sur la tête et les jambes écartées !

Elle s'exécuta. Clovis s'approcha et tourna autour d'elle en l'observant sous tous les angles. On aurait dit un maquignon inspectant à la foire une bête avant de l'acheter. Il posa son regard sur le pubis glabre avant de le toucher de la main droite. Déborah sursauta.

– Belle épilation. Perlaine a fait du bon boulot. Mais n'aie pas peur. Tant que tu obéiras, je ne te ferai pas de mal.

Ça voulait tout dire, au cas où !

Clovis retourna s'asseoir sur un fauteuil. Jolie femme, pensa-t-il en continuant de l'observer. Paulo peut penser ce qu'il veut, elle a de belles formes et est bien proportionnée, elle va plaire. Et en plus une docilité exemplaire après six jours seulement. Il déboutonna son pantalon et interpella sa nouvelle recrue :

– Il paraît que tu suces bien, m'ont dit mes hommes. Je veux m'en rendre compte par moi-même !

Avec la même obéissance que pour le déshabillage, Déborah avança vers Clovis, s'agenouilla et aspira le pénis dans sa bouche. Toujours avec la même angoisse de prendre une gifle redoutable si elle n'obéissait pas, elle s'appliqua à offrir au chef de la bande une fellation zélée. Clovis apprécia.

– Mes compliments, déclara le moustachu. Assieds-toi à côté, maintenant. Perlaine a dû t'expliquer ce que j'attends de toi, mais je vais compléter en te précisant les règles du jeu.

– Je peux me rhabiller ? demanda Déborah.

– Pas tout de suite !

Elle s'assit donc à côté de Clovis.

– Tu vas être louée à des clients respectables à qui tu devras obéir et faire tout ce qu'ils te demandent ! La plupart te diront tu, et toi tu devras leur dire vous, comme avec moi. Si jamais tu désobéissais, je le saurais et tu serais punie. Tu as compris ?

– Oui Monsieur Clovis.

L'homme se leva. Il alla jusqu'à un petit secrétaire, ouvrit le tiroir et en sortit un pistolet. Il revint vers Déborah toujours assise et lui fit face.

– C'est un Beretta 9mm. Tu n'aurais pas en tête l'idée de nous fausser compagnie une fois loin de Castillons ?

Déborah s'affola. Il ne pouvait quand même pas lire dans ses pensées. Le petit moustachu fit glisser l'arme jusqu'au bas du ventre et la glissa entre les cuisses potelées. Il appuya sur la vulve. Déborah grimaça. Il lui faisait mal. Elle sentit le canon froid pénétrer dans son vagin. Les yeux de Clovis devinrent menaçants.

– Tu veux t'échapper, c'est ça ? Tu y as pensé, hein ? Allez, réponds !

– Non pitié, non... Oui j'y ai pensé, c'est vrai.

Clovis appuya alors sur la détente.

25.

Il était dix-neuf heures trente à Bangkok. Kateline venait de regagner son hôtel pour dîner. Elle décida de profiter de la petite demi-heure qu'elle avait devant elle avant de passer à table pour consulter sa boîte aux lettres électronique. L'ordinateur en libre service du hall était disponible. Elle s'installa et se connecta à son serveur de messagerie. Un dizaine de lignes apparurent en gras. Elle les parcourut rapidement en cherchant vainement le nom de Déborah Salvien dans la colonne expéditeur. Pourquoi son amie ne répondait-elle pas à ses messages ? Dès son arrivée en Thaïlande, Kateline lui avait écrit à plusieurs reprises pour prendre des nouvelles de son moral. Depuis, chaque fois qu'elle s'était connectée, elle avait envoyé un petit mot, mais n'avait jamais rien reçu en retour. Elle avait bien tenté de l'appeler sur son portable en tenant compte des cinq heures de décalage horaire, mais elle était toujours tombée sur sa messagerie vocale. Rien d'étonnant les premiers jours car depuis le vol, le téléphone était bloqué. En revanche, au bout de trois semaines, il n'était pas normal que Déborah n'ait pas acquis un nouvel appareil.

Finalement, Kateline se rassura. Peut-être Déborah avait-elle changé de numéro, où tout simplement n'avait-elle pas encore racheté un nouveau téléphone. Kateline décida donc de rejoindre le restaurant en modérant son inquiétude.

26.

Déborah était terrorisée, sûre qu'elle allait mourir. Une mort atroce, l'utérus explosé par la balle du revolver. Pourtant, elle n'entendit qu'un simple clic.

– Ha ! Ha ! Ha ! Ha ! Ha ! ricana Clovis. Le chargeur est vide, mais la prochaine fois je mettrai les balles. En conséquence, je te conseille juste d'oublier tes idées simplistes d'évasion. Quoi que tu fasses, où que tu ailles, je te retrouverai. Donc il ne te reste plus qu'à réétudier la situation à la lumière de ces nouveaux éléments. Une fille intelligente comme toi, tu devrais vite arriver à la bonne conclusion.

– Oui Monsieur Clovis.

Elle était sincère. En quelques secondes, elle avait reconsidérée sa condition de captive. Comment avait-elle pu être aussi naïve en imaginant qu'une fois dehors, elle aurait faussé compagnie au client à qui elle venait d'être louée ? Bien sûr, c'était matériellement possible, de même que se réfugier dans une gendarmerie ou un commissariat. Mais après ? Elle avait complètement négligé cet après. Clovis Xenakis n'était pas né de la dernière pluie. Il avait lui aussi envisagé cette évidente possibilité. Déborah n'était ni la première, ni la dernière à construire un tel projet. Elle sentit le canon du Beretta bouger dans son vagin. Clovis était un homme déterminé. Elle était certaine qu'il ne plaisantait pas.

– Je vous promets que j'obéirai, Monsieur Clovis, et que je ne m'échapperai pas, affirma-t-elle bien fort sans désormais aucune hypocrisie.

– Exactement les paroles que j'attendais. Dernier point : tes nouvelles activités ne regardent personne. Interdiction d'en parler à qui que ce soit.

Clovis retira le Beretta de l'entrejambe, en essuya le canon avec un mouchoir, et le rangea. Il prit acte que Déborah était désormais totalement prête.

– Tu peux te rhabiller, enchaîna Clovis. J'ai confiance en toi. Maintenant, tu es libre de déambuler dans le domaine. Il ne reste plus qu'une formalité : réaliser ton press-book pour que je puisse te présenter. On va le faire tout de suite, parce que j'ai déjà une demande pour toi. Essaye de me trouver Perlaine, j'ai besoin d'elle pour ça.

Le ton de la voix de l'homme à la moustache s'était considérablement adouci. Déborah se sentit soulagée. Elle avait le sentiment d'avoir franchie une nouvelle étape qui étonnamment la libérait, alors que c'était pourtant exactement le contraire. Une chose était certaine, elle avait abandonné toute idée de s'échapper, et bizarrement, elle retrouvait une étonnante sérénité qu'elle n'aurait jamais imaginée dans ces circonstances.

– Vous voulez dire que je dois aller la chercher toute seule ? demanda Déborah.
– Oui, c'est ça. Trouve la et reviens ici avec elle !
– J'y vais, Monsieur Clovis, confirma Déborah encore sous la surprise d'être autorisée à déambuler sans surveillance.

Elle termina de se rhabiller et sortit de la bibliothèque.

***

Après l'avoir cherchée dans sa chambre et à la ferme, Déborah trouva Perlaine dans un recoin de la grange en grande conversation avec une fille rousse qui riait. À son approche, la rouquine s'écarta.

– Désolée de vous interrompre, annonça Déborah, mais Monsieur Clovis veut que tu viennes.

L'interlocutrice de Perlaine perdit son apparente jovialité et partit vers le monastère sans prononcer un mot. Incroyable, la crainte que suscitait la simple évocation de Clovis ! En revanche Perlaine remarqua l'air détendu de Déborah.

– Je te suis. On dirait que ça va de mieux en mieux, toi.
– Oui. Je commence à croire que c'est toi qui as raison. Je viens de positiver un peu ma situation. De toute façon, je n'avais pas d'autre choix. La rousse avec qui tu parlais, c'est une fille… comme nous ?
– Non, répondit Perlaine. C'est une adepte, comme toutes les autres que tu vois aujourd'hui. On est les seules ici en ce moment à appartenir à Monsieur Clovis.
– On est beaucoup à appartenir à Monsieur Clovis comme tu dis ?

– Ça je n'en sais rien. Mais évite ce genre de questions et évite aussi de parler de ce qu'on fait, ici et encore plus à l'extérieur. Moins on parle de tout ça, mieux on se porte.

– D'accord ! Monsieur Clovis m'a déjà fait la leçon, répliqua Déborah. Pourtant toi, tu m'en as pas mal raconté depuis que je suis arrivée.

– Ce n'est pas pareil, c'était les ordres de Monsieur Clovis pour t'expliquer. Considère que tout est secret. Je ne voudrais pas qu'il t'arrive quelque chose.

– Tu penses à quoi en me disant ça ? demanda Déborah intriguée.

– À rien. Allez, dépêchons-nous ! Monsieur Clovis n'aime pas attendre.

***

Dans une pièce attenante à la bibliothèque, Déborah prenait différentes poses suggestives face à l'objectif de l'appareil photo de Barnabé. Elle avait revêtue une robe de soirée avec un grand décolleté qui, associé au soutien-gorge pigeonnant, mettait sa poitrine en valeur. Elle affichait un sourire commandé, sans trop toutefois se forcer. Le mitraillage dura une dizaine de minutes, puis Clovis ordonna :

– En sous-vêtements maintenant !

Une nouvelle série de clichés s'en suivit.

– Complètement à poil et on en aura terminé !

Déborah se surprit de pouvoir se dénuder entièrement devant Clovis et Barnabé sans ressentir la honte du premier jour. À croire que ses pénibles épreuves de la semaine l'avaient libérée de ses complexes. Outre la pudeur disparue, elle n'éprouvait pas ce sentiment habituel de maudire les formes arrondies de son corps. C'était tout de même une thérapie chère payée.

Clovis se montra très directif pour les postures à prendre. De nombreuses étaient impudiques et à caractère pornographique. À la consultation du press-book, il était évident que le client potentiel connaîtrait Déborah sous tous les angles, au propre comme au figuré. C'était d'ailleurs impératif. La plupart du temps, les filles, encore occupées, n'étaient pas disponibles pour rencontrer le futur client. Le choix se faisait alors sur catalogue. Le press-book devait donc être le plus complet possible.

Lors d'une position où Déborah devait ouvrir ses cuisses et écarter de ses mains ses lèvres vulvaires, Clovis remarqua l'état grandissant de l'excitation de Barnabé. Il en plaisanta.

– Tu aimerais bien y fourrer ta bite encore une fois, hein Barnabé ? Malheureusement, c'est fini pour toi, tu n'es pas assez riche pour te payer cette putain.

Pour la première fois, Déborah s'entendit appeler putain. Cela lui provoqua un haut le cœur qui interrompit momentanément sa sérénité retrouvée. Clovis n'avait pas prononcé le mot à l'improviste. Même si la situation de la fille était sans équivoque, il savait que ce genre de paroles enfonçait le clou. Elle devait s'imprégner de ce statut, le banaliser avant de rencontrer son premier client. Le calcul était habile. C'est vrai, je vais devenir une putain, songea Déborah en prenant la nouvelle pose que lui demandait son souteneur.

Lorsque le proxénète estima le nombre de photos suffisant, il ordonna à Perlaine de prendre les mesures de Déborah sous toutes les coutures afin de compléter la longue liste de la fiche déjà partiellement renseignée grâce aux informations collectées par Jean Redoux. Déborah était toujours nue et se tenait droite devant l'assistance. Munie d'un mètre de couturière, Perlaine la mesura en de nombreux endroits. Outre la taille, confirmée à un mètre soixante-dix et le tour de poitrine, s'ajoutèrent, les tours de ventre, de hanches, de cuisses, la longueur des mamelons et bien d'autres relevés, comme la hauteur des fesses, dont Déborah s'interrogea de l'intérêt qu'ils pouvaient avoir pour les clients. Puis, Perlaine emmena Déborah vers le pèse-personne posé dans un coin de la pièce.

– Soixante-huit kilos, annonça la jeune femme.

En entendant l'information Déborah se réjouit d'avoir perdu deux kilos pendant les dures épreuves qu'elle avait subies. Satisfaction toute relative, mais bien réelle, pour elle qui n'obtenait jamais aucun résultat aussi rapide avec les régimes.

Lorsque la pseudo-visite médicale fût terminée, Clovis distribua ses ordres :

– Barnabé, va me tirer les photos, tout de suite ! Toi Perlaine, prépare-toi ! Un client passe te prendre à six heures. Quant à toi, Déborah tu partiras après-demain si ton press-book arrive à convaincre quelqu'un que je vois demain. En attendant, va te reposer dans ta chambre et ne sors que pour les repas !

27.

Malgré la fenêtre ouverte, la température dans le petit studio dans la banlieue de Valence ne baissait pas. Les façades des immeubles diffusaient la chaleur emmagasinée pendant la journée. Depuis qu'elle s'était couchée vers vingt-deux heures Sacha avait dormi par intermittence. Elle avait repoussé le drap à ses pieds pour avoir moins chaud. Malgré cela, vers minuit, elle avait dû quitter le haut de son pyjama-short dont elle ne pouvait plus supporter la moiteur. Il lui semblait qu'elle avait tout de même dormi un peu. La canicule n'était pas la seule responsable de l'insomnie de Sacha. Depuis l'après-midi, la petite stagiaire blonde n'avait pas eu de cesse de fouiller dans sa mémoire pour retrouver quand et où, elle aurait pu apercevoir Pierre Péchant. Elle avait méthodiquement parcouru visuellement tous les épisodes de sa vie, des réunions de famille, ses années lycée jusqu'à l'école de police, en passant par les sorties entre copains et les relations des relations. Mais la photo d'identité de Pierre Péchant ne trouvait pas de correspondance dans ses souvenirs.

Il était maintenant cinq heures du matin. Cette fois Sacha Lamartine fut réveillée par la soif. Elle se leva pour boire. La lumière du jour naissant envahissait déjà l'appartement. Pieds nus, juste vêtue de son short, elle se dirigea vers l'évier où elle but au robinet. L'eau gicla sur sa poitrine nue et la fit frémir, puis l'ayant rafraîchie, elle lui donna l'idée de prendre une douche.

Une fois dans la cabine, elle s'aspergea à l'eau tiède, puis bascula progressivement le mitigeur sur le froid. Elle dirigea le pommeau sur ses seins menus. Lorsque les premiers frissons furent passés, la sensation devint agréable. Complètement obsédée par sa recherche, Sacha continuait à explorer ses souvenirs. Elle en était à sa nomination à Valence, l'enquête sur la disparition de Véronique Pajot, les interrogatoires de Melba et de Perdikian, quand soudain elle eut un flash. L'espace d'un instant, une seconde image de Pierre Péchant apparut dans sa tête. Était-ce l'eau froide qui lui avait débloqué le cerveau ? Mais pourquoi, n'y avait-elle pas pensé plus tôt ?

Cinq heures et demie. Pas question de se recoucher ! Sacha voulait en avoir le cœur net, le plus rapidement possible. Le bureau n'ouvrait officiellement ses portes qu'à sept heures, mais les femmes de ménages intervenaient plus tôt. Avec un peu de chance, elle pourrait s'introduire dans les locaux par l'entrée de service. De toute façon, la petite blonde était incapable de patienter. Elle se fit un café, l'avala d'un trait et s'empressa de s'habiller. Dix minutes plus tard, la Mini Cooper noire aux bandes blanches filait en direction du centre-ville.

∗∗∗

La porte de derrière était fermée, mais Sacha tambourina jusqu'à ce qu'une femme de ménage intriguée par le bruit, vînt ouvrir. Sacha présenta sa carte tricolore, et se rua dans les escaliers sous le regard ahuri de l'employée. Une fois dans son bureau, elle alluma l'ordinateur, pianota sur le clavier. L'image qu'elle cherchait apparut. Elle partagea l'écran en deux et afficha la photo d'identité dans la seconde fenêtre. Aucun doute n'était permis ! Sacha afficha un large sourire triomphateur.

28.

Le Restaurant du Golfe était situé sur les hauteurs de Grimaud et dominait, conformément à son nom, le golfe de Saint-Tropez. Il était midi. Installé en terrasse, Gérald Deparissière analysait les cours de la bourse sur son journal. L'homme aux cheveux poivre et sel, bientôt quinquagénaire, était arrivé en avance. Il aimait beaucoup ce restaurant avec cette vue magnifique sur la Méditerranée. Il y avait souvent traité des affaires. Le cadre était propice à la décontraction, ce qui permettait parfois de dénouer des situations délicates. Par discrétion, Gérald Deparissière avait choisi une table à l'écart des autres sous les bougainvilliers. La brise marine qui circulait sur la terrasse faisait oublier la chaleur excessive des derniers jours. De retour de Francfort où il venait de signer un superbe contrat, Gérald Deparissière était bien décidé à souffler un peu. Il devrait repartir en voyage d'affaires sous une quinzaine, mais en attendant, il allait oublier son business. Le rendez-vous d'aujourd'hui allait dans ce sens. Il espérait seulement que celui qu'il attendait avait bien pris en compte sa demande.

Gérald Deparissière ne connaissait pas le montant exact de sa fortune que le coût exorbitant de deux divorces avait à peine écornée. Même s'il était capable de dépenser sans compter, il n'en était pas moins parfois amateur de choses simples. Il aimait tout autant marcher à pied le long du sentier du littoral de la presqu'île de Saint-Tropez que de se rendre à la plage de La Voile Rouge en hélicoptère. Gérald, qui aimait les femmes, n'avait aucune difficulté pour les attirer avec son physique sportif et ses beaux yeux bleus. Il avait quarante-neuf ans, il était riche et séduisant. Inutile de dire qu'après son dernier divorce, une nuée de prétendantes, jeunes et moins jeunes, s'était précipitée pour tenter de profiter de l'homme et de sa fortune. Le presque quinqua n'était pas dupe et cette hypocrisie avait fini par lui peser. Désormais, c'était lui qui décidait quand il voulait une femme et il la choisissait !

Clovis Xenakis avait pris la Mercedes plus propice au trajet autoroutier que les autres voitures de Castillons. Il se serait bien dispensé de cet aller-retour dans la journée, mais les quelques milliers d'euros qu'il comptait bien empocher, valaient largement les sept cents kilomètres à avaler pour ce voyage éclair. Il se gara sur le parking et regarda sa montre. Il avait craint d'être en retard, ce qui l'aurait ennuyé. Sa mallette à la main, il se rendit directement sur la terrasse sans passer par l'intérieur du restaurant. Clovis commençait à connaître les lieux car c'était la troisième fois qu'il avait rendez-vous ici. Il aperçut Deparissière et se dirigea vers lui.

– Bonjour Gérald, dit-il en lui tendant la main. Comment allez-vous ? Je ne suis pas en retard au moins.
– Je vais bien, merci. Soyez rassuré, vous êtes pile à l'heure. Un verre de champagne pour commencer ?
– Avec plaisir.
– J'avais hâte de vous voir, reprit Gérald. Alors vous avez pu me trouver ce que je vous ai demandé ?

Clovis sourit en découvrant l'impatience de son client. Cela faisait maintenant plus de deux ans que Gérald avait recours à ses services, et il l'avait toujours satisfait depuis que le milliardaire avait décidé de passer par lui pour trouver des partenaires.

– Oui, répondit Clovis en ouvrant sa mallette. Celle que je vous propose s'appelle Déborah et elle est disponible.
– N'oubliez pas ce que je vous ai dit la dernière fois : mes désirs évoluent. Je veux changer des jolis petits bouts que j'avais l'habitude de vous réserver, qui étaient parfaites mais dont je me lasse, et….

Il s'interrompit à l'arrivée du serveur qui repartit avec la commande de champagne. Clovis sortit un gros classeur de sa mallette, le posa sur la table, l'ouvrit et le tourna du côté de Deparissière.

– Je vous présente Déborah, annonça Clovis.

Sur la première page apparaissait Déborah souriante, vêtue de sa robe de soirée. La légende mentionnait le seul prénom, l'âge, la taille, le poids et le tour de poitrine.

– Intéressant, laissa échapper Gérald.

Le serveur apporta le champagne. Les deux hommes trinquèrent, et Gérald feuilleta le classeur avec un regard attentif. Clovis se taisait, il cherchait à capter une réaction du visage de son client au fil des pages. Gérald arriva aux photos nues. Il marqua une pause.

– Belle femme, commenta-t-il. Quel âge déjà ? Trente-huit ? Exactement ce que j'imaginais. Vous avez bien compris mes désirs, mon cher Clovis. Côté fesses et côté seins, ça devrait me changer. Mais je ne voudrais quand même pas tomber dans l'excès.

Cette dernière phrase troubla un instant Clovis. Il ne faudrait pas que l'affaire capote, pensa le proxénète, parce que Déborah avait un trop gros cul.

– Non, je plaisantais, rectifia Gérald. Rien à redire. Elle est superbe.

Clovis souffla intérieurement. Les pages tournèrent lentement jusqu'à celle où Déborah était allongée sur la moquette, face contre sol, la jambe gauche tendue et la droite repliée à l'excès. Cette position avait l'avantage d'exhiber de derrière toute son intimité épilée. Elle mettait aussi les fesses en valeur, un peu trop peut-être, au risque de justifier la dernière remarque formulée. Gérald observa longuement la photo, puis fini par annoncer :

– Elle est magnifique avec son gros cul. Je la prends ! J'envoie William la chercher demain.

29.

Sacha rongeait son frein. Au café d'en face, elle venait d'engouffrer un sandwich à une vitesse à faire bondir un nutritionniste. Il était quatorze heures et Phil n'était toujours pas arrivé. Dés qu'elle eût trouvé la clé de l'énigme, sa première préoccupation fut de mettre son chef au courant de sa découverte. Malheureusement, elle avait appris qu'il était en rendez-vous à Lyon avec ses supérieurs pour toute la matinée. Elle avait un instant pensé l'appeler sur son portable, mais s'était abstenue, ne connaissant pas l'importance de sa réunion. Elle avait alors occupé sa matinée à faire les cents pas, revoir les photos sur l'ordinateur et aller régulièrement dans le bureau de son hiérarchique pour vérifier s'il était toujours vide.

Soudain, elle entendit une porte claquer. Elle reconnut immédiatement la silhouette dans l'escalier. Elle se précipita à sa rencontre.

– Phil ! Venez-voir ! Vite ! avait-elle crié.
– Holà ! Doucement Lamartine. Qu'est ce qu'il t'arrive pour être excitée comme ça !
– Venez voir sur mon ordi, s'exclama la petite stagiaire. J'ai un nouvel élément dans l'affaire Véronique Pajot !

Surpris de trouver sa stagiaire dans cet état d'excitation, Phil ne chercha pas davantage, il la suivit jusqu'à son bureau. Quand, fière de sa découverte, elle lui montra l'ordinateur, il comprit immédiatement.

– Putain ! jura-t-il. Lamartine, tu viens de décrocher le pompon !

Sur la seconde moitié de l'écran, s'affichait la photo de Véronique Pajot qui appuyait sa tête contre l'épaule d'un inconnu. Mais depuis ce matin, grâce à Sacha Lamartine, nouvelle stagiaire au SRP, l'homme que Véronique serrait de si près était identifié : il s'appelait Pierre Péchant et avait été assassiné au début du mois.

Immédiatement, Phil entraîna sa stagiaire dans son bureau et sortit le dossier papier de Véronique Pajot. Une demi-heure plus tard, guidée par Sacha, ils épluchaient sur l'écran, les informations de base qui concernaient Pierre Péchant et auxquelles ils avaient accès.
Pierre Péchant, célibataire, aurait eu trente-sept ans le mois prochain. Il avait eu un début d'enfance difficile. Ses parents le battaient, et ils s'étaient vus retirer sa garde. Pierre Péchant avait alors été placé dans une famille d'accueil. Scolarité sans histoire, plutôt réussie, avant de tremper dans des affaires louches à l'âge adulte. Petit consommateur d'héroïne, il s'était mis à trafiquer d'abord pour ses besoins personnels, puis pour gagner de l'argent. Jamais arrêté, il semblait avoir réussi son juteux commerce. Son train de vie était là pour en témoigner.

– Je vais tout de suite demander le dossier complet, lança Phil. J'espère qu'on y verra plus clair.

30.

Déborah revoyait mentalement Histoire d'O avec toutefois quelques variantes. La voiture, le chauffeur, puis le trajet, l'arrivée devant la propriété protégée par un très haut mur, l'immense portail s'ouvrant sur le parc et la découverte de la luxueuse villa. Bien qu'elle l'eût trouvé surréaliste, la jeune femme avait beaucoup aimé l'histoire et visionné plusieurs fois le DVD de ce symbole des années soixante-dix. Une différence d'importance toutefois : dans le film la femme s'appelait Pauline, alors qu'aujourd'hui elle se prénommait Déborah !

Déborah avait quitté Castillons de bon matin quand le chauffeur était venu la chercher. Vêtue d'une robe transparente, elle était montée dans la limousine aux vitres fumées. Dessous, elle portait un string et un soutien-gorge des plus provocants, le premier ne masquant presque rien et s'égarant dans la raie des fesses, et le second se révélant provocateur par la façon dont il remontait impudiquement les deux gros organes mammaires. Hier soir, Paulo lui avait remis une valisette contenant d'autres vêtements plus classiques. Déborah ne savait pas qui s'était chargé de lui trouver ces habits, tous à la bonne taille, mais elle partait avec un équipement conforme à un voyage de quinze jours. C'était la durée que Clovis lui avait annoncée hier soir.

La limousine prit l'autoroute en direction du sud. Curieuse, Déborah tapota à la vitre qui la séparait des places avant. Elle entendit aussitôt un petit grésillement venant du plafond. La voix du chauffeur se fit entendre par le haut-parleur.

– Que désirez-vous, Madame ?
– Où m'emmenez-vous ? demanda Déborah.
– Je suis désolé, Madame, je ne suis pas autorisé à vous le dire, répondit poliment William. Si vous avez soif, il y a un frigo juste à côté de vous, sur votre gauche, n'hésitez pas à vous servir.

Déborah avait posé une question incongrue. Elle se promit de réfléchir avant d'en formuler une autre. Elle se rappela les consignes. Pas de curiosité. Obéir, seulement obéir. Cette anecdote lui servirait de leçon, en espérant que le chauffeur ne jouerait pas les dénonciateurs.
Finalement, elle avait eu sa réponse trois heures plus tard en arrivant sur la Côte d'Azur. Proche de Saint-Tropez, la limousine avait pris une petite route sinueuse au milieu des chênes et des pins pour terminer son voyage dans l'enceinte de cette villa dont le portail venait de se refermer.

William stoppa et vint ouvrir la portière arrière. Il pria Déborah de le suivre, en lui demandant de laisser sa valisette dont il se chargerait lui-même. Il la fit pénétrer dans la villa, traverser un grand couloir et ressortir sur une immense terrasse qui donnait sur une piscine et dominait tout le Golfe de Saint-Tropez.

– Bienvenue à La Pinède, Déborah ! l'accueillit Gérald en se levant de son transat. Je sais, ce n'est pas très original, mais c'est le nom de l'endroit. As-tu fais bon voyage ?

– Oui, Monsieur, je vous remercie ? répondit Déborah, respectant les consignes à la lettre.

– Je vois qu'on t'a bien enseigné les règles, c'est parfait. Mais ne m'appelle pas Monsieur. Je préfère Gérald.

– Oui, d'accord. Comme vous voudrez... Gérald.

Il souriait, elle lui rendit son sourire. Ses peurs s'estompèrent. Depuis hier, elle avait imaginé un homme comme Clovis ou Paulo qui l'attendrait et la violerait dès son arrivée. Elle était agréablement surprise de trouver un homme affable qui ne lui avait pas sauté dessus dès qu'il l'avait vue. Gérald était vêtu d'un peignoir de bain. Déborah remarqua qu'il avait les cheveux mouillés, signe qu'il devait juste sortir de la piscine.

Gérald s'approcha d'elle, lui prit les mains dans les siennes et les écarta en la dévisageant de la tête aux pieds. Son regard marqua une halte sur la poitrine provocante.

– Tu es magnifique, Déborah ! Encore mieux que les photos de ton press-book !

31.

Les choses n'avaient pas traînés. L'inspecteur Perdikian avait eu l'autorisation de la Brigade Criminelle d'enquêter sur le meurtre de Pierre Péchant en raison du lien avec Véronique Pajot. Il avait maintenant accès à toutes les pièces du dossier. Les copies des rapports, les photos et les coupures de presse étaient étalées sur son bureau. Sacha Lamartine tentait vainement d'opérer un rangement dans tous ces documents que son chef semblait prendre plaisir à bouleverser. Philippe Perdikian était comme ça, il lui fallait le fouillis pour réfléchir. Il prenait une photo, la scrutait, puis la rejetait sur le bureau avant d'attraper le rapport suivant et de l'étudier. Il réfléchissait à haute voix, utilisant sa stagiaire en faire-valoir.

– Bon, résumons-nous Lamartine. Péchant était sûrement le petit ami de Véronique Pajot, voire plus. La photo paraît récente. On peut penser qu'elle a été prise peu de temps avant la disparition de Véronique Pajot. Avant sa mort, le dénommé Péchant avait été repéré plusieurs fois par la brigade des stups. Selon eux, il dealait mais ils n'avaient jamais pu le coincer. À part ça notre homme avait quelques loisirs SM.

– SM ? coupa Sacha interrogative.

– Sadomasochisme. J'oubliais que tu étais une oie blanche, reprit Phil en riant. Habillé en cuir, attaché, fouetté… Tu vois ce que c'est le SM ? J'aurais dû t'avoir en stage quand j'étais à la BRP. Tu aurais appris plein de choses sur le SM.

Sacha se sentit vexée. Phil la prenait vraiment pour une ingénue. Bien sûr qu'elle connaissait le sadomasochisme. Elle n'avait simplement pas eu le réflexe pour l'abréviation. À vingt-cinq ans, elle avait quand même un minimum de culture sexuelle, et elle avait aussi eu quelques expériences de libertinage plus ou moins réussies. Cependant elle n'avait jamais pratiqué le SM. Elle se dispensa toutefois de réagir et laissa son chef poursuivre.

– Nos collègues pensent que son meurtrier est à chercher dans ce petit monde. Les attaches, la croix de Saint-André, ce n'était pas une mise en scène. En tout cas, sa mort n'est pas non plus le résultat d'une séance de fouet qui aurait mal tourné. Quand tu vois la poitrine entaillée et la carotide tranchée, il y avait bien une volonté délibérée de le tuer.

– Pour les entailles, est-ce que ça ne pourrait pas être celui qui voulait lui faire subir une punition excessive, et qui, emporté par sa pulsion, aurait commis l'irréparable ? proposa Sacha qui voulait bien montrer que cet univers ne lui était pas complètement inconnu.

– Un meurtre non prémédité ? réagit Phil. Non, j'ai du mal à y croire. Les collègues qui ont ouvert l'enquête optent bien pour la préméditation. L'assassin avait bien préparé son coup : le SMS pour que Péchant se mette lui-même en situation vulnérable.

N'oublie pas que, à en croire le message qu'il a reçu peu de temps avant de mourir, c'est lui qui, sur ordre, s'est attaché. Son meurtrier à juste eu à venir donner le coup de couteau au bon endroit. Il l'a quand même un peu fait souffrir avant.

– Vous en avez su plus sur la fameuse Erika ? continua Sacha.

– Oui, Anaïs Forclaz, dite Maîtresse Erika. Une dominatrice reconnue dans ce milieu. Elle collectionne les soumis. Pierre Péchant était l'un d'eux, pas depuis très longtemps. C'est la principale suspecte, mais elle a un alibi. Elle était à cinq cents kilomètres le jour du meurtre avec des témoins. Mais le faux-témoignage, ça existe parfois. Alors elle reste dans la liste. Mais, inutile de recommencer avec elle un interrogatoire, type Melba, on n'apprendra rien de nouveau. Elle a quand même été mise sur écoute, on ne sait jamais. Faut pas non plus négliger les autres pistes ! N'oublie pas que Péchant était un petit dealer et que je suis toujours convaincu que Clovis trempe dans la drogue. Et dans ce cas, ça nous ferait un lien de plus avec Véronique.

– Vous faites vraiment une fixation sur Clovis, chef !

– Oui, tu n'as pas tort, Lamartine. C'est une vieille histoire d'amour entre lui et moi, plaisanta Phil. Bon, de toute façon, on cherche dans toutes les directions, aussi bien Maîtresse Erika que Clovis et bien d'autres. Il faut qu'on arrive à trouver ce que Véronique Pajot faisait avec Pierre Péchant !

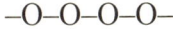

Avec Gerald

32.

Déborah entamait sa douzième longueur quand Gérald l'appela. Chaque fois qu'elle le pouvait, elle nageait en se fixant un objectif de nombre d'allers-retours. La piscine était à sa disposition avec pour seule contrainte, ne pas mettre de maillot.

– Sors ! J'ai envie de toi !

L'ordre était clair.

Depuis qu'elle était arrivée à La Pinède, Déborah était choyée. Gérald avait beaucoup d'égard pour elle. Elle l'accompagnait partout, chez ses amis, dans ses promenades ainsi qu'au restaurant pour varier des diners en tête à tête préparés par William. Le milliardaire savait choisir ses adresses. Déborah, de nature gourmande, se régalait. Un peu trop, d'ailleurs car le pèse-personne de la salle de bains l'avait informée qu'en à peine huit jours, elle avait reprit les deux kilos perdus la semaine précédente. L'aiguille avait même une fâcheuse tendance à vouloir se rapprocher de la graduation suivante.

Dans ce petit paradis, Déborah n'avait qu'une seule obligation : être toujours disponible pour satisfaire les désirs sexuels de Gérald. Voilà pourquoi, obéissante elle cessa ses longueurs de bassin à peine à la moitié de l'objectif qu'elle s'était fixé. Elle nagea jusqu'à l'échelle, et saisissant la rampe à deux mains, s'extirpa de l'eau avec empressement, offrant à Gérald le spectacle de son corps ruisselant. Elle attrapa sa serviette, se sécha rapidement et se dirigea vers celui qui l'avait appelé. Elle allait lui donner du plaisir et elle en était contente. Elle ne ressentait pas cette contrainte qu'aurait pourtant pu lui imposer son état. Au contraire, elle appréciait Gérald et aimait le satisfaire.

Gérald était assis sous le parasol à côté de la table de jardin qui croulait sous la paperasse. Il s'était accordé quelques jours de vacances mais n'en délaissait pas moins ses dossiers en cours. Il était nu lui aussi. Il sirotait avec sa paille le cocktail que William lui avait apporté. Il regarda venir Déborah. Il savourait chaque jour davantage, ce corps majestueux qui respirait la santé. Il en appréciait les formes arrondies. Il fixa du regard la monumentale poitrine qui se rapprochait. Était-ce réalité ou fantasme de sa part, mais il trouvait les deux gros seins plus gonflés et plus lourds que d'habitude, ce qui n'était pas pour lui déplaire. C'était d'ailleurs en pensant à eux que son excitation était apparue et l'avait sorti de ses dossiers. Quand Déborah arriva à quelques mètres de lui, il fit pivoter la chaise et écarta les cuisses.

– J'ai besoin d'une fellation comme tu sais si bien les faire !

Déborah s'agenouilla entre les cuisses ouvertes et s'apprêta à enfourner le pénis dont l'érection ne démentait nullement l'excitation de son propriétaire.

– Attends un peu ! l'interrompit Gérald. Laisse-moi d'abord continuer d'apprécier ta superbe poitrine !

Il prit les deux seins, un dans chaque main, et les soupesa à la manière de quelqu'un qui voudrait estimer ou comparer deux charges.

– Je trouve qu'ils profitent du climat, plaisanta-t-il. Ils me paraissent plus gros qu'à leur arrivée.
– C'est que j'ai repris…un peu de poids, avoua Déborah. Je suis désolée, excusez-moi.

Gérald avait vu juste. Déborah avait remarqué, elle aussi, que les kilos repris avaient investi en priorité ses seins et ses fesses. Renouant avec ses complexes, elle n'avait rien trouvé d'autre que de s'excuser pour conclure ses propos et ne pas avouer que son poids flirtait avec les soixante-et-onze kilos selon le verdict de la balance ce matin.

– Sûrement pas, la contredit Gérald. Tu n'as pas à être désolée.
Les formes arrondies sont souvent un fantasme masculin que les
femmes ont parfois du mal à comprendre. Ne change rien ! Bon !
Allez, vas-y maintenant ! Je ne peux plus tenir.

Sur cet ordre, Déborah emplit sa bouche du sexe gonflé et
s'appliqua à le pomper. Gérald se laissa emporter vers le plaisir.
Quoi de plus merveilleux que d'admirer le panorama du Golfe de
Saint-Tropez assis sur un fauteuil tout en malaxant à pleines
mains les formes débordantes de celle occupée à mettre toute son
ardeur à vous sucer !

Cet épisode illustrait parfaitement l'accoutumance grandissante
de Déborah à sa nouvelle existence. Bien sûr, la personnalité de
Gérald l'y aidait, et elle se demandait parfois si elle ferait preuve
de la même spontanéité avec les clients suivants. Mais elle n'était
pas loin de rejoindre les théories énoncées par Perlaine. Elle les
avait trouvées révoltantes en les entendant la première fois, alors
qu'aujourd'hui elle commençait à les accepter. Quelle différence
entre se faire entretenir par un homme comme Gérald et ma
situation actuelle, pensait Déborah ? La durée ? Évidemment non.
Ses expériences ratées avec ses anciens petits amis en
témoignaient. Le fait d'être louée ? Au moins les choses étaient
sans équivoque, et puis pas de risque de tomber amoureuse et de
se faire avoir encore une fois. Finalement Déborah acceptait de
mieux en mieux son état de prostituée de luxe, terme dont elle se
qualifiait sans hypocrisie. Ainsi les choses étaient claires et elle
ne se mentait pas à elle-même.
Finalement, elle en arrivait à moins détester Clovis et avait
abandonné provisoirement ses envies de retour à la liberté, ce qui
lui simplifiait bien la vie et lui évitait de trop réfléchir.

Cet élan d'optimisme se comprenait aisément : la contrainte
sexuelle n'en était plus une. Déborah appréciait faire l'amour
avec Gérald, quand bien même l'acte était-il sur ordre. Le plaisir
restait toutefois limité, Déborah n'ayant aucun orgasme durant
ces rapports. Il ne fallait tout de même pas trop demander. La
seconde raison de cette disposition d'esprit qui inclinait Déborah
à prendre les choses du bon côté était la vie de rêve que lui offrait

Gérald : Les sorties dans les restaurants les plus huppés de Saint-Tropez, parmi lesquels le Byblos ou la Voile Rouge, les balades en mer sur son bateau avec mouillage dans des criques paradisiaques, et dernièrement une séance de balnéothérapie. Parmi les soins dispensés, Déborah apprécia particulièrement le massage d'un certain Christophe que Gérald semblait connaître. Des ses mains expertes, l'homme à la carrure d'athlète la relaxa comme jamais elle ne l'avait été. Dans sa totale nudité, détendue par les huiles essentielles, elle s'abandonna. Le massage, auquel Gérald avait tenu à assister, dura près d'une heure. D'abord couchée sur le ventre, Déborah en perçut les bienfaits sur ses épaules, ses reins, ses fesses et ses jambes. Puis lorsqu'elle fût retournée et allongée sur le dos, Déborah sentit plusieurs fois les doigts de Christophe effleurer son sexe quand ils quittaient son ventre pour passer aux cuisses. Geste trop précis pour être involontaire et qui provoqua un début d'excitation chez la jeune femme. Sa respiration s'accéléra. Malgré son état d'abandon, elle chercha à masquer son émoi, sans être sûre d'y réussir. À la fin de la séance quand elle se rhabilla, elle vit Gérald chuchoter à l'oreille de Christophe. Celui-ci acquiesça d'un hochement de tête et murmura quelques mots à son tour. Déborah aurait voulu connaître les commentaires la concernant certainement, mais respectueuse des consignes que lui imposait sa condition, elle s'abstint de s'immiscer dans la conversation. Elle était largement satisfaite de ce merveilleux cadeau que lui avait offert Gérald.

Le lendemain à La Pinède, alors qu'elle effectuait ses longueurs de bassin quotidiennes, elle vit arriver William vers la piscine.

– Monsieur Gérald souhaite vous voir tout de suite Mademoiselle Déborah, lui annonça le domestique. Si vous voulez bien me suivre.

Une nouvelle envie subite de faire l'amour, pensa Déborah en souriant intérieurement. Elle agrippa immédiatement l'échelle et sortit de la piscine. Elle se sécha rapidement et emboita le pas à William sans faire cas de sa nudité. Aucune raison de la voiler, car le domestique voyait Déborah nue régulièrement et il possédait une incroyable maîtrise de lui-même au point de ne jamais laisser apparaître la moindre surprise, ni le moindre trouble à la vue de l'étalage de chair de la pensionnaire de son patron.

William l'entraina jusqu'à la salle de musculation de la villa. Elle fut surprise d'y trouver Christophe, le kiné de la veille, qui dépliait une table de massage. Déborah eut un réflexe de pudeur pour cacher de ses mains son sexe épilé.

– Tu peux t'abstenir, lança Gérald, Christophe t'a vu hier sous tous les angles.

C'est vrai, se dit-elle idiote, en retirant ses mains. Que peuvent-ils bien me vouloir tous les deux, pensa-t-elle ? Toutes les hypothèses traversèrent son esprit.

– Christophe va poursuivre ton massage d'hier, continua Gérald. Allonge-toi !

Déborah obtempéra en montant sur la table et en s'allongeant sur le ventre. Christophe s'enduisit les mains de crème, et les frotta ensemble. Puis il commença à masser Déborah. Après un rapide parcours du dos et des jambes, il se focalisa sur les fesses charnues.

– Il y a du volume, plaisanta Gérald qui appréciait énormément de voir les chairs des grosses fesses tressauter sous l'effet du malaxage.

Christophe sourit tandis que Déborah ne goutait guère ce genre de sous-entendu. Elle n'eut pas le loisir de réfléchir davantage car elle fut surprise de sentir les doigts inquisiteurs se glisser dans l'entrejambe et lui frotter la vulve. Elle sursauta et resserra instinctivement les cuisses.

– Interdiction de bouger ! ordonna Gérald. Rouvre tes jambes !

Remise de son trouble, et attentive à l'ordre, Déborah réécarta les cuisses et laissa la main furtive s'égarer dans son intimité.

Puis Christophe reprit le cours du massage. Quelques minutes plus tard, il réédita son geste. Cette fois Déborah se laissa faire, d'autant que l'effet de surprise passé, ce n'était pas désagréable.

– Si vous voulez bien vous retourner et vous allonger sur le dos, proposa Christophe.

Ce fut chose faite. Les doigts experts reprirent leur balai côté face. Déborah remarqua qu'ils passaient plus de temps sur ses seins que sur le reste de son corps avec les étirements de ses mamelons qui montrèrent leur intérêt en durcissant. Puis les mains glissèrent jusqu'au bassin. Le bas du ventre et le pubis furent pétris. Puis, avec sa paume, Christophe décrivit des cercles sur la peau huilée. La main continua d'avancer jusqu'au clitoris qu'elle massa à travers le capuchon. Cette fois, Déborah ne se contracta pas. Au contraire, elle accompagna le bien-être qu'elle ressentait, en fermant les yeux.

Le mouvement était bien rodé. Christophe alternait avec beaucoup de rapidité massage de vulve et frottement de clitoris. La respiration de Déborah s'accéléra. Un faible gémissement involontaire sortit de sa bouche. Portée par le plaisir qui montait, elle se rendit à l'évidence : le masseur avait entrepris de la masturber, vraisemblablement sur ordre de Gérald et devant lui. Pour le plus grand étonnement de Déborah, sa pudeur ne s'en offusquait absolument pas, si bien que quelques instants plus tard, la jeune femme fut prise d'une folle envie de jouir.

33.

Déborah savait que le lendemain, elle rentrerait à Castillons. Gérald l'avait informée que pour cette dernière soirée, il l'emmènerait dîner au Château des Lilas à Grimaud. Ce restaurant affichait clairement sa vocation libertine. La tenue que venait d'apporter William pour Déborah était sans ambiguïté. Elle se composait d'une courte robe transparente en voile noire, d'un string et d'une paire de chaussures à talons aiguille. Quand

Déborah signala au domestique qu'il manquait le soutien-gorge, elle s'entendit répondre :

– Il ne manque pas, Mademoiselle. Monsieur a jugé qu'il n'était pas nécessaire compte tenu de l'endroit où vous vous rendez pour dîner.

Ce n'était pas les deux motifs à fleur brodés à l'emplacement de la poitrine qui masqueraient la transparence de la robe à cet endroit. Gérald avait décidé de profiter de la vision des deux gros obus pendant ce dernier repas en tête à tête.

Déborah avança d'un pas hésitant jusqu'au miroir, car elle n'avait pas beaucoup l'habitude de porter des hauts talons. Elle regarda l'image que lui renvoyait la glace. La robe ne descendait pas plus bas que le milieu des cuisses et le triangle du string se laissait parfaitement distinguer à cause de la transparence du vêtement. L'absence de soutien-gorge révélait la réalité de ses seins pesants. En raison de leur poids et de leur volume, ils s'affaissaient logiquement puisqu'ils n'étaient pas tenus. Avec le large décolleté de la robe, la jeune femme aurait toutefois préféré qu'ils fussent un peu remontés.

Déborah pivota pour examiner l'effet produit de derrière. Sans surprise elle constata que ses deux globes fessiers s'exposaient sans aucune pudeur sous le voile transparent. Rehaussés par le port des talons, les fesses se montraient provocantes et absorbaient intégralement l'étroite bande de dentelle dans le sillon qui les séparait.

J'ai vraiment l'air d'une pute, se dit Déborah. Par cette pensée elle ne faisait que confirmer à elle-même son état dont elle avait progressivement pris conscience. Encore plus aujourd'hui, en cette ultime soirée avec son premier client. Comment seraient les prochains ? Se montreraient-ils aussi charmants que Gérald ? Les apprécierait-elle autant ? Depuis quelques jours, ces questions occupaient son esprit.

En effet, avec Gérald, elle n'avait plus l'impression d'être en service commandé. Elle prenait du plaisir avec lui. Au sens propre comme au figuré. Depuis l'épisode du massage, où elle s'était abandonnée et avait joui sous les doigts experts de Christophe, un déclic s'était produit en elle. Le soir même elle avait eu un orgasme en faisant l'amour avec Gérald, et depuis, la jouissance s'était invitée plusieurs fois dans leurs ébats.

Ces réflexions s'étaient momentanément envolées quand le couple arriva au Château des Lilas. Le groom les pria d'entrer pendant que le voiturier emmenait l'auto de Gérald au garage. Une hôtesse contrôla la réservation. D'autres clients les précédaient. À la façon dont étaient habillées les femmes, Déborah constata que sa tenue était conforme au style de l'établissement. Le ton classe et libertin était clairement donné.

La salle de restaurant était noyée dans une lumière tamisée. La dominante de la couleur rouge s'affichait dans les tentures et les velours des sièges. La plupart des tables étaient occupées par des couples, plusieurs par des groupes de quatre et quelques unes par des hommes seuls. Une piste de danse surélevée trônait au centre de la salle.
Une fois qu'ils furent installés, Gérald commanda du champagne. Lorsque l'hôtesse eût rempli les coupes, il leva la sienne et dit à Déborah :

– L'établissement est échangiste, mais je t'ai amenée ici surtout pour l'ambiance. Je tenais à te remercier pour les deux semaines de détente que tu m'as fait passer. Ça n'a pas dû être facile pour toi que je sois ton premier client.

Déborah baissa les yeux. Ainsi Gérald savait.

– Tu n'as pas à être troublée, Clovis m'avait prévenu, au cas où… Mais "le cas où" ne s'est pas produit, et j'en suis heureux. Tu t'es conduite comme je l'attendais et tu m'as satisfait. Je ne manquerai d'ailleurs pas de faire part de mon contentement à Clovis.
– Merci. Je dois vous avouer que moi aussi j'ai été contente d'être avec vous, osa répondre Déborah.
– Je l'ai remarqué, surtout les dernières nuits.

Déborah rougit.

– Allez, assez de compliments croisés, reprit Gérald. Choisis sur la carte ce qui te ferait plaisir !

Ils trinquèrent. Quelques minutes plus tard, l'hôtesse vint prendre la commande, et le dîner se déroula dans une ambiance à la fois romantique et sensuelle. Gérald ne manqua pas de faire quelques remarques élogieuses sur l'opulente poitrine qu'il avait sous les yeux tout au long du repas. La gêne de Déborah était à peine perceptible, étouffée par la tristesse qu'elle sentait poindre en elle. Contre toute attente, elle regrettait de devoir quitter son client. Jamais elle n'aurait imaginé cela possible.

Au moment du dessert, un homme grand portant des lunettes au look original s'avança vers Gérald.

– Salut, mon vieux. Quelle surprise de te trouver ici !
– Bonsoir Édouard, répondit Gérald. Je ne savais pas que tu étais dans le coin. Je te présente Déborah.

L'arrivant dévisagea Déborah. Inutile de préciser que ses yeux se rivèrent sur le buste à peine voilé.

– Ravissante, attesta Édouard. Mieux à mon goût que ta précédente. Tu permets ?

Après avoir enregistré le hochement de tête de son interlocuteur, Édouard passa derrière la chaise de Déborah et se posta debout, le bassin appuyé contre le dossier. Il posa ses mains sur les épaules de la jeune femme et regarda vers le bas pour admirer le panorama pectoral sous un autre angle. Déborah restait immobile, attendant un hypothétique ordre de Gérald. Celui-ci resta silencieux et s'amusa à laisser faire.
Les mains d'Édouard se glissèrent sous le décolleté et passèrent sous la poitrine. Elles palpèrent les masses charnues en remontant. Le résultat ne se fit pas attendre longtemps, les deux gros seins sortirent par dessus le haut de la robe.

– Magnifique mamelles, commenta Édouard. Tu ne dois pas t'ennuyer avec tout ça.

– Je ne me plains pas, confirma Gérald.

– Mmmmm ! C'est gros, c'est lourd, ça fait envie. Tu me la prêtes un moment après le dessert ?

– Désolé de te décevoir. Ce soir, je compte la garder pour moi tout seul. Une autre fois peut-être.

– Égoïste ! répliqua Édouard en souriant. Quel dommage ! Je me voyais déjà la tête entre ses grosses mamelles. Bon, je vais aller voir si je trouve d'autres convives plus compréhensifs. À bientôt.

– Bonne chasse, alors ! conclut Gérald.

Après un dernier malaxage inquisiteur, les mains se retirèrent du décolleté, et Édouard s'en alla vers un autre couple qu'il semblait connaître. Déborah se sentit soulagée. Pour ce dernier soir, elle avait vraiment envie de se donner toute entière à Gérald.

34.

– Commissariat du septième arrondissement. Que puis-je pour vous ?

– Je suis Kateline Béranger. Je vous appelle pour vous signaler que je suis sans nouvelle de Déborah Salvien. Je crains qu'elle n'ait disparu.

– C'est une mineure ? demanda le policier de service.

– Non, elle a trente-huit ans ? répondit Kateline.

– Vous êtes de sa famille ?

– Non, je suis sa meilleure amie.

Le fonctionnaire leva les sourcils, dubitatif.

– Bien… Donnez-moi son adresse. Qu'est-ce qui vous fait dire qu'elle a disparue ?

– Elle habite au 26 rue du Groenland. Elle ne répond plus au téléphone. Mais elle se l'est fait volé. Son petit ami l'a quittée juste avant que je parte, c'est pour ça que je suis inquiète et...

– Doucement, doucement, la coupa le policier. Je ne comprends rien à ce que vous dites. Vous êtes allée voir chez elle ? Vous avez demandé à sa famille ?

– Non, elle n'a plus de famille. Et je n'ai pas pu aller voir. J'appelle de Bangkok.

– De Bangkok, en Thaïlande ?

– Oui, c'est ça.

– Bon, j'ai tout noté, reprit le policier en levant les yeux au plafond. Ne vous inquiétez pas. On va s'occuper de votre amie.

Kateline remercia son interlocuteur et raccrocha, rassurée que quelqu'un en France s'occupe du cas de Déborah. Dans le commissariat Lyonnais, le fonctionnaire qui venait de reposer le téléphone, interpela son collègue.

– Tiens-toi bien. Une nana appelle de Thaïlande pour signaler qu'elle n'a pas de nouvelle de sa copine. C'est vraiment n'importe quoi ! Jette quand même un coup d'œil sur l'ordi si t'as quelque chose sur Déborah Salvien.

Le second fonctionnaire saisit le nom au clavier, attendit un instant et répondit :

– Rien du tout à Déborah Salvien. T'as l'adresse ? Je fais passer la patrouille par acquis de conscience.

35.

Si quelqu'un avait dit à Déborah qu'elle aurait un petit pincement au cœur le jour où Gérald la rendrait, jamais elle ne l'aurait cru. La veille, pour la dernière nuit qu'elle avait passée avec lui, elle s'était offerte à lui en le considérant comme amant plutôt que comme client. L'ambiance du Château des Lilas avait été sans nul doute un prélude stimulant car Déborah avait connu l'orgasme par deux fois au cours de cette ultime nuit.

Ramenée à Castillons par Williams, elle reprenait contact avec la dure réalité. En l'absence de Clovis ce fut Paulo qui l'accueillit pour lui annoncer son planning de la semaine à venir.

– Tu as cinq clients à la suite. Je ne croyais pas Clovis quand il t'a prise, mais je dois admettre que tes grosses mamelles et ton gros cul de salope font recette. En tout cas, ce n'est pas moi qui te payerai pour te baiser. T'es vraiment pas mon type. Enfin, bref… tous tes clients seront dans des hôtels. Je te donne pas les adresses René t'accompagnera à chaque fois.

Déborah enregistra ces propos emplis d'indélicatesse et répondit par un simple hochement de tête. Inutile de prononcer le moindre mot, Paulo ne lui demandait pas son avis. Suivit une nouvelle consigne :

– Ce sont tous des clients occasionnels. C'est différent de Deparissière. Eux, tu dois les motiver pour qu'ils reviennent. Tu dois satisfaire leur orgueil. Chaque fois qu'ils te baiseront, tu devras leur faire croire que tu prends ton pied. Et pas d'embrouille, j'aurai leur avis sur toi. Compris ?
– Oui, Monsieur Paulo.

La situation se présentait vraiment différemment. Plus rien à voir avec les deux semaines passées avec Gérald. Paulo remettait Déborah en plein dans la dure réalité. Pendant ces derniers jours, elle avait presque oublié son état. Pourtant, elle devait se rappeler que depuis qu'elle était venue à Castillons, elle avait perdu sa liberté et n'était plus qu'une putain au service de souteneurs tel que Clovis et Paulo !

Pour conclure, sous prétexte de vérifier qu'elle n'avait pas perdu ses aptitudes, Paulo exigea une fellation de Déborah. Il n'était pas à une contradiction près.

***

Le lendemain soir, Déborah faisait route vers Lyon dans la Mercedes conduite par René. Elle regrettait d'avoir quitté le monastère sans avoir pu voir Perlaine retenue par des clients loin de Castillons. Elle aurait pourtant aimé se confier à elle, lui expliquer toutes les contradictions qu'elle ressentait, le bonheur vécu avec Gérald en opposition avec le dégoût par avance des passes qu'elle allait devoir réaliser. Sur un plan plus pratique, elle aurait apprécié aussi que Perlaine lui ré-épile le sexe dont les prémices des repousses pileuses étaient apparues. Sans posséder la dextérité de son amie, elle avait donc dû procéder seule à l'étalage de la cire et son arrachage. Pas facile, surtout autour des lèvres et derrière.

Il était vingt et une heures. René arrêta la Mercedes un peu avant l'entrée du Hilton. Il sortit son portable de sa poche et composa un numéro.

– Votre commande est là, Monsieur, annonça-t-il à l'interlocuteur à l'autre bout du fil.

Il écouta la réponse, puis raccrocha. Il se retourna alors vers Déborah.

– Tu es arrivée. Il t'attend. Tu vas directement chambre sept cent trente-sept, sans passer par la réception évidemment. Ton client part tôt demain matin. Je te reprends ici au même endroit à huit heures précises.

Déborah attrapa son sac de voyage Lancel et sortit de la Mercedes. Elle ne jugea pas utile de saluer René. Le souvenir des viols du chauffeur pendant son dressage était encore trop présent dans son esprit pour lui ôter toute envie de faire preuve de la moindre prévenance.

Une fois au septième étage de l'hôtel, Déborah frappa au numéro sept cent trente-sept. Après avoir entendu l'ordre d'entrer, elle pénétra dans la chambre. L'homme, en caleçon, était assis devant le petit secrétaire et pianotait sur son ordinateur portable. Déborah se fendit d'un poli « Bonsoir Monsieur ».

– Va te préparer à la salle de bains pendant que je termine, ordonna son client.

La suite fut d'une affligeante banalité. Déborah, vêtue d'une nuisette aguichante, rejoignit dans le lit son client qui s'était empressé de terminer son travail sur l'ordinateur. Dès qu'elle fut allongée, il lui sauta dessus et la pénétra. L'absence de préliminaire ajouta la douleur au dégoût que ressentait Déborah, mais elle assuma. Elle compléta même par une touche de plaisir simulé auquel son client se montra totalement indifférent. Assouvi, l'homme se remit à sa place pour s'endormir. Pas pour toute la nuit, car par trois fois il se réveilla et réitéra l'acte sexuel que Déborah subit toujours sans le moindre engouement.

Le lendemain matin, Déborah profita tranquillement du petit déjeuner servi dans la chambre. En effet, son client s'était remis sur son ordinateur et l'ignorait royalement. Déborah comprit qu'elle avait servi de vide-couilles à cet homme d'affaires qui était maintenant déjà reparti mentalement dans son univers professionnel. Elle quitta sans regret l'hôtel vers huit heures moins quart et retrouva la Mercedes à l'endroit convenu.

René l'emmena ensuite dans un studio du septième arrondissement qui servait en quelque sorte de salle d'attente. Clovis louait cet appartement pour que les filles s'y installent entre deux rendez-vous. Il avait trouvé ce moyen plus pratique que de faire d'incessants allers-retours à Castillons. René laissa un sac de nourriture à Déborah.

– Tu as deux clients à la suite ce soir, lui annonça-t-il. Je repasse te prendre cet après-midi à quatre heures. Tiens toi prête ! En attendant, voilà pour ton repas de midi.

Il referma la porte du studio à clé et repartit. Déborah se laissa tomber sur le lit et réfléchit. Elle n'était pas très loin de chez elle. Les idées se succédèrent : forcer la serrure de la porte ? Ouvrir la fenêtre et appeler au secours ? Elle stoppa net ses réflexions. D'abord René était peut-être resté dans les parages, mais surtout l'image du pistolet de Clovis ainsi que ses menaces réapparurent dans sa tête.

***

L'individu de l'après-midi se montra conforme à ce que Déborah avait imaginé. Il l'avait louée quelques heures, juste pour la baiser. Mais pouvait-elle attendre autre chose de ses clients ? Le cas de Gérald n'était-il pas une exception ? À la fin de sa prestation, elle gagna à pied le Café de La Liberté où René lui avait dit de le retrouver. En marchant, elle repensait à ses tentations de la veille : la fuite de l'appartement et surtout la demande de secours à la police. Le bar était à cinq minutes, situé à mi-chemin entre les deux hôtels des clients de l'après-midi et du soir. Le parcours de Déborah passa devant un commissariat de police. Elle marqua un temps d'arrêt, réfléchit et finalement poursuivit sa route. Elle se dit qu'elle manquait de courage, mais se justifia en regard des risques qu'elle encourait à se retrouver seule dans l'angoisse d'être reprise par Clovis. Elle rejoignit donc sagement René au Café de La Liberté.

Déborah rencontra un peu de changement et surtout de l'originalité avec le client suivant qui l'avait retenue pour la nuit. Était-ce une personnalité connue ? En effet il portait sur les yeux un loup qu'il ne quitta jamais. L'homme était un fétichiste de certains métiers féminins. Il avait tout prévu. Il ordonna à Déborah d'enfiler des costumes qu'il avait apportés pour l'occasion. La jeune femme se présenta à lui déguisée successivement en infirmière, en soubrette et en hôtesse de l'air. Elle dû se mettre au centre de la chambre et danser. L'homme se masturba à plusieurs reprises en la regardant évoluer dans ses multiples accoutrements. Jamais il ne la toucha. Il lui ordonna même de dormir dans le lit d'appoint.

Le lendemain matin Déborah retrouva René à deux pas de l'hôtel selon le désormais rituel quotidien.

Le quatrième client fit passer une nuit aveugle à Déborah. Elle dut porter un bandeau sur les yeux sans jamais le quitter. Pas facile, surtout pour aller aux toilettes, se laver, se coucher… Pour le reste, elle subit passivement les pénétrations de son partenaire.

Le jour suivant, après un nouveau passage au studio, Déborah fut emmenée vers son dernier client. Ce fut sans doute le plus difficile et le plus humiliant rendez-vous de la semaine. Dès son arrivée dans la chambre, elle fut immédiatement mise dans l'ambiance.

– Fous-toi à poil, grosse pute ! ordonna son nouveau client. Et à quatre pattes sur le lit ! Ton gros cul bien ouvert et face à moi !

Déborah posa son sac, se dévêtit et s'installa dans la position demandée.

– On me surnomme La Chignole, reprit l'homme. T'as intérêt à me satisfaire sans quoi tes patrons vont m'entendre.
– Je suis là pour ça, Monsieur, répondit Déborah dans un discours bien rôdé.

Il y eut un silence. L'homme observait à distance la magnifique croupe offerte.

– Ça va, t'es comme sur les photos, poursuivit-il en s'approchant.

Déborah sentit les grosses mains lui pétrir les fesses. Puis La Chignole les lui empoigna et les écarta. L'anus apparut, ouvert à outrance. Déborah émit un petit « Aïe ! ».

– Je vais te dire ce que je veux quand je loue une pute : du silence ! Alors tu te tais ! Pas de cri de douleur, pas de cri de plaisir ! Tu encaisses ce que je te fais sans rien dire ! Compris ?
– Bien, Monsieur.
– Tu veux savoir pourquoi je t'ai choisie, toi plutôt qu'une autre ? continua La Chignole en triturant énergiquement les pauvres fesses.
– Oui, Monsieur, si vous voulez.
– Parce que c'est toi qui a le plus gros cul de toutes les putes du catalogue de Clovis. Et j'adore enculer les gros culs.

Les deux informations percutèrent le cerveau de Déborah. Difficile de savoir laquelle fit le plus mal. Se savoir la plus grosse de toutes les putains de Clovis, ou apprendre qu'elle allait être sodomisée ? L'entrée en action de La Chignole ne se fit pas attendre. Déborah sentit le gland appuyer sur son anus. La brusque pénétration fut atroce. La douleur lui fit ouvrir grand la bouche et crier. Une claque violente sur la cuisse la rappela à l'ordre.

– Interdiction de crier ! J'ai dit. Ce n'est pas de ma faute si t'as le croupion étroit. Je vais te l'élargir, moi !

Attrapant les poignées d'amour à pleine mains, La Chignole réalisa sa sodomie sans se préoccuper de la souffrance de sa partenaire. Il ponctua l'acte de plusieurs commentaires salaces du genre : « Putain, que c'est bon de t'enculer, grosse truie ! », « Quelle croupe énorme tu as ! » ou encore « Je vais te remplir le cul, grosse salope ! », ce qu'il finit par faire.

Déborah n'était pas au bout de ses douloureuses surprises. Quand son client retira son sexe maculé de traces brunâtres, il attrapa sa putain par les cheveux, la fit se retourner et ordonna :

– Suce-moi et nettoie tes saletés !

Déborah marqua un instant d'hésitation. Elle n'eut pas le loisir de réfléchir davantage. La puissante main de son client lui emmena la tête vers l'endroit désiré. Anéantie, elle se résolut à ouvrir la bouche et engouffrer le sexe. Elle découvrit le gout amer de ses propres souillures fécales et fut écœurée. Cependant, par crainte de nouvelle brutalité, elle nettoya consciencieusement le sexe avec sa langue. Une fois l'opération terminé, La Chignole la félicita et répondit même favorablement à sa demande d'autorisation d'aller se rincer la bouche.

La nuit fut entrecoupée trois fois par le même scénario.

Le lendemain matin, Déborah quitta son client, l'anus en feu. Elle retrouva René qui la reconduisit à Castillons. Elle y retrouva Perlaine, rentrée elle aussi de son dernier rendez-vous. Elle lui raconta toutes ses expériences, celles peu appréciées de cette semaine, ainsi que celles plus agréables vécus avec Gérald. Elle dut s'interrompre quand Clovis la fit appeler.

– Deparissière est de passage dans la région la semaine prochaine, lui annonça le proxénète. Il te redemande pour l'occasion. Bravo ! Tu lui as tapé dans l'œil. Je te félicite.

C'était la meilleure annonçe que Déborah pouvait attendre dans sa nouvelle existence. Elle en était si contente qu'elle en aurait presque remercié son souteneur.

36.

Phil épluchait les dernières notes que lui avait communiquées le service de la centrale d'écoutes téléphoniques. Sur le relevé, une ligne l'interpella. Voilà qui était intéressant ! Un excellent moyen de mieux connaître Anaïs Forclaz sans se faire repérer. Il se leva, se rendit dans le bureau de sa stagiaire et lui expliqua son plan pour aborder cette Maîtresse Erika. Sacha écarquilla les yeux. Sa première réaction fut de soupçonner son patron d'avoir trouvé ce prétexte fallacieux dans un but autre que la poursuite de l'enquête. Phil remarqua l'air suspicieux de son interlocutrice.

– Holà, Lamartine ! Qu'est-ce que tu es en train d'imaginer ? Ne rêve pas ! Dis-toi bien que tu pourrais être ma fille. Si j'avais des envies à satisfaire, ce n'est pas avec toi que j'irai là-bas. Et puis merde, c'est comme ça. Je n'ai jamais demandé une gamine comme adjointe. Contente-toi d'être à la hauteur et de pas nous faire repérer !

Face à cet emportement Sacha balaya ses soupçons infondés. Un peu à regret d'ailleurs. Le terme de gamine la vexait. Elle aurait finalement préféré de la part de son chef, les intentions qu'elle lui avait initialement prêtées. Mais, au fond, il n'avait pas tort. Elle devrait utiliser tout son potentiel pour palier à son inexpérience.

37.

Assise dans le lit, calée contre l'oreiller, Déborah dévorait les toasts du petit déjeuner que venait d'apporter William. À côté d'elle, Gérald, la tasse de café à la main, fixait du regard la lourde poitrine qui débordait du drap. Il repensait à la nuit délicieuse qu'il venait de passer, conforme à celles des dernières fois à Saint-Tropez. Clovis ne se trompait jamais, Déborah était effectivement une putain hors pair. Gérald n'aimait pas trop le terme pourtant approprié puisqu'il payait pour profiter de ses services. Quoi qu'il en soit, il ne regrettait pas de l'avoir redemandée pour son court passage dans la région.

Pour sa part, Déborah se sentait bien, et cela ne lui était pas arrivé depuis longtemps. Gérald était sympathique, plein d'égard pour elle, et plus non négligeable, elle appréciait faire l'amour avec lui. C'était de loin celui qu'elle appréciait le plus parmi les quelques clients qu'elle avait déjà rencontrés. Sans aller jusqu'à remercier Clovis elle aussi, elle reconnaissait que, sur certains points, la nouvelle vie que le truand lui avait confectionnée n'était pas aussi terrifiante que ce qu'elle avait imaginé quand elle avait commencé sous la contrainte son apprentissage de prostituée.

Demain Gérald la rendrait à Clovis. Il partait en voyage professionnel pour une semaine. Déborah espérait qu'il la reprendrait à son retour car elle l'appréciait de plus en plus.

Tout en dégustant sa tartine de confiture, la jeune femme observait le luxueux aménagement de la chambre : meubles de style, vases, bibelots en étain, tableaux... La richesse de Gérald transparaissait dans toutes les pièces de son manoir rhônalpin autant que dans sa villa de la Côte d'Azur. Le regard vagabond de Déborah se posa sur un tableau qui ressemblait à la Vénus d'Urbino de Le Titien. Une femme nue, allongée sur un drap, accoudée sur le bras droit, les pieds croisés, la main gauche posée sur le sexe. Fidèle aux représentations de l'époque, le personnage possédait de jolies formes sans toutefois être excessives. Les hanches et les cuisses un peu enveloppées et le ventre légèrement arrondi auraient sans nul doute provoqué le désespoir de n'importe quelle candidate à un concours de miss. Déborah aimait beaucoup. En raison de son anatomie, elle s'identifiait plus volontiers à ce genre de peinture qu'aux modèles des couvertures de magazines de mode d'aujourd'hui. Ses yeux se portèrent sur le visage du personnage qui l'intriguait. Gérald remarqua que sa compagne fixait la toile.

    – Tu as l'air d'être drôlement intéressée par mes tableaux.
    – Non… enfin oui… répondit Déborah troublée. C'est qui la femme allongée ?
    – Je n'en sais rien du tout. Pourquoi tu me demandes ça ?

La ressemblance était frappante. La Vénus lui rappelait Stella. Elle l'avait complètement oubliée. Sans ce tableau, jamais elle n'y aurait repensé. C'était un peu plus de deux ans en arrière. Stella s'était inscrite au Gymnase Club le même jour qu'elle. Les deux femmes avaient sympathisé, d'autant qu'elles avaient le même objectif. Elles n'étaient en rien des sportives dans l'âme, et avaient pour seule motivation de transpirer deux à trois fois par semaine pour perdre quelques kilos. Stella était âgée d'une cinquantaine d'années, mais son corps en paraissait largement dix de moins, ce qui avait frappé Déborah. J'aimerais bien être comme elle quand j'aurai son âge, avait-elle pensé.

Stella était grande, un mètre soixante-dix comme Déborah. Un peu plus élancée qu'elle, tout en ayant des formes appétissantes attestées par une paire de fesses fermes et attirantes. Les années avaient contribué à alourdir la poitrine, arrondir le ventre et remplir les hanches, mais il n'en restait pas moins que l'anatomie de cette femme mûre enveloppée par une peau d'une extrême douceur était souvent enviée par des plus jeunes qu'elle. Stella était très réservée, voire secrète. Elle se livrait peu. Tout juste avait-elle confié à Déborah qu'elle était mariée. Elle paraissait profondément amoureuse d'Harry dont elle avait lâché quelquefois le prénom dans des conversations. Un tatouage sur le haut de la fesse droite semblait représenter la lettre H stylisée.

Déborah n'avait pas osé la questionner sur cette marque de la taille d'une grosse pièce de monnaie. Elle l'apercevait régulièrement en fin de séance quand les deux sportives amatrices prenaient leur douche dans les sanitaires communs des femmes. Le tatouage s'exposait toujours au regard de Déborah, car par pudeur, semblait-il, Stella se douchait face à la paroi carrelée, tournant systématiquement le dos à sa copine. Une fois pourtant, et ce fut la seule, à cause d'un shampoing oublié, Stella se tourna pour emprunter celui de Déborah, montrant furtivement un pubis complètement lisse et autre chose de beaucoup plus surprenant.

– Tu…tu te fais épiler le maillot ? interrogea Déborah autant curieuse que gênée de poser cette question idiote.

– Oui, répondit un peu rudement Stella en se remettant de dos, regrettant son mouvement de distraction.

Ce n'était pas tant l'épilation de son sexe que Stella tenait à cacher, mais un détail que Déborah avait pu entrevoir au dessous, l'espace d'un instant : deux petits anneaux argentés. Déborah se demanda ce qui la surprenait le plus : voir pour la première fois un piercing génital, ou savoir que Stella était annelée au sexe. Elle n'osa pas débiter la foule de questions qui lui brûlait la langue et préféra faire celle qui n'avait rien vu. Elle se promit toutefois de revenir à la charge quand la situation serait plus propice. Elle n'en eut malheureusement pas l'occasion car une semaine plus tard, elle ne trouva pas Stella au Gymnase Club aux heures habituelles. Les jours qui suivirent non plus. Elle se rendit compte à ce moment-là qu'elle n'avait aucune adresse, aucun numéro, ni aucun mail pour la contacter. Elle ne revit jamais Stella.

– Eh ! Tu es dans la lune ? Pourquoi me demandes-tu qui est la femme du tableau ? répéta Gérald.

– Pour rien, répondit machinalement Déborah qui sortait de ses souvenirs. Enfin, elle me rappelle quelqu'un que j'ai connu.

– C'est sans doute un des modèles de mon ami Kurt. Ce serait étonnant que tu la connaisses.

– Pourquoi, vous dites-ça ?

– Parce que Kurt Heimlich est un artiste qui évolue dans un univers particulier. Je doute que tu aies pu le croiser, ni lui, ni un de ses modèles d'ailleurs.

– Kurt Heimlich ? Kurt Heimlich Von Bruchs ? Le peintre allemand ? percuta Déborah.

– Eh oui ma cocotte ! Peintre et sculpteur, mais plus tellement allemand, cela fait dix ans qu'il habite Grenoble. Je lui ai rendu quelques services par le passé quand il s'est définitivement installé en France. Il a tenu à me remercier en m'offrant deux ou trois tableaux.

Incroyable, Gérald connaissait Kurt Heimlich ! Déborah allait de surprise en surprise. Elle n'était pas spécialement branchée peinture, mais elle avait vu plusieurs reportages sur Kurt Heimlich Von Bruchs, et plus précisément sur la dernière vente aux enchères de quelques-unes de ses œuvres qui avaient atteint des sommets. Elle fixa de nouveau la toile. Elle voulait en avoir le cœur net. Elle posa sa tartine, repoussa le plateau et le drap, et sortit du lit. Elle se dirigea vers le tableau sous les yeux ravis de Gérald qui ne se lassait pas d'admirer sa nudité, surtout sous cet angle avec le fessier charnu qui oscillait à chacun de ses pas. Arrivée face au mur où le tableau était suspendu, elle se mit sur la pointe des pieds pour examiner un détail de la peinture. Le pubis était couleur chair, mais cela ne prouvait rien, c'était très courant pour les peintures de femmes nues, et puis elle aussi, d'ailleurs, était désormais épilée. Déborah scruta l'entrejambe et le sexe. Elle aurait aimé y voir une portion d'anneau. Hélas, la main du modèle posé à cet endroit masquait pudiquement – ou volontairement – un piercing que Déborah aurait bien voulu découvrir pour confirmer son intuition. Elle revint vers le lit et demanda à Gérald :

– Quel est cet "univers particulier" de Kurt Heimlich ?

– Je trouve que tu deviens un peu trop curieuse.

– Oui pardon, excusez-moi, reconnut Déborah consciente qu'elle dépassait outrageusement les limites qu'elle devait respecter. Je ne poserai plus de questions.

Gérald sourit. C'était la première fois qu'il parlait autant avec une fille qu'il payait. Même s'il jugeait nécessaire de la remettre à sa place, il appréciait ce genre de relation naissante pas exclusivement basé sur le sexe. Une idée germa. On était le deuxième vendredi du mois. Si l'agenda du Number Six n'avait pas changé, ce serait l'occasion d'une dernière sortie sympathique ce soir avant de rendre Déborah à Clovis.

– Tu risques d'avoir de nouvelles questions. Ce soir tu vas découvrir autre chose.

Les yeux de Déborah pétillèrent de curiosité. Elle se sentait de mieux en mieux avec Gérald. Sans être encore vraiment heureuse, elle n'avait plus envie de s'échapper, non pas par crainte de représailles de Clovis comme jusqu'alors, mais par simple plaisir de vivre cette nouvelle existence.

38.

L'avion s'était posé à vingt et une heures avec cinquante minutes de retard. Le temps de récupérer ses valises, de passer les formalités de douane et de trouver un taxi, Kateline arrivait enfin chez elle. Elle jeta ses bagages dans l'appartement, prit ses clés de voiture et descendit en trombe au parking privatif de l'immeuble. Il était déjà vingt-trois heures. Qu'importe ! Elle ne patienterait pas jusqu'au lendemain. Elle démarra et se rendit au 26 rue du Groenland.

Kateline monta l'escalier jusqu'au deuxième étage. Elle sonna à la porte avec insistance. Personne n'ouvrit. Sans grande surprise, elle conclut que Déborah n'était pas chez elle.

Heureusement, qu'elle se souvint que son amie lui avait parlé de la clé de secours. Après avoir rallumé la minuterie qui venait de s'éteindre, elle se baissa et tira légèrement sur la plinthe qui était décollée. Elle aperçut derrière un objet métallique. Elle glissa ses doigts et ressortit victorieuse un double de la clé du verrou.

Une fois dans l'appartement, elle constata que tout était en ordre, bien rangé. Par contre les deux plantes vertes étaient desséchées faute d'avoir été arrosées. Indiscrète en raison des circonstances, Kateline décida d'allumer l'ordinateur et de visionner la messagerie. Ses mails de Thaïlande s'affichèrent au milieu des spams[1]. L'accusé de réception demandé prouvait qu'ils n'avaient encore jamais été ouverts. Elle en conclut que Déborah n'avait pas consulté sa boîte aux lettres électronique depuis un mois.

Une dernière vérification s'imposait. Kateline décrocha la petite clé pendue derrière la porte et redescendit dans le hall d'entrée de l'immeuble. Un examen rapide des tampons sur les enveloppes des lettres reçues confirmait bien que Déborah était absente depuis début Juin. Cette fois, c'était grave. Malgré l'heure tardive, Kateline décida de se rendre immédiatement au commissariat, en espérant qu'un service de garde fonctionnait la nuit.

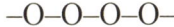

–O–O–O–O–

---

[1] Messages électroniques envoyés en masse à des personnes qui ne l'ont pas demandé.

39.

Le Number Six était un club libertin situé dans une zone industrielle au beau milieu d'usines et d'ateliers de toutes sortes. Le vieil entrepôt acheté lors d'une liquidation d'entreprise avait été transformé et aménagé pour en faire un lieu très prisé par la population libertine de la région. La plupart des soirées étaient échangistes, mais une fois par mois, le club se transformait en donjon pour accueillir une clientèle SM.

Déborah et Gérald quittèrent la voiture que ce dernier venait de garer sur le parking devant le bâtiment. Ils se dirigèrent vers la porte métallique démunie de poignée et au dessus de laquelle clignotait une petite lumière rouge blafarde. Il fallait connaître : Pour seule information, une plaque discrète à l'entrée mentionnait simplement : « Number Six – Club privé ». Un couple les précédait. L'homme était vêtu d'une chemise et d'un pantalon noirs, tout comme Gérald. La jeune femme qui l'accompagnait était petite et portait une jupe courte et un chemisier en coton. Elle a moins chaud que moi, pensa Déborah en s'arrêtant derrière elle à l'entrée. En effet, malgré la canicule, Déborah avait dû revêtir une veste trois-quarts, et pour cause, elle ne se serait pas vu faire le trajet sans elle.

Les deux couples se saluèrent poliment, en attendant que la porte veuille bien s'ouvrir. L'homme venait de sonner. Par habitude, il avait remarqué la petite caméra fixée au mur, un mètre au dessus du bouton poussoir. Sans doute les observait-on pour valider la bonne adéquation de leur profil avec la soirée. Un cliquetis se fit entendre et la porte s'ouvrit. Un individu à la carrure d'athlète les avertit :

– C'est soirée SM, ce soir, vous êtes au courant ?

Après avoir enregistré l'acquiescement de ses nouveaux clients, il les pria d'entrer. Les quatre arrivants s'avancèrent dans le hall tandis que l'hercule refermait la porte. Le premier couple passa au guichet derrière lequel était installée une jeune femme en uniforme de cuir, histoire de mettre les clients dans l'ambiance de la soirée.

— Avez-vous besoin d'un vestiaire ? demanda l'hôtesse quand l'homme eut payé.
— Non, merci, nous sommes déjà en tenue.

D'un pas décidé, l'homme passa le rideau, suivi de sa petite compagne qui ne paraissait pas très rassurée. Gérald Deparissière s'acquitta à son tour du prix de l'entrée et répondit positivement à la proposition de vestiaire. La femme en uniforme de cuir se leva et leur ouvrit une porte en leur tendant un cintre.

— C'est inutile, l'interrompit Gérald. Madame n'a pas besoin de se changé, elle a juste un vêtement à déposer. Elle va vous le donner.

Déborah s'exécuta en retirant sa veste trois-quarts et en la remettant à l'hôtesse. Son unique satisfaction fut la sensation de moindre chaleur. Pour le reste, sans être pudique en raison de l'endroit, elle se sentait tout de même un peu gênée par la tenue que Gérald lui avait imposée. Celle-ci se résumait en un body noir très léger et semi-transparent dont le haut avait beaucoup de difficultés à contenir les seins généreux. Les fines brides qui passaient sur les épaules n'étaient pas de taille pour s'opposer à la traction de l'opulente poitrine. Côté du bas, la lingerie s'arrêtait au niveau des hanches, une fine bande de tissu reliait simplement le devant au derrière en passant par l'entrecuisse et les fesses à la manière d'un string. Cette parure était complétée d'une paire de bas résilles et d'escarpins à talons. En guise de collier, une lanière de cuir munie d'une boucle et ornée de brillants apportait la touche finale à cette tenue en enserrant le cou de Déborah.

***

Une fois le rideau passé, Sacha découvrit la salle principale du Number Six dans le sillage de Phil. Les clients étaient au nombre d'une trentaine, certains accoudés au bar, d'autres dans les recoins surélevés et dans les alcôves aménagés avec des canapés et des tables basses. Le dress-code[2] sur lequel Phil avait beaucoup insisté semblait bien appliqué. Tout le monde était en noir à part quelques femmes en tenues rehaussées de rouge ainsi que deux hommes totalement nus avec une chaîne autour du cou. Sacha porta son regard sur le grand espace au centre qui devait habituellement servir de piste de danse, mais qui ce soir avait été investi par des instruments qui lui rappelait le matériel de torture de l'Inquisition. Chaînes, pilori, croix de Saint-André, cage et d'autres appareils que Sacha ne connaissait pas, mais dont elle imaginait la destination.

Phil passa au bar récupérer deux coupes de champagne, puis il montra à sa compagne de soirée un coin salon libre juste à côté d'un autre occupé par une domina[3] en combinaison de cuir noir qui tenait son soumis en laisse.

– On va s'installer là-bas, à côté de la brune aux longs cheveux, annonça Phil à Sacha. Au cas où tu ne l'aies pas reconnue à cause de sa perruque, c'est Anaïs Forclaz, enfin ici elle s'appelle Maîtresse Erika évidemment. Bon allons-y ! J'espère que je ne vais pas croiser de vieilles connaissances. Tu tiens le choc, Lamartine ? Surtout, rappelle-toi : officiellement, on est un couple illégitime, novice et en recherche de sensations. Et si tu dois m'adresser la parole, il faudra bien que tu penses à ne plus me vouvoyer.
– Et vous à ne plus m'appeler Lamartine, murmura Sacha avec humour.

L'ironie était employée par Sacha uniquement pour se donner du courage. Elle en avait bien besoin pour vaincre le trouble que lui causait cet univers inconnu qu'elle découvrait. Elle porta la coupe à ses lèvres. Un peu de champagne ne me fera pas de mal,

---

[2] code vestimentaire
[3] dominatrice

pensa-t-elle. En même temps, elle remarqua que l'homme arrivé en même temps qu'eux s'était arrêté au bar. Il commandait les consommations. Debout à côté de lui, la femme qui l'accompagnait s'était débarrassée de sa veste longue et exposait à qui voulait le voir un postérieur des plus charnus.

**

Gérald retira gentiment la main d'un homme qui avait entrepris de caresser furtivement la fesse droite de Déborah, puis il prit les deux coupes que le serveur venait de poser sur le bar et se retourna. Il chercha des yeux, des gens qu'il pouvait connaître. Son regard s'arrêta, surpris, dans la direction du fond de la salle. Après les rumeurs qui avaient couru ces derniers temps, il ne s'attendait pourtant pas à trouver la femme qui était installée dans le coin salon d'en face. Puis Gérald se raisonna. Après tout, ce n'était pas son problème. Il décida de faire comme si de rien n'était.

– Cela faisait longtemps que je n'étais pas venu ici, mais j'étais sûr de rencontrer des habitués, dit-il à Déborah. Viens, je vais te présenter à Maîtresse Erika !

Déborah traversa la salle en le suivant. Elle porta son regard dans la direction indiquée et vit une femme mince à la chevelure longue et brune qui tenait en laisse un homme couché à ses pieds en position de chien de fusil.
Maîtresse Erika se leva du canapé en apercevant Gérald.

– Je suis content de te voir, dit-elle en l'embrassant. Ça fait un sacré moment qu'on ne s'était pas croisé dans une soirée.
– Normal, je n'ai jamais été trop accro au SM. Juste de temps en temps comme ce soir pour le fun.
– Tu as une soumise ? poursuivit Erika en dévisageant Déborah. Elle n'est pas mal. Faudra que tu me la prêtes. Elle a l'air d'avoir des surfaces intéressantes pour recevoir le martinet ou la cravache.

En même temps qu'elle prononçait ces paroles, Maîtresse Erika promenait la claquette[4] de sa cravache sur les cuisses de la nouvelle arrivante, puis elle remonta jusqu'à la poitrine qui étirait outrageusement le fin tissu du body. Déborah resta immobile, ne sachant pas trop comment réagir.

– Elle n'a aucune expérience de la soumission, mais je te laisse juge, répondit Gérald avec amusement.

Déborah n'était pas rassurée. Mais une étrange sensation s'ajoutait à l'inquiétude qu'elle percevait au fond d'elle même, un léger trouble qui n'était pas désagréable. Erika convia le couple à s'installer auprès d'elle. C'est alors seulement, au moment de s'asseoir sur le canapé et de poser son verre sur la vitre de la table basse, que Déborah remarqua l'extravagance de la situation.

Tous les espaces conviviaux du club étaient dotés de sièges type canapé ou chauffeuse disposés en arrondi avec au centre une table de salon. Mais dans l'endroit où étaient installés Erika et son soumis, la table de salon avait été retirée et remplacée par... une femme entièrement nue, à quatre pattes, genoux et paumes de mains appuyant sur le sol, et qui supportait sur son dos une vitre sur laquelle Déborah venait de poser sa coupe de champagne.

C'était l'immobilité parfaite de cette femme qui avait empêché Déborah de remarquer ce mobilier humain à son arrivée. En se glissant le long du canapé, elle découvrit ce modèle de soumission inimaginable. Elle comprenait aussi maintenant pourquoi quelques hommes seuls, fervents voyeurs, s'étaient installés à quelques mètres et regardaient dans cette direction. Comme était orientée la femme, le panorama des fesses largement ouvertes, à cause des genoux écartés, était sans aucun doute un spectacle de choix pour ces mâles en manque. Sa tête baissée regardait sous elle. La vitre laissait entrevoir, une chevelure courte couleur châtain, des épaules larges de même que les hanches. Une laisse était accrochée à un collier attaché à son cou. Elle pendait sous son menton replié sur sa poitrine. La

---

[4] Petit morceau de cuir situé à l'extrémité de la cravache qui sert à faire du bruit au moment de l'impact.

boucle à l'autre extrémité reposait sur le sol près du canapé. Assise près du bras gauche, Déborah ne pouvait pas voir le postérieur qui semblait attirer de plus en plus de spectateurs. De même qu'elle n'osa pas se pencher sous la table pour observer la poitrine, malgré la curiosité qui la démangeait.

– Alors Gérald, reprit Erika, que penses-tu de mon nouveau soumis et de ma nouvelle table ?

Tirant sur la laisse, elle avait fait lever l'homme couché à ses pieds.

– Il s'appelle Cédric, poursuivit-elle. Une vraie lopette. Y'a du boulot, je l'ai depuis peu, mais il progresse, doucement, tout doucement. Allez, dégage corniaud ! Va au bar nous chercher des biscuits ! Et n'oublie pas le panier !

Maîtresse Erika avait la réputation de traiter ses soumis et ses soumises comme des moins que rien, c'était un moyen pour elle d'augmenter son plaisir. Certains subissaient passivement, mais pour d'autres, se faire insulter était aussi une véritable source d'excitation.
Le dénommé Cédric prit la direction du bar. C'était un jeune homme aux cheveux châtain, petit, trapu, un peu rondouillard même. Il transpirait dans son uniforme de soumis qui l'enveloppait du cou jusqu'aux chevilles. Deux orifices avaient toutefois été aménagés dans le vêtement. L'un devant, d'où sortait un pénis de bonne taille mais sans érection, l'autre derrière, bien plus large pour permettre aux fesses masculines d'être toujours visibles et disponibles pour recevoir des corrections.

– Pour te répondre franchement, répliqua Gérald. Ton soumis, ce n'est pas vraiment mon truc. En revanche, ta table basse, ça vaut une très bonne note. Beau travail ! Félicitations !
– Malheureusement, je ne mérite pas tes compliments. Cette salope appartient à Maître K. Je la lui emprunte de temps en temps.
– Maître K, tiens, tiens... Comme c'est amusant...

– Ah oui, c'est vrai, tu le connais.

– Oui, mais il y a une éternité que je ne l'ai pas vu.

40.

L'enseigne du commissariat du septième était éclairée. Kateline se sentit soulagée. Elle poussa la porte et sortit de sa lecture le policier de garde. Elle lui expliqua la disparition de Déborah, qu'elle avait déjà téléphoné de Thaïlande, et que ce soir, étant de retour, elle était entrée dans l'appartement et avait constaté tous les signes d'une longue absence. Le policier redemanda les détails que Kateline avait déjà donnés depuis Bangkok, puis il consulta son écran.

– Effectivement, j'ai bien la trace de votre appel. Effectivement, nous avons vérifié, personne d'autre n'a signalé la disparition de Mademoiselle Salvien, ni famille, ni employeur. Une patrouille est passée chez elle. Effectivement, elle n'était pas à son domicile. Il n'y avait aucune effraction visible.

Les évidences ponctuées par les "effectivement" agacèrent Kateline. Elle se contint toutefois et répliqua calmement :

– Mais bien-sûr que personne d'autre n'a pu signaler sa disparition. Elle n'a plus de famille et a perdu son job le mois dernier. Je l'ai déjà dit l'autre fois à votre collègue : je suis la seule personne qui puisse s'inquiéter de son absence. Lancez une recherche bon-sang ! Elle a peut-être fait une bêtise ! Elle n'était vraiment pas bien la dernière fois que je l'ai vu.

– Holà, doucement Madame ! On ne lance pas des recherches comme ça, surtout pour des personnes majeures. Mademoiselle Salvien a peut-être voulu changer d'air sans rien dire à personne, même pas à vous. Bon, écoutez, je vais prendre vos déclarations sur la main courante, et j'en parle à mon chef à la relève.

Kateline ne put rien obtenir d'autre. La mort dans l'âme elle se résolut à répéter une nouvelle fois ses propos au policier qui les saisit sur l'ordinateur et les imprima. La jeune femme posa sa signature en bas de la feuille et quitta le commissariat, bien décidée à revenir en journée pour rencontrer un inspecteur.

41.

– Excusez-moi, demanda l'homme de l'autre côté du canapé. Sans vouloir vous ennuyer, plutôt que de jouer les oreilles indiscrètes, je voulais vous demander si vous nous autoriseriez à nous installer avec vous. Ma compagne vient pour la première fois en club, j'aimerais beaucoup qu'elle apprenne à mieux connaître le monde SM en écoutant des gens expérimentés.

Pas gêné, le type, il nous prend pour la maternelle, pensa Erika en dévisageant Sacha. Elle lança un coup d'œil à Gérald qui lui renvoya pourtant un signal approbateur. En effet, il n'était pas du tout opposé à ce que le couple les rejoigne. Déborah aussi était novice. Elle se sentirait moins seule. Tout ce petit monde se leva pour se présenter, et se réinstalla. Déborah en profita pour changer de place, et s'asseoir du côté de la salle. Elle voulait voir la femme-table sous une autre perspective. Elle était loin d'être au bout de ses surprises.

L'extrémité du plateau vitré reposait sur la remontée lombaire de la chute de reins, laissant place à de jolies fesses arrondies, fermes et bien ouvertes en raison du large écartement des jambes. La position étalait impudiquement toute l'intimité de la femme, exhibant un anus et un vagin bien visibles. Les petites lèvres vulvaires étaient parées de deux anneaux à l'épaisseur et au diamètre impressionnants. Déborah se figea, saisie par la stupeur. Le doute n'était plus permis. Certes, la taille des anneaux s'était accrue, mais la marque sur le haut de la fesse droite ne laissait place à aucune ambiguïté : un tatouage représentant un H stylisé dans un cercle. La femme-table ne pouvait être que… Stella !

Cédric revint avec un minuscule panier d'osier rempli de petits biscuits. Déborah en comprit l'intérêt lorsque le soumis se pencha vers les fesses de la femme-table et le suspendit par une double attache aux anneaux ostensiblement disponibles à cet accrochage. Les lèvres déjà allongées s'étirèrent un peu plus sous le poids du panier. À sa fonction de support à verres, Stella ajoutait désormais celle de distributeur de biscuits, en maintenant toujours une parfaite immobilité certainement imposée par Maîtresse Erika. Sa mission remplie, Cédric se recula, s'agenouilla et posa les mains sur sa tête. Il se mit ainsi en attente du bon vouloir de sa maîtresse.

– Prenez des biscuits ! invita Erika.

Intriguée et intrépide, Sacha fut la première à plonger délicatement ses doigts dans le petit panier pour attraper un biscuit. Drôle de sensation de se servir ainsi et de retirer sa main en laissant se balancer l'ustensile en osier accroché aux anneaux. Ensuite, chacun à son tour imita Sacha. Déborah aurait voulu retrouver sa place initiale pour interpeler Stella, s'assurer qu'il s'agissait bien d'elle, même si elle en était pourtant certaine. Que faisait-elle ici dans le rôle de table de salon ? Était-elle aussi comme elle sous la coupe d'un type du genre Clovis ? Ou alors était-ce de son plein gré ? Aimait-elle se livrer à de tels avilissements ? Et son mari, pourquoi n'était-il pas là ? L'avait-elle quitté ? Une multitude de questions germait dans sa tête.

Le spectacle se déporta un moment au milieu de la salle où une démonstration de bondage et quelques séances de martinets captèrent l'attention du petit groupe. En observant certains couples jouer au centre de la salle, aussi bien Sacha que Déborah furent surprises de constater la complicité et même l'amour qui réunissaient les maîtres et leurs soumises. Jusqu'alors, dans leur ignorance, elles réduisaient les rapports SM à des perversions sexuelles et à des actes sadiques sans aucun sentiment. Elles n'avaient pas imaginé tout ce qui pouvait se cacher derrière une relation sadomasochiste.

42.

Le temps passant, la soumise à quatre pattes, remuait par moment imperceptiblement un bras ou une jambe. Elle luttait contre les courbatures et voulait à tout prix éviter une crampe. Erika jugea alors que l'immobilisation avait assez duré, elle interpela Cédric, toujours en retrait avec les mains sur la tête :

– Enlève-lui le panier ! Et remets-toi à genoux juste derrière elle !

Le jeune homme obéit. Il s'agenouilla entre les mollets de la femme-table, et posa son sexe qui dépassait hors de sa panoplie de cuir sur la raie des fesses qu'il avait sous les yeux. Ce contact l'excita et il commença à bander. Tous regardaient et attendaient sans beaucoup de suspense la suite que la dominatrice allait donner au scenario.

– Elle t'excite cette salope, hein ? poursuivit la brune à la perruque. Continue à lui frictionner le cul avec ta bite, sale bâtard ! Je veux te voir avec une bite bien dure !

Cédric ne se fit pas prier. Il frotta vigoureusement son sexe contre les fesses offertes. Deux des coupes vides posées sur la vitre s'entrechoquèrent. Phil et Gérald voulurent les prendre et les retirer de la table, mais Erika les arrêta.

– Laissez-les où elles sont, ce sera plus amusant !

Elle ouvrit la mallette métallique posée à côté d'elle et en sortit un flacon de lubrifiant qu'elle déposa sur la vitre.

– Et maintenant lopette, encule-la ! ordonna-t-elle à Cédric. Et toi Stella, si jamais tu fais tomber un verre, tu auras une punition dont tu te souviendras !

En entendant Maîtresse Erika prononcer le prénom, Déborah obtint enfin la confirmation qu'elle souhaitait.

– Tu as compris, sale pute ? compléta Erika qui exigeait une réaction de la part de la soumise.
– Oui Madame, répondit Stella d'une petite voix que Déborah reconnut immédiatement.

Désormais Cédric bandait sans retenue. Il se saisit du flacon et s'enduisit la verge de lubrifiant. Puis d'un doigt inquisiteur, il fit pénétrer un peu de produit dans l'anus qui devait l'accueillir. Ces préparatifs terminés, il guida son sexe de sa main et appuya son gland contre l'orifice anal de la soumise à quatre pattes. Puis, il projeta doucement le bassin vers l'avant. Déborah était aux premières loges pour assister au spectacle. Elle avait mal par avance pour Stella. Pourtant, à sa grande surprise, elle vit le pieu turgescent s'enfoncer avec une facilité déconcertante dans le rectum de son ancienne copine, sans que celle-ci ne bouge d'un moindre centimètre. Visiblement Stella était coutumière de la sodomie. Le bassin du jeune homme grassouillet entama une série de balancements réguliers et sans à-coup. Chacun observait médusé l'imperturbabilité de la soumise contrairement à Erika qui savourait son spectacle avec un énorme plaisir. Les muscles de Stella s'étaient contractés pour contrer les mouvements oscillatoires que son corps encaissait. Pourtant, au bout de quelques instants, emporté par une excitation grandissante, Cédric montra moins de retenue et ses assauts se firent plus vifs. Les cinq coupes posées sur la vitre commencèrent à vaciller dangereusement. Déborah serra les dents et retint son souffle. Elle tremblait à l'idée que les verres ne se renversent. Elle aurait voulu s'en saisir et les bloquer, réfréner aussi les élans du soumis qui visiblement approchait de l'orgasme oubliant sa modération première. Quand soudain, Cédric s'interrompit, en fin de mouvement, le sexe enfoncé au plus profond de l'anus. Il releva la tête, fixa le plafond des yeux et poussa un râle sans équivoque. Il éjaculait.

Déborah respira, soulagée. Des applaudissements la sortirent de sa torpeur. Elle n'avait pas remarqué que la mise en scène de

Maîtresse Erika avait attiré de nombreux spectateurs qui entouraient le petit coin salon et qui avaient apprécié le spectacle.

43.

Depuis qu'elle avait reconnue Stella, Déborah n'avait toujours pas réussi à lui parler. Il était vrai que cette dernière était loin d'avoir montré une volonté affirmée de retrouvailles quand elle s'était relevée de sa position à quatre pattes et avait, elle aussi, reconnue son ancienne compagne de gym. La surprise passée, elle avait soigneusement évité de croiser une nouvelle fois son regard. Déborah avait tout de même fait de nouvelles découvertes quand Stella s'était trouvée de face : d'abord un petit bijou qui ornait le clitoris de la soumise et qui brillait comme un diamant. S'agissait-il aussi d'un piercing ? L'autre détail qui avait aussi attiré son attention était la médaille ronde accrochée au collier, du genre de celles que portent les chiens ou les chats pour indiquer leur identité. Déborah avait remarqué qu'une inscription figurait sur la petite pièce de métal, mais elle n'avait malheureusement pas réussi à la déchiffrer en raison de la distance et du manque de lumière.

Déborah observait maintenant Cédric en train d'immobiliser Stella au pilori installé au milieu de la salle. Stella était penchée en avant sur l'instrument en bois, et avait posé sa tête et ses poignets dans les encoches prévues à cet effet. Ses jambes restées droites dessinaient maintenant un angle droit avec le reste de son corps. Cédric rabattit la planche supérieure, emprisonnant ainsi le cou et les poignets de Stella. Cette dernière écarta légèrement ses pieds nus pour tenter de trouver un équilibre pas trop inconfortable.

Voyant Maîtresse Erika sortir un gros martinet de sa mallette, Déborah ne pu s'empêcher de protester :

– Mais vous ne deviez la punir que si elle renversait les verres !
– Ha ! Ha ! Ha ! Ha ! Ha ! s'esclaffa la brune élancée. On voit que tu ne connais pas Stella. Lui fouetter les fesses n'est pas une

punition pour elle, mais une récompense. Elle adore. En attendant, je te trouve bien impertinente de me faire des remarques en voulant soustraire ma soumise au martinet. J'ai bien envie de m'occuper de toi quand j'en aurai terminé avec elle. Tu es d'accord Gérald ?

De toute évidence, Maîtresse Erika profitait de à la situation et savourait par avance la flagellation que pourrait subir Déborah après Stella. Emportée par son excitation, elle ne porta d'ailleurs pas la moindre attention à l'acquiescement de Gérald. Quelle qu'eût été la réponse, sa décision était déjà prise. Elle se voyait déjà maltraiter les fesses majestueuses ou l'opulente poitrine de cette femme afin de tester ses capacités d'endurance.

De leur côté, les deux policiers assistaient passivement mais attentivement à tous ces enchaînements. Phil enregistrait chaque parole d'Anaïs Forclaz, cherchant un indice, un lien, un propos intéressant pour l'enquête. Pour l'instant, il n'avait pas appris grand chose à part faire la connaissance du dénommé Gérald assis à côté de lui, ainsi que l'existence de ce mystérieux Maître K. Pour sa part Sacha avait complètement décrochée de l'enquête. Elle observait, avec une attention soutenue, tout ce qui pouvait se passer entre maîtres et soumis quel que fût leur sexe. Ses craintes premières s'étaient envolées, et elle commençait même à apprécier ce genre de soirée.

Munie de son énorme martinet, Maîtresse Erika se dirigea vers le pilori. Arrivée près de Stella, elle lui palpa les fesses, sorte de préambule pour s'assurer de l'élasticité de la chair qui allait recevoir le fouet. Puis elle se recula, leva son instrument, et l'abattit violemment sur le postérieur offert. Stella ne bougea, ni ne cria. Puis la domina recommença. Les coups s'enchaînèrent. De plus en plus fort. Ils durèrent plusieurs minutes avant que la maîtresse ne marque une pause.

Les fesses de Stella étaient striées de marques rouges laissées par la multitude de brins du martinet. Déborah observait. Elle n'en revenait pas. Erika avait frappé comme une brute. La douleur devait être insupportable et pourtant Stella n'avait pas émis la moindre plainte. Déborah ne l'aurait jamais imaginé, pourtant, elle n'avait plus de doute : Stella était maso. Elle finit par croire que la dominatrice disait vrai : cette séance était une récompense. Stella recommençait d'ailleurs à subir une nouvelle série encore plus forte. Cette fois en revanche, elle cria dès les premiers coups tant ses fesses la brûlaient.

Quand elle se sentit suffisamment rassasiée, Erika cessa une nouvelle fois, et retourna épuisée vers les canapés.

– Tiens, essaie ! dit-elle en s'adressant à Sacha en lui tendant le martinet.
– Moi ? répondit la petite bonne femme, surprise par l'invitation. Mais… je… je n'ai jamais fait.
– Justement, c'est une bonne occasion pour commencer. Je t'ai observée. Tu meurs d'envie de dominer, j'en suis sûre, et je m'y connais.

Sacha se sentit doublement piégée. D'une part, elle avait laissé paraître ce désir qui était monté progressivement en elle. D'autre part, si elle avait été incapable de masquer cela, peut-être sa fonction de flic n'était-elle pas aussi bien cachée que ce qu'elle pensait. Elle regarda Phil pour chercher une indication, une directive. Heureusement, il rentra dans le jeu sans se démonter.

– Allez, mon cœur, ne fait pas ton ingénue, lança-t-il à sa collègue sur un ton faussement amoureux. Maîtresse Erika a vu juste. Tu m'as souvent dit que ça te plairait de me fouetter.

Les propos de Phil correspondaient à l'ambiance de la soirée, mais ils déstabilisèrent un instant Sacha. Cependant, ils eurent le mérite de l'aiguillonner, et finalement ils permirent à Sacha de rentrer complètement dans le jeu, lui faisant oublier la crainte d'être démasquée.

La jeune femme se saisit du martinet et se laissa accompagner jusqu'au postérieur rougeoyant. Erika lui prit la main qui tenait le manche et lui expliqua la façon de procéder :

– Tu vois, tu frappes comme ça. Tu l'amènes de bien loin. Avec cette chienne de Stella, n'hésite pas. Ne retient pas tes coups. Elle a le cuir dur. Tu risques d'ailleurs de te fatiguer avant elle. Remarque, si tu es endurante, tu réussiras peut-être à lui faire prendre son pied.

– Vous voulez dire qu'elle est capable de jouir si je la frappe fort ? demanda Sacha hébétée.

– Exactement ! Allez, vas-y ! Explose-lui son gros cul ! Tu as un public à satisfaire, conclut la dominatrice en s'éloignant.

Sacha regarda derrière. Non seulement les yeux de Phil, de Gérald et de Déborah étaient braqués sur elle, mais d'autres clients avaient compris le petit jeu qui débutait et voulaient voir à l'œuvre l'apprentie dominatrice. Sacha considéra le postérieur indécemment offert devant elle. Elle fixa un instant les deux hémisphères charnus, puis la vulve dont les petites lèvres lestées par les anneaux lui paraissaient curieusement allongées. Elle leva le martinet. En serai-je capable, pensa-t-elle ? Heureusement, à cet instant une pulsion lui envahie le ventre. Difficile à analyser, mais cette sensation fut le déclencheur qui lui permit d'octroyer le premier coup au postérieur qui l'attendait. Ensuite ce fut une sorte d'automatisme. Certes les premières frappes furent un peu gauches, certaines battirent l'air, d'autres glissèrent sur la hanche de la soumise, mais les répétitions aidant, le fouettement devint plus précis.

– Hé, dites donc, elle se débrouille drôlement bien votre compagne, complimenta Erika en se tournant vers Phil. C'est une domina qui s'ignore.

Phil restait ébahi. Pour jouer le jeu, elle jouait le jeu ! Il observait stupéfait sa stagiaire monter en puissance. Au bout de quelques minutes, le martinet avait pris une cadence qui n'avait rien à envier à celle d'Erika. Stella se mit à hurler de plus en plus fort sans que cela ne décontenance Sacha. Au contraire les cris la stimulèrent. Elle prenait un plaisir grandissant à cingler les fesses écarlates de la soumise. Elle poussait maintenant la malice à envoyer de temps en temps quelques coups de bas en haut dans l'entrecuisse. Et elle visait bien ! Le plaisir qu'elle prenait était évident. Les cris de Stella, plus proches des hurlements, se succédaient sans que l'on sache vraiment s'ils témoignaient de la souffrance ou du plaisir tant ils étaient ambigus. Le dernier, long, rauque et étiré apporta la réponse : Stella était en train de jouir. Tout de suite après, ses jambes flageolèrent et ne la portèrent plus. Stella s'affaissa au pied du pilori retenue à l'instrument par la tête et les bras. Sacha resta hébétée, arrêtée en pleine action, le fouet à la main. Cédric inquiet se précipita pour soulever la planche et délivrer Stella. Erika, elle, ne montrait aucune émotion, habituée peut-être aux réactions post-orgasmiques de la soumise. Elle interpella Sacha :

– Bravo ! Tu apprends vite. Je n'aurais pas pensé que tu arrives à la faire jouir, cette salope.

Sans comprendre pourquoi, le simple fait d'entendre traiter de salope la femme qu'elle venait de fouetter augmenta le plaisir de Sacha. Ce qu'elle venait de découvrir ce soir la ravissait.

44.

Li O Chi s'amusait à regarder Clovis Xenakis se débattre avec ses baguettes. Ils étaient les derniers clients du Sushi Impérial. Le restaurant aurait déjà dû fermer ses portes en raison de l'heure tardive, mais Li O Chi connaissait bien le patron de l'établissement. L'homme d'affaires japonais venait souvent dîner ici lorsqu'il était de passage en Rhône-Alpes, et ses nombreux rendez-vous de travail l'occupaient jusqu'à tard dans la soirée. Heureusement, c'était terminé pour aujourd'hui, et l'entretien qu'il avait avec Clovis Xenakis n'avait rien de professionnel.

Li O Chi s'octroyait toujours un peu de détente avant de regagner Tokyo. Client régulier de Clovis, il avait une entière confiance en lui. Il appréciait particulièrement sa discrétion et la qualité de ses geishas françaises comme il aimait appeler les filles qu'il louait au petit homme à la moustache noir.

– Celle-ci n'était pas dans la brochure la dernière fois, s'exclama le Japonais.

– Vous avez tout à fait raison, c'est une nouvelle. Elle s'appelle Déborah. Elle est très docile, comme vous les aimez. Et puis regardez les pages suivantes, elle a de très belles formes, je suis sûr qu'elle devrait vous convenir.

Clovis avait calculé son coup en réfléchissant rapidement. Il avait tout de suite proposé Déborah. En effet, Deparissière la rendait demain. Si le Japonais la prenait dans la foulée, c'était bingo.

– C'est exact, elle me plait beaucoup, confirma le Japonais en parcourant les photos.

Les demandes pour Déborah dépassaient les prévisions de Clovis. Même si l'idée de mettre au catalogue une fille aux mensurations confortables était de lui, jamais il n'aurait cru que cette femme aurait remporté autant de succès. En plus, son dressage avait été facile, et les retours qu'il avait des premiers clients étaient élogieux. C'est pourquoi, il n'avait pas hésité à augmenter au bout de trois semaines le tarif de la jeune femme.

– Je la prends, annonça Li O Chi.

– Je suis sûr que vous ne le regretterez pas. Vous la voulez quand ?

– Après-demain, et jusqu'à Jeudi. Kampaï !

– Kampaï ! répéta Clovis en levant son verre de saké.

45.

Remise de ses émotions, Stella avait rejoint le coin salon sans avoir cette fois à jouer la table. Elle eut même l'autorisation de s'asseoir et de boire. Elle en avait bien besoin. Ses fesses la faisait atrocement souffrir, mais elle se taisait et gardait la tête baissée. En bonne soumise, dès qu'elle s'était relevée du pied du pilori, elle avait remercié Sacha de l'avoir fouettée. C'étaient les seules paroles qu'elle avait prononcées.

Déborah la regardait, tentée de se pincer pour être sûre qu'elle ne rêvait pas. Comment pendant des mois avait-elle pu côtoyer cette femme sans la connaître ? Où alors ce n'était plus la même. Il y avait là un mystère. Elle aussi se taisait. Après l'épreuve à laquelle elle venait d'assister, elle espérait bien se faire oublier dans son coin. C'était sans compter la ténacité de Maîtresse Erika. Les rondeurs de Déborah lui plaisaient. La dominatrice avait dans un premier temps songé à s'en prendre à la croupe charnue, mais c'était réitérer le scénario de Stella. Alors pour changer, elle décida qu'au lieu du côté pile, elle s'emploierait à travailler le côté face.

– Il va falloir s'occuper de Déborah, maintenant, annonça Erika avec un sourire qui traduisait son excitation. Stella emmène-la à la croix et attache-la face à nous !
– Oui Madame, répondit respectueusement Stella en se levant.

Déborah très inquiète sortit du canapé et s'apprêta à suivre Stella. Mais Erika l'intercepta et fit glisser les brides le long des épaules de l'apprentie-soumise, puis tira verticalement sur le haut du body pour dégager et mettre à nu le buste. Les deux gros seins trop longtemps retenus prisonniers s'offrirent aux spectateurs attentifs.

– Cédric, bande-lui les yeux ! ordonna Erika.

Le soumis pris le foulard que lui tendait sa maîtresse. Il le roula, le passa devant les yeux de Déborah et le lui noua derrière la tête.

– C'est pour qu'elle vive plus intensément cette première expérience, expliqua Erika. Quand une soumise a les yeux bandés, c'est comme une autruche, elle a moins peur, et elle ressent davantage les sensations.

Un vrai cours SM, songea Phil.

Complètement aveugle, le bras droit tenu par Stella, Déborah avançait d'un pas hésitant vers le centre de la salle. Gérald trouva cocasse et agréable la vision des deux splendides postérieurs qui s'éloignaient. Il s'amusa à les comparer. Les fesses de Déborah, encadrées par le body et les bas résilles, étaient sans conteste les plus larges et les plus rebondies. Elles dissimulaient totalement la bande d'étoffe qui reliait les deux faces du body et dont l'utilité était bien incertaine. Dans sa nudité totale, Stella avançait sereine, la croupe écarlate striée de marques pourpres. Les stigmates de la séance de martinet dureraient certainement plusieurs jours. Le tatouage et les anneaux qui s'entrechoquaient à chaque pas lui conféraient une incomparable originalité. À cause de l'absence de chaussures, la démarche était moins chaloupé, mais les fesses rondes et fermes quoique moins remontées que celles de Déborah n'avaient rien à envier à toutes celles que l'on pouvait observer au cours de cette soirée.

Arrivée à destination, Stella fit pivoter sa compagne sur elle-même, et la fit reculer contre la croix de Saint-André. Déborah sentit ses bras tirés vers le haut, puis des bracelets lui emprisonner les poignets. Elle profita de cet instant où elle était proche de Stella, pour tenter une nouvelle fois de rétablir le contact. C'était aussi pour elle le moyen de chasser momentanément son appréhension pour la suite qui lui causait une immense inquiétude.

– Tu m'as reconnue, Stella ? questionna-t-elle maladroitement. Je suis Déborah. Tu te rappelles ? Le Gymnase Club, il y a deux ans ?

Stella resta muette, se contentant de continuer d'attacher Déborah en lui emprisonnant les chevilles dans les bracelets du bas de la croix.

– Tu pratiques le SM depuis longtemps ? Tu aimes ça ? insista Déborah.
– Je n'ai pas le droit de parler sans y être autorisée par mon Maître ou par Maîtresse Erika, finit par répondre Stella pour couper court à toutes les questions posées, ainsi qu'aux prochaines qui allaient immanquablement survenir.

Derrière son bandeau, Déborah n'insista pas. En tentant de remuer, elle comprit là toute la réalité de son immobilisation. Elle oublia vite Stella et retrouva sa préoccupation précédente, la peur d'être fouettée.

Elle se rendit compte de la présence de Maîtresse Erika seulement quand elle sentit qu'on lui descendait le haut de son body jusque sur les hanches. En plus de mes seins, mon ventre doit être à nu, pensa-t-elle. Puis des mains douces lui caressèrent la poitrine.

– Tu as de belles mamelles. Je crois que je vais me régaler, lui chuchota la dominatrice en transformant progressivement ses attouchements en pétrissages exaltés.

Pour l'instant, ces gestes bien qu'agressifs n'étaient pas désagréables, mais ils le devinrent lorsque la domina saisit chacun des mamelons entre le pouce et l'index, puis serra et tourna, arrachant un premier cri de douleur à sa victime. Maîtresse Erika maintint la pression pendant une bonne trentaine de secondes avant de lâcher son emprise. Déborah poussa alors un long soupir de soulagement avant de sursauter en sentant le cuir lui effleurer la peau. C'était la claquette de la cravache que la dominatrice promenait lentement sur la belle surface des volumineux globes mammaires. Selon un scénario presque identique au précédent, la langue de cuir passa de la caresse aux petits claquements rapides et répétitifs, décollant seulement de quelques millimètres de la poitrine. Au début Déborah trouva ces vibrations assez plaisantes, jusqu'à ce que la cravache s'absente plusieurs secondes de son corps et retombe sur le sein accompagné d'un claquement sec. À peine avait-t-elle ressentie la douleur et commencé de l'exprimer, qu'une nouvelle frappe succéda à la première sur l'autre sein. Puis les coups de cravache s'enchaînèrent.

– Aïe ! Aïe ! Aïe ! Non arrêtez ! Ça fait trop mal ! Arrêtez ! cria Déborah.

Évidemment, la dominatrice ne tint aucun compte de cette demande. Bien au contraire, experte dans le maniement de la cravache, elle continua de plus bel, visant successivement chaque parcelle mammaire afin que l'ensemble de la poitrine reçoive le châtiment qu'avait décidé Erika.

– Arrêtez ! Arrêtez ! Pitié ! Pitié ! pleurait Déborah.

Maîtresse Erika marqua une pause, non par apitoiement, mais pour laisser à sa victime quelques instants de récupération. Elle était bien consciente que Déborah vivait vraisemblablement sa première expérience sérieuse de cravachage. Cette femme n'était pas Stella et risquait de s'évanouir si on ne lui laissait pas un peu temps pour dissiper sa douleur et recouvrer ses esprits.
Erika s'écarta pour laisser libre le champ de vision à ses hôtes. De loin, Gérald constata que la couleur de la poitrine de Déborah s'était rapprochée de celle des fesses de Stella bien que la durée et l'intensité de la flagellation ne fussent pas comparables. Il reconnaissait pourtant que la dominatrice n'y était pas allée de main morte et que les plaintes de Déborah n'étaient pas feintes. Mais il se garda bien d'intervenir, il faisait entièrement confiance à Erika pour gérer les limites.

La cravache avait recommencé sa ronde en se déplaçant sur le morceau de ventre qui avait été dégagé quand le body avait été baissé. Cette zone étant moins sensible que la poitrine, Erika avait augmenté l'intensité de ses coups, si bien que la douleur était restée tout aussi intense pour Déborah.

– Aaaaaaah ! Pitié ! Pitié ! je vous en prie, supplia-t-elle.
– Tu devrais me remercier s'amusa à lui répondre la dominatrice. Je suis en train de muscler ta grosse panse qui en a bien besoin.

En d'autres moments, Déborah aurait été envahie par la honte. Son ventre replet était un de ses plus gros complexes. Pourtant ce soir, ce genre de réflexion lui passait au-dessus de la tête. Seul importait l'instant où la cravache cesserait son manège tortionnaire.

Combien de coups de cravache reçut-elle ? Combien de temps sa torture dura-t-elle ? Déborah l'ignorait. À la limite de l'évanouissement tant la douleur était forte, elle ne s'aperçut même pas que Maîtresse Erika s'en était de nouveau prise à ses seins en ciblant leur pointe pour le ballet final, avant de reposer enfin sa cravache. Ce fut Stella qui détacha la suppliciée et lui enleva son bandeau. Elle la raccompagna titubante jusqu'au canapé. Arrivée à destination, Déborah en larmes se blottit contre Gérald. Cette expérience SM était loin de lui avoir apporté ce qu'elle avait un instant imaginé quand cette sensation agréable l'avait parcourue à son arrivée. Mais comment Stella pouvait-elle prendre du plaisir à être fouettée ?

– Dommage qu'elle soit un peu douillette, commenta Erika, intraitable. Mais je pense qu'elle a quand même du potentiel pour faire une soumise.
– Merci de l'avoir testée, répliqua Gérald. Mais de toute façon, la question ne se pose pas.

Déborah contenait ses sanglots. Entendant cette conclusion, elle porta une profonde gratitude à Gérald. Reprenant ses esprits, elle se redressa un peu. Effrayée par le regard de sa dominatrice, elle se crut obligée de se justifier pour n'avoir pas su assumer cette expérience jusqu'au bout :

– Je vous demande pardon Madame, s'excusa-t-elle. Je regrette de ne pas avoir été capable de supporter, mais ça faisait vraiment trop mal.

Ces paroles déclenchèrent les rires de la dominatrice, qui apprécia toutefois ce profil bas, digne d'une soumise.

La soirée ne se termina que beaucoup plus tard. Les séances de soumission se succédèrent. Pour son plus grand soulagement, Déborah y assista en simple spectatrice. Erika était déchaînée. Cédric subit toute une série d'humiliations auxquelles mit fin sa maîtresse en le sodomisant avec un double gode-ceinture. Puis ce fut de nouveau le tour de Stella. Erika l'emmena en laisse suivie par de nombreux admirateurs. Elle la fit entrer dans un des coins-câlins du club et lui ordonna d'attendre. La soumise se tenait debout, passive, prête à se mettre dans la position qu'on lui demanderait. Elle savait sans nul doute ce qui l'attendait. Maîtresse Erika se retourna et sélectionna trois hommes solitaires parmi ceux qui la talonnaient. Son choix s'était porté sur ceux qui s'étaient montrés les plus intéressés à suivre les épreuves subies par Stella. Elle tenait à les récompenser pour leur assiduité.

– Allez-y, elle est à vous, si ça vous dit ! Prenez cette salope comme vous voulez, mais une seule condition, les mecs : capotes obligatoires !

Accompagnant le geste à la parole, elle leur distribua à chacun un préservatif qu'elle piocha dans la corbeille sur le tabouret à côté de l'immense matelas recouvert de skaï.

Les mâles ne se firent pas prier. Ils quittèrent leurs pantalons et enfilèrent les capotes sur des sexes gonflés par des heures d'excitation. Ce n'était pas tous les jours qu'on leur offrait une soumise à baiser !

46.

Déborah était de retour à Castillons, le cœur empli de tristesse. Pour la seconde fois, elle avait dû quitter Gérald. C'était encore plus dur que le retour de la villa de Saint-Tropez. En effet, après l'expérience SM ratée – elle devait bien le reconnaître – d'hier soir, Déborah avait trouvé un peu de réconfort dans les bras de Gérald. Et de retour au manoir, l'intimité retrouvée lui avait fait oublier ses malheurs. La suite de la nuit avait été merveilleuse. Le couple était resté au lit jusqu'à midi. Puis Gérald était parti le premier prendre son avion. William était ensuite revenu chercher Déborah pour la ramener à Castillons.

Déborah se rendit à la bibliothèque du château. Elle était triste Sa poitrine était encore très douloureuse, mais les marques rouges s'estompaient progressivement. Elle jugea toutefois inutile de montrer son état à son souteneur. Elle referma un peu son décolleté et sourit.

– Demain, tu es louée à un de mes amis japonais jusqu'à mardi ! lui annonça Clovis. En attendant, comme tu as du temps libre, tu feras le ménage dans le bureau de Paulo et dans le mien.

C'est ainsi que Déborah apprit que son métier de prostituée se doublait d'une fonction de femme de ménage aux heures perdues.

L'après-midi fut donc consacré à aspirer, nettoyer à la serpillère, et ranger les placards du chef des truands et de son adjoint. Puis, après le repas du soir pris avec les adeptes, Déborah regagna sa chambre du monastère. Fatiguée, elle se coucha en tentant d'imaginer son client japonais du lendemain et s'endormit rapidement.

Les rêves de Déborah auraient pu se construire autour des évènements de la journée, le retour à Castillons, Clovis, le ménage. Mais sans doute, ces sujets-là étaient-ils trop banals. Castillons était devenu une habitude, Déborah n'était plus terrorisée par Clovis, quant au ménage, il n'avait rien de stimulant pour le cerveau. Non, l'onirisme que perçut Déborah fut tout autre. La jeune femme rêva à la soirée du Number Six. Les personnages étaient les mêmes, sauf Gérald qui était absent et Maîtresse Erika qui était remplacé par Maître K, un être monstrueux avec des écailles sur le visage avec des yeux bridés. Dans son rêve Déborah n'avait pas peur, au contraire. Elle prenait la place de Stella au pilori, et Maître K commençait à la fouetter avec un long fouet. Curieusement les coups n'étaient pas douloureux.

Tout à coup Déborah se réveilla. Il lui fallut quelques instants pour qu'elle comprenne qu'elle rêvait. Il faisait très chaud. Elle chercha à repousser le drap qui emprisonnait son corps nu. Pour cela elle remonta ses mains qui étaient posées sur son bas-ventre. Une fois son anatomie complètement à l'air libre, elle retourna instinctivement placer le bout des doigts sur son clitoris. C'était bon ! Elle chercha à se rendormir avec le souhait de reprendre son rêve. Mais ces choses ne se commandent pas. Ne retrouvant pas le sommeil, elle se promena elle-même dans ses fantasmes. Elle pensa très fort à ce mystérieux Maître K qui lui fouettait les fesses, de plus en plus fort, puis qui la fit se tourner vers lui pour lui flageller la poitrine. Mais rien à voir avec l'autre soir. Autant c'était douloureux hier, autant c'était bon aujourd'hui.

Les doigts de Déborah accélèrent le mouvement rotatif qu'ils avaient entrepris sur le clitoris. Elle fixa les images de ses seins martyrisés, puis de nouveau de ses fesses. Sa main droite accéléra. Elle gémit. Puis Maître K s'interrompit, il l'embrassa, puis reprit de nouveau le fouet. Les coups cinglèrent. Les doigts frottèrent le clitoris de plus en plus vigoureusement et Déborah fut emportée par la jouissance.

Déborah se sentait merveilleusement bien. Ses muscles s'étaient relâchés. Désormais éveillée, elle chercha à comprendre. Pourquoi avait-elle tant apprécié le fouet dans son rêve au point d'en jouir ? Elle fut soudain prise du désir d'en subir une nouvelle séance. Bizarre cette envie de vouloir renouveler une expérience pourtant douloureuse.

Elle ne comprenait pas, mais elle ne chercha pas davantage. Tout à l'heure, avec son Japonais, elle aurait d'autres préoccupations, et elle devrait le satisfaire en bonne putain qu'elle était devenue.

47.

Dans la grande maison bourgeoise à Grenoble, Kurt Heimlich Von Bruchs n'en finissait pas de bavarder au téléphone. Six mois au moins que Gérald et lui ne s'étaient ni vus, ni parlés.

– Si je n'avais pas croisé Erika hier soir, continua Kurt, j'aurai encore oublié de t'appeler, mon vieux Gérald. Je suis impardonnable.

– Ne culpabilise pas ! Moi aussi j'aurais pu penser à te téléphoner. J'y ai songé plusieurs fois, mais pris par le business, tu sais ce que c'est…

– Oui, reprit Kurt. Mais maintenant que je t'ai, je ne te lâche pas. Viens donc dîner un de ces soirs à Grenoble. Et ça me ferait plaisir de connaître ta nouvelle soumise. Cachotier, je te croyais retiré du monde SM.

– Holà ! Erika va vite en besogne, c'est bien son habitude. Pour le dîner ce sera avec plaisir, mais pas avant la fin de la semaine prochaine. En ce moment je suis sur l'autoroute et je file sur Milan, et j'ai des rendez-vous en Italie toute la semaine. Pour ce qui est du SM, je suis retourné au Number Six juste pour le fun. Et Déborah non plus ne pratique pas, je voulais seulement lui montrer.

– Pourtant, Erika m'a dit qu'elle avait du potentiel.

– Oh, toi, je te vois venir. Tu la prendrais bien comme nouvelle soumise, s'esclaffa Gérald.

– Mais non, c'est toi qui te trompes ce coup là. Avec mes trois soumises, j'ai suffisamment de chats à fouetter, sans jeu de mots. Ha ! Ha ! Ha ! Surtout avec Stella à plein temps. Et Lise et Greta m'occupent aussi beaucoup. Non c'est juste de la curiosité pour voir si Erika ne s'est pas trompée.

– Ok ! Ok ! Pas de problème. Je vois quand Déborah est libre et je te rappelle.

Gérald raccrocha. Il passa le péage de Milan, quitta l'autoroute et s'arrêta pour chercher un numéro de téléphone dans son carnet. Il fallait vérifier si Déborah n'était pas prise avec un autre client, faute de quoi le dîner chez Kurt devrait être reporté. Si Clovis confirmait la disponibilité, Gérald la réserverait alors pour la soirée ou plus. Il ne put s'empêcher de sourire intérieurement en pensant à la rente qu'il octroyait à Clovis Xenakis avec les locations successives de Déborah.

48.

Déborah était très heureuse d'avoir retrouvé Gérald, même si elle savait que ce n'était que pour peu de temps. Elle en avait terminé la veille avec son Japonais. Elle avait parfaitement joué son rôle de prostituée, l'asiatique semblait l'avoir appréciée, mais pour sa part, elle s'était profondément ennuyée.

Kurt Heimlich Von Bruchs avait accueilli pour la soirée Gérald et Déborah dans sa belle demeure bourgeoise de Grenoble. L'Allemand possédait une carrure imposante. Avec son crâne rasé, son accent guttural et ce physique impressionnant, il faisait penser à un personnage de méchant dans un film d'espionnage. Le genre d'homme qu'il valait mieux éviter de provoquer, pensa Déborah.

Jérôme, le majordome de Kurt Heimlich était tout son contraire, un homme grand et maigre avec des cheveux plaqués vers l'arrière du crâne. Il venait de faire passer à table Kurt et ses invités quand Déborah découvrit sans grand étonnement que la serveuse qui apportait les entrées sur un plateau n'était autre que Stella. La surprise résida dans la nouvelle originalité accompagnant l'arrivée de son ancienne compagne de gym. Le tableau était différent mais tout aussi insolite que celui de la femme-table du Number Six.

Stella portait pour tout habillement un simple tablier de soubrette, blanc et agrémenté de dentelles, ainsi que son collier de cuir qu'elle avait déjà au Number Six et auquel était accrochée la médaille qui intriguait tant Déborah. Elle marchait pieds nus, d'un pas mal assuré. Une imposante poire d'angoisse lui obturait la bouche. La grosse boule rouge de la taille d'une balle de golf qui lui maintenait les mâchoires ouvertes était fixée par deux lanières de cuir accrochées derrière la nuque. Inutile de préciser qu'elle aurait été incapable de prononcer le moindre mot, même si elle en avait eu le droit.

Déborah ne vit la particularité suivante que lorsque Stella la servit en déposant l'assiette de foie gras devant elle. Elle découvrit que la pointe des seins était anormalement proéminente. Elle trouva l'explication en constatant que les mamelons étaient enserrés à leur base par un petit élastique noir qui les comprimait et les érigeait en empêchant le sang de circuler normalement.

Une fois son service terminé, Stella s'écarta de la table et se posta bien droite en retrait en attente d'un éventuel ordre de son maître. Son regard fixait le mur, évitant ainsi tout croisement possible avec celui d'un des invités.

– Je ne vous présente pas Stella, annonça Kurt. Vous l'avez déjà vu l'autre soir.
– Tout à fait, répondit Gérald. Un modèle de soumission. Félicitation, Kurt ! En plus, elle est ravissante. En pleine lumière, ta soumise est encore plus jolie que dans la pénombre du Number Six.

Gérald avait raison, pensa Déborah. L'éclairage de la salle à manger permettait de beaucoup mieux voir Stella et révélait la douceur de sa peau éclatante sans avoir besoin de la toucher. Certes la lumière vive révélait aussi le poids des années avec quelques rides sur le visage et une poitrine un peu affaissée, mais cette marque du temps complétée par le haut niveau d'asservissement consenti semblait aussi vouloir témoigner d'une riche et longue pratique de la soumission. Toutefois Déborah n'était pas au bout de ses surprises.

– Ta compagne n'a rien à envier à Stella, renchérit Kurt. Elle est ravissante.

Et tout naturellement le repas s'engagea par une conversation autour de Déborah. Kurt la questionna. La jeune femme répondit telle une équilibriste, évitant de révéler toute information ayant trait à sa condition de prostituée. D'une part elle ne savait pas si Kurt était au courant que Gérald payait pour l'avoir, et d'autre part elle gardait toujours en tête les consignes de discrétion de Clovis.

Une fois le plat chaud servi par la soubrette Stella, toujours aussi mentalement absente, Kurt proposa :

– J'aimerais maintenant vous présenter Stella de façon un peu plus… détaillée, dirons-nous. Si vous en êtes d'accord évidemment ?

La réponse fut affirmative. Déborah, surtout, bouillait d'impatience d'en connaître d'avantage sur son ancienne amie pour pouvoir peut-être comprendre le mystère de son parcours. Maître K claqua des doigts et fit un signe à sa soumise. Immédiatement Stella alla se placer, bien droite, dans l'alignement de la table, face aux convives. Elle écarta les jambes, dénoua son tablier qui tomba sur le plancher. Elle prit la pose en plaçant ses mains sur la tête. Visiblement, ce rituel de présentation ne semblait pas improvisé. Un spectacle extravagant s'offrit alors à Gérald et Déborah. Un énorme objet accroché aux anneaux vulvaires de Stella pendait entre ses cuisses. C'était un poids de deux kilos, hexagonal, surmonté d'un anneau et utilisé autrefois sur les marchés pour le pesage avec les balances romaines. Suspendu aux imposants piercings, il étirait et déformait les petites lèvres de façon ahurissantes. Déborah se demanda comment Stella pouvait bien supporter ce supplice de son sexe sans laisser apparaître la moindre gêne à part celle de gauchir sa démarche.

– Je fais souvent porter à Stella ce genre de poids, commenta Kurt. Ça lui allonge les petites lèvres. Elles commencent déjà à garder un peu leur déformation au repos. Stella sait que j'aime beaucoup.
– Ça doit faire horriblement mal ? intervint Déborah.
– Oui bien sûr. Mais elle s'y est habituée, et puis, je ne vous ai pas dit : Stella est très maso. C'est pour elle un plaisir de supporter cela. Vous pouvez lui demander confirmation.
– Mais elle ne pourra pas répondre avec ce qu'elle a dans la bouche, répliqua Déborah.
– Ha ! Ha ! Ha ! Tu n'as qu'à lui poser des questions dont la réponse est oui ou non !

Pour la première fois, Kurt venait de tutoyer Déborah. Celle-ci n'en ressentit que davantage l'ascendance que l'Allemand avait sur elle. Son ventre se serra, et elle perçut un agréable frisson intérieur. Elle se reprit et céda à l'invitation.

– Dis-moi Stella, questionna Déborah, ça te fait mal de porter des choses lourdes à ton sexe ?

Stella hocha verticalement la tête.

– Et tu aimes ça ?

Le même mouvement de tête positif apporta la réponse que Déborah avait un peu de mal à admettre.

– J'ai omis de vous décrire ses piercings, coupa Kurt. Le bijou qui traverse le capuchon du clitoris est orné d'un vrai diamant. Les anneaux en acier chirurgical en raison de leur caractère utilitaire sont en six par dix-neuf. Six millimètres d'épais et dix-neuf millimètres de diamètre. Un petit record aussi. Bon, un dernier détail vous attend de l'autre côté.

Nouveau claquement de doigt, et Stella se retourna pour se montrer de dos. Elle reprit sa position jambes écartées, mains sur la tête et se pencha vers l'avant. Outre le panorama des magnifiques fesses fermes et des lèvres lestées vues de derrière, Stella offrit aux convives un nouveau spectacle insolite par l'objet qu'elle portait enfiché dans son anus et dont la partie émergeante de forme ronde ornait la raie de ses fesses en scintillant à la lumière.

– Elle porte ce rosebud depuis ce matin, et doit le garder jusqu'au coucher, commenta une nouvelle fois Kurt Heimlich Von Bruchs.
– Elle est vraiment incroyable, ne put se retenir Gérald. En plus, elle a l'air de bien supporter tout ça.
– Elle apprécie tout ça, tu veux dire, précisa Kurt. Je te répète, elle est maso comme pas possible. De toutes mes soumises, c'est elle qui endure le maximum de contraintes. Au début, je demandais toujours son accord préalable pour toute nouveauté. Elle n'a jamais rien refusé. Sauf une chose pour laquelle elle ne se sent pas encore prête.
– Laquelle ? demanda Déborah complètement absorbée par cet exposé sur cette soumission hors du commun.
– Le branding !

– Le branding ? reprit Déborah qui semblait ne pas connaître ce terme.

– Le branding est un mot qui vient de l'anglais et qui signifie marquage au fer rouge. Je souhaite remplacer mon H de Heimlich tatoué sur sa fesse droite par un marquage au fer de mes armoiries ! Mais je ne le ferai que lorsque Stella me le demandera.

Un silence passager ponctua ces dernières paroles. Kurt Heimlich Von Bruchs montra du doigt le blason familial qui trônait au dessus de la grande cheminée. Déborah regarda le H gothique entouré de deux aigles stylisés. Elle imagina avec horreur Stella immobilisée à côté d'un brasero et le fer lui brûlant la chair de sa fesse. Stella marquée comme du bétail, c'était à la limite du supportable. L'image passée, Déborah se demanda pourquoi Kurt avait parlé de "son" H de Heimlich, alors que toutes les fois qu'elle avait observé le tatouage de Stella dans les douches du Gymnase Club, il avait paru évident à Déborah qu'il était un témoignage d'amour à Harry le mari de Stella. Kurt mentait-il en s'appropriant le tatouage, ou bien la relation de Kurt et Stella était-elle déjà ancienne ? Dans ce cas, Déborah se serait trompée en affectant le H à Harry.

– Tu rêves ? lança Gérald à Déborah.

– Pardon, réagit Déborah. Non, excusez-moi, je voulais seulement savoir si je pouvais encore poser une question à Stella.

– Mais bien sûr, Déborah, tu peux, approuva Kurt. Stella retourne-toi !

Stella fit de nouveau face aux invités. Déborah la fixa dans les yeux et posa sa question :

– Tu es heureuse ?

La soumise ne laissa planer aucun doute. En effet, elle répondit sans hésiter par plusieurs mouvements de la tête du haut vers le bas.

49.

Sous le contrôle de Jérôme, Stella avait repris son service de soubrette, et n'avait plus été sur la sellette jusqu'au dessert. Ce ne fut qu'une fois au salon, après avoir servi le café, qu'elle revint au centre de la conversation avec une question de Gérald :

– J'ai cru comprendre que tu avais d'autres soumises, Kurt. Elles ne sont pas là ce soir ?
– Oui, j'ai aussi Lise et Greta, mais pas à demeure. Stella est la seule dont la soumission est un mode de vie. Elle ne pourrait d'ailleurs plus s'en passer. C'est une drogue pour elle. Elle est aussi très cérébrale, elle aime beaucoup l'humiliation. Vous avez dû vous en apercevoir l'autre jour quand je l'ai prêtée à Erika.
– On a surtout constaté qu'elle prenait son pied sous le fouet.
– Et sur commande, compléta Kurt en riant ?
– Sur commande ?
– Oui. Vous voulez voir. Elle va vous faire une démonstration. Mais avant, je dois quand même la préparer un peu.

Kurt appela Stella d'un ton sévère. Elle s'approcha. Il lui retira sa poire d'angoisse et le poids de son sexe. Déborah remarqua que malgré l'absence de lest, les petites lèvres restaient anormalement allongées. Kurt avait raison, les étirements répétés déformaient irrémédiablement les chairs intimes.

– Va chercher mon fouet ! Le grand !

Stella quitta la pièce et revint avec un véritable fouet enroulé sur lui même. Elle le tendit à son maître. Elle alla ensuite se placer face au mur, bras et jambes écartés comme si elle était attachée à une croix. Kurt déroula le fouet et le fit claquer dans l'air à la manière d'un dompteur qui voudrait impressionner ses lions ou ses tigres. Gérald et Déborah se calèrent dans leurs fauteuils.

Kurt se plaça au moins à trois mètres derrière sa soumise, et d'une main experte, lança une première frappe forte et rapide. La lanière fondit sur Stella à une telle vitesse que les spectateurs ne la virent pas s'abattre sur elle. Sans le bruit sec, ils auraient pu douter que le coup avait bien été donné. Le sursaut de Stella et le cri qu'elle poussa témoignèrent que Kurt avait atteint sa cible. La strie rouge qui apparut instantanément sur la fesse gauche attesta de la formidable violence avec laquelle le cuir avait frappé.

Kurt réitéra aussi violemment une vingtaine de fois son geste avec une précision diabolique. En effet, les stries rouges des fesses dessinaient des lignes parallèles et perpendiculaires bien ordonnées. Stella n'avait pu retenir ses cris à chacune des frappes, mais était restée plaquée contre le mur et n'avait pas bougé du moindre centimètre. Quand Kurt eut terminé. Il jeta le fouet par terre, et on entendit pour la première fois de la soirée la voix de Stella :

– Merci Maître.
– Je pense qu'elle est prête, annonça Kurt à ses invités. J'ai dû aller un peu vite et peu fort, mais avec elle, c'est obligatoire, sinon on perd trop de temps. Je résume : Stella est cérébrale, maso et exclusivement clitoridienne. Elle ne sait jouir que sous le fouet ou par le frottement de son clitoris. Pour le fouet vous avez pu vous rendre compte l'autre soir. Pour le reste, voici la démonstration. Stella ! Allonge-toi par terre et masturbe-toi devant nos amis !
– Oh, encore merci, Maître.

Déborah était fascinée. Aucune femme ne pouvait supporter tous ces supplices, toutes ces humiliations, pourtant Stella semblait s'en satisfaire, pire, à entendre ses dernières paroles, elle en était même ravie. Kurt la faisait travailler comme un animal de cirque et visiblement cela lui plaisait.

Stella s'allongea sur le parquet. Elle entrouvrit ses cuisses et posa sa main droite sur le bas de son pubis. Elle entreprit du bout des doigts une série de mouvements circulaires sur son clitoris orné du piercing. Elle ferma les yeux.

Déborah était subjuguée. Comment une femme pouvait-elle se masturber publiquement sur commande et dans une totale sérénité ? Comment Stella réussissait-elle à se frotter tranquillement le sexe sans être perturbée par le monde qui la regardait ? Cette impudeur spontanée ! Cette indifférence aux regards voyeurs ! Incroyable !

Un embryon de réponse apparut soudainement à Déborah quand les images de sa masturbation par le masseur de Saint-Tropez refirent surface dans son cerveau. Elle réalisa que lorsque l'on arrivait à lever toutes les barrières dites morales, l'accès au plaisir ne rencontrait aucun obstacle. Elle comprit alors le bien-être que pouvait ressentir Stella. L'excitation était-elle communicative ? Déborah sentit soudain son ventre se contracter. Elle réalisa qu'elle aurait aimé être à la place de Stella.

Préparée par le fouet, il ne fallut pas longtemps à Stella pour pousser les premiers gémissements, témoignage de la montée de son plaisir. Sa respiration s'accéléra, elle se tortilla comme un ver de terre, tout en prenant soin de ne pas décoller la main de son pubis. Ses caresses appuyées devenaient de plus en plus rapides. Le piercing intercalé entre ses doigts et son clitoris amplifiait le frottement. Tout à coup, un cri long et rauque remplaça les gémissements réguliers. Stella jouissait.

À peine l'orgasme de sa soumise retombé, Kurt lui ordonna :

– Position d'attente ! Tout de suite !

Stella se releva immédiatement. Elle était radieuse, ce qui changeait de son visage fermé habituel. Elle se plaça au centre de la pièce, tourna le dos aux invités et s'agenouilla. Elle se courba vers l'avant, posa les coudes sur le parquet, et enfouit la tête dans ses bras. Cette position impudique concluait la séance.

– Elle restera comme ça jusqu'à votre départ, expliqua Kurt. Gérald, je voudrais te parler en particulier.

Il emmena son ami à l'écart. Déborah, encore sous le coup du trouble que lui avait occasionné la masturbation publique de Stella, se demandait bien ce que Kurt voulait dire à son amant sans qu'elle n'entende. La réponse ne tarda pas. Les deux hommes revinrent s'asseoir.

– Tu as essayé de le cacher, lança Kurt à Déborah, mais j'ai bien vu que la petite exhibition de Stella t'avait excitée.
– Mais, non... Je...
– Tais-toi ! Tu parleras quand je te le demanderai ! Ton maître m'a mis au défi de te faire jouir sous le fouet. J'ai décidé de relever ce défi.

Déborah était glacée par le changement de ton de Kurt Heimlich. Il semblait être complètement entré dans son univers SM, et la considérer comme une soumise éprouvée. L'appellation de "maître" qu'il avait utilisé à tort en parlant de Gérald en était une preuve supplémentaire. Quoi qu'il en soit, Déborah n'avait pas le choix, Gérald était lui aussi entré dans le jeu avec ce pari original. Toutefois, il ne prenait pas de grands risques. À voir comment s'était terminée la séance au Number Six, Déborah avait logiquement conclu qu'elle n'avait aucune prédisposition à jouir sous le fouet. En revanche, elle craignait que Kurt ne s'acharne. Elle en tremblait par avance. En effet, la brutalité et la violence des coups portés à Stella tout à l'heure lui faisait froid dans le dos.

***

Le petit groupe s'était déplacé dans le donjon privé dont les équipements n'avaient rien à envier à ceux du Number Six. Conformément à ce qui avait été annoncé, Stella était restée au salon, imperturbablement installée dans sa position d'attente.

Déborah était maintenant attachée à la croix de Saint-André, dos exposé à la vue des deux hommes. Avant de lui faire prendre place et de l'attacher, Maître K lui avait ordonné de se déshabiller entièrement. L'angoisse de la jeune femme était montée d'un cran, lorsqu'elle avait vu Maître K prendre son long fouet de dompteur pour se rendre au donjon.

Désormais immobilisée, Déborah souhaitait que la séance commence le plus tôt possible, ce qui pouvait paraître contradictoire, mais c'était aussi une façon d'en finir au plus vite.

Malheureusement, Maître K en avait décidé autrement. Il s'était installé sur une chaise à deux mètres en retrait, et observait calmement l'anatomie de sa soumise.

– Belles formes, confia-t-il à Gérald. Tu ne dois pas t'ennuyer.
– Je ne me plains pas.
– Elle me fait un peu penser à Greta, ma deuxième soumise. Des hanches larges et des fesses bien remplies. Une cible de choix. Trop facile ! Je n'aurai aucun mérite à faire mouche !

Déborah paniqua. Les paroles prononcées ne faisaient qu'amplifier son affolement. Instinctivement, elle tira sur ses bras pour se dégager, mais les bracelets ne cédèrent évidemment pas. Soudain, elle entendit un claquement accompagné d'un chatouillement entre ses épaules. Maître K venait enfin de débuter la séance. Le fouet commença son ballet. Au grand étonnement de Déborah, les coups ressemblaient à des caresses. Elle ignorait que Maître K était un véritable expert. Il savait faire atterrir la mèche[5] sur le dos pour que le chanvre provoque aussi bien une douce caresse qu'une féroce brûlure. Et pour le moment, il avait choisi la première solution. Jamais Déborah n'aurait imaginé qu'un fouet pouvait produire les sensations agréables qu'elle ressentait. Maître K changea progressivement de cible, en passant des épaules aux reins, puis aux fesses et aux cuisses. Il repassa ensuite sur les zones déjà parcourues en augmentant sa force de frappe. Les caresses devinrent plus brûlantes. La sensation se modifia, moins agréable, une sorte de mélange de bien et de mal.
Maître K marqua une pause. Il se rapprocha de sa soumise et lui malaxa les fesses.

– Elles ne sont pas encore assez chaudes ! Je suis trop tendre avec toi.

Et le ballet du fouet reprit. Cette fois, les coups furent plus marqués et ciblèrent les fesses plantureuses. Déborah grimaça. L'agréable sensation avait disparu. Le bruit du claquement

---

[5] Morceau de cordelette de chanvre ou de cuir attaché à l'extrémité d'un fouet

augmentait, témoignant d'une frappe plus appuyée. La soumise en herbe laissa échapper un cri… de douleur. Puis plusieurs. Soudain l'intensité de l'assaut se ralentit. Déborah retrouva les caresses du début. Pas pour longtemps car le fouet repartit plus fort, et encore plus fort. Enfin il s'arrêta. Maître K revint contrôler la chaleur des fesses. Cette fois, elles étaient bien chaudes. Il empoigna de nouveau son instrument, bien décidé à en finir.

Le supplice reprit, la douleur aussi, plus intense. Les marques écarlates qui teintaient le postérieur confirmaient la violence avec laquelle la mèche léchait la chair replète. Déborah hurlait et se débattait. Elle tentait vainement d'arracher ses bracelets solidement rivés à la croix.

Elle fut soudain saisie d'une étrange impression. La douleur n'était plus la même. Pourtant le fouet n'avait pas baisé d'intensité. C'était comme si ses fesses s'habituaient. La perception était difficile à expliquer, un mélange de douleur et de douce chaleur. Déborah cessa de crier. Elle se concentra sur cette sensation inconnue.

Maître K poursuivait inlassablement sa besogne. Il connaissait parfaitement le processus dans lequel sa soumise était entré. Dans moins d'une minute, elle allait jouir.

La suite lui donna raison. Déborah sombra dans la jouissance. Toutefois, cet orgasme était inhabituel. Il n'était pas très fort, mais insolite. La jeune femme sentait son ventre traversé par une onde issue d'une savoureuse douleur. Pas facile de comprendre une souffrance qui fait du bien !

Maître K lâcha son fouet, et retourna caresser le postérieur écarlate pour accompagner les derniers soubresauts de la jouissance qui s'estompait. Puis il détacha l'heureuse suppliciée qui s'accrocha à lui hébétée. Il la repoussa et se tourna vers Gérald.

– Alors ? Qu'est-ce que je t'avais dit ? Une maso qui s'ignore !
– Bravo ! Tu as gagné. Défi magnifiquement relevé. On fait donc comme on a dit.

50.

– Je suis contente de passer la nuit ici avec toi, lança Déborah. J'espère que ça ne t'ennuie pas.

– Non, pas du tout. Mais de toute façon, je n'ai pas à avoir d'avis, c'est une décision de mon Maître.

Stella était toujours aussi déroutante, pensa Déborah qui s'était maintenant remise de son premier orgasme obtenu sous le fouet. Oublié le raté de la séance du Number Six ! Elle n'avait en tête plus que ce douloureux et savoureux supplice de ses fesses que Maître K avait su si bien maltraiter. En raison du résultat obtenu, elle avait accepté avec joie de rester à Grenoble jusqu'au lendemain. Gérald avait reconnu de bon cœur que Maître K avait gagné son pari dont Déborah avait appris qu'elle était l'enjeu : Kurt la garderait jusqu'au lendemain.

– Lise arrive demain matin, avait expliqué Kurt à Gérald. J'ai prévu un programme chargé avec elle. Je ne pourrai pas m'occuper correctement de Stella. Je l'ai donc prêtée une nouvelle fois à Erika qui n'attendait que cela. Elle vient la récupérer demain. Je lui demanderai de faire un crochet par chez toi et de te ramener Déborah. Cette nuit, Déborah la passera avec Stella. J'ai cru comprendre qu'elle avait connu Stella dans une vie antérieure. Elles auront peut-être des choses à se raconter.

En revanche, mystère complet sur ce qui attendait Déborah le lendemain matin. Après un retour dans le salon, où Stella n'avait pas bougé de sa position d'attente. La conversation avait repris jusqu'à ce que Gérald prenne congé de son hôte. Kurt avait alors ordonné à Stella de se lever, de saluer l'invité partant et d'emmener Déborah dans sa chambre.

Les deux femmes arrivèrent au bout du couloir. Déborah découvrit la chambre de Stella, un réduit minuscule avec un matelas au sol et … une cage.

– C'est quoi, cette cage ?

– L'endroit où je me repose quand mon Maître le décide.

– Tu dors là dedans ?

– Oui, ou des fois sur le matelas, selon les ordres.

– Mais, c'est hyper étroit, tu dois être mal !

– Non, j'ai l'habitude. Je me plie un peu, ou je me mets à quatre pattes. Celle où je dors quand je suis chez Maîtresse Erika est encore plus petite, tu sais.

Déborah n'insista pas.

– Pardonne-moi pour toutes ces questions, s'excusa-elle. Mais ta soumission est si surprenante. J'essaie de comprendre.

– Oui bien sûr. Ce soir, j'ai le droit de parler, ce n'est pas comme l'autre jour.

– Je peux voir ta médaille ?

Stella approcha son cou du visage de Déborah qui put enfin découvrir le texte gravé sur la médaille suspendue au collier de cuir : « Stella Propriété de Maître K ».

– Ce n'est pas rabaissant et humiliant d'être la propriété de quelqu'un ?

– Si, mais c'est la vérité. Maître K dispose de moi comme il l'entend. Tiens ! poursuivit-elle en tendant un petit objet à Déborah. Mon Maître m'a dit de donner ces granulés d'arnica et de te passer de la pommade sur les fesses pour que les marques ne restent pas et pour que ça te soulage.

Déborah attrapa le tube d'homéopathie que Stella lui tendait. Elle la vit ensuite déposer de la pommade sur les doigts. Quelle attention de la part de Maître K ! Effectivement, le plaisir passé, les fesses commençaient à la brûler. Obéissante, Déborah s'allongea donc sur le matelas et présenta son postérieur à Stella qui l'enduisit du baume réparateur.

– Tu en as pris, toi aussi de l'arnica ? demanda Déborah.

– Il y a bien longtemps que je n'en prends plus. Mes fesses ont l'habitude.

– Le fouet ne te fait plus mal ?

– Oh si, bien sûr ! Surtout quand mon Maître frappe de toutes ses forces. Mais j'aime avoir mal ! Voilà, c'est fini, tu peux te relever.

Stella était toujours aussi déroutante, mais au moins ce soir, elle parlait. Déborah tentait de comprendre. Difficilement. Chaque fois une nouvelle parole, un nouveau contexte, une nouvelle anecdote la troublait. Ce fut encore le cas, quand Stella s'accroupit, passa sa main droite sous ses fesses et grimaça.

– Qu'est-ce qui t'arrive, s'enquit Déborah.

– J'enlève mon rosebud. J'ai eu l'autorisation. Quand je le porte, je l'oublie, mais pour le mettre ou l'enlever ça fait un peu mal. Il faut dire aussi que c'est un nouveau modèle que mon Maître m'a offert la semaine dernière. Il a un plus gros diamètre.

Dans sa position accroupie et en se contorsionnant, elle retira l'objet de son anus.

– Je peux le voir de plus près ? demanda Déborah toujours curieuse.

– Attends, je vais le rincer en prenant ma douche.

Stella se leva et sortit de la chambre, son rosebud maculé à la main. Quand elle revint, elle montra le bijou. Déborah observa l'ogive en acier qui formait sa partie pénétrante, qui s'affinait en tube et qui se terminait par une petite vasque ornée de pierres brillantes. En le prenant dans la main, Déborah fut autant surprise par le poids que par la dimension imposante du rosebud. Elle se demanda comment l'anus de Stella était capable d'absorber un tel objet et de le supporter une journée entière. Puisque son amie semblait aujourd'hui bien disposée, Déborah décida de satisfaire sa curiosité jusqu'au bout.

– Il est magnifique, c'est un très beau bijou. Tes anneaux aussi m'intriguent. Je peux les regarder de plus près ?

– Tu n'as pas changé. Toujours aussi curieuse, sourit Stella.

Sans aucune gêne, la soumise de Maître K s'allongea sur le matelas et replia les jambes qu'elle attrapa avec ses mains pour les tenir avant de basculer en arrière. Dans une position digne d'un examen gynécologique, et sans aucun complexe, elle offrit toute son intimité au regard de son interrogatrice. Face à cette impudeur si naturelle, Déborah ne pu s'empêcher de penser qu'en revanche, Stella, elle, avait bien changé.

Déborah eut d'abord l'œil attiré par l'anus largement ouvert. Les sphincters étaient encore sous l'effet du rosebud et peinaient à se refermer. Puis elle contempla le bijou du clitoris et surtout les gros anneaux qui traversaient la chair des petites lèvres. Ils étaient imposants. Et surtout aucun système d'ouverture n'était visible. Ils semblaient faire partie intégrante du sexe de Stella, ce qui amena une nouvelle question.

– Tu vas aussi les enlever pour dormir ?
– Ah non, répondit Stella. Mes anneaux, je les porte en permanence. Et puis, ce n'est pas possible de les enlever, il faut une pince spéciale.
– En permanence ? Mais ce n'est pas possible ! Quand tu sors, tu fais comment pour caser des trucs pareils dans un slip et sous un pantalon ?
– Tu ne connais pas bien mon Maître, plaisanta Stella. Il y a bien longtemps qu'il m'a interdit le pantalon et les culottes. Quand je sors, je dois toujours être en robe ou en jupe, les fesses à l'air.

51.

Lorsque la curiosité de Déborah fut satisfaite, les deux femmes se couchèrent, l'une s'allongea sur le matelas, et l'autre entra dans sa cage et s'installa en position de chien de fusil. La lumière éteinte, Déborah relança la discussion.

– Tu vas dormir toute la nuit… dans la cage ?

– Oui, j'ai l'habitude, et puis mon Maître m'a demandé de te laisser le lit.

Déborah ne fut guère surprise par ce genre de réponse. Elle l'avait même anticipé. Elle décida de pousser plus loin.

– Tu n'es plus avec Harry ?

Il y eu un silence. Déborah se rendit compte à posteriori de la bêtise de sa question. Après quelques instants, Stella bégaya.

– Non… enfin… si… un peu… enfin, non...

Qu'est-ce que cela pouvait bien vouloir dire. Déborah s'attendait à une réponse plus claire, du genre, « j'ai divorcé », ou « il est parti ». Pour couper court au sujet, Stella se reprit et enchaîna.

– Je suis très heureuse avec mon Maître. Il est très sévère avec moi, tu as pu t'en apercevoir et j'aime ça.
– Oh oui, j'ai vu. Tu aimes la soumission, c'est d'une évidence flagrante. Moi je la découvre seulement. Pour moi, c'est très ambigu. Je croyais ne pas être faite pour ça, pourtant ça m'est arrivé de fantasmer et puis, il y a eu tout à l'heure où, j'ai vraiment aimé le fouet de ton maître.
– Mon Maître est un expert dans le maniement du fouet.
– Et aussi en peinture. Son tableau chez Gérald, le modèle c'est toi ?
– Je ne sais pas. Il est comment ?
– Une Vénus allongée, la main sur le sexe, avec ton visage.
– Oui, c'est bien moi.
– J'envie ta beauté, aussi bien sur le tableau qu'en réel.
– N'exagérons rien, quand même. Bon si on dormait maintenant.
– Oui, tu as raison. Bonne nuit.
– Bonne nuit.

Déborah ferma les yeux, repensant à la soirée et aussi à sa déroutante voisine en train de s'endormir. Comme si c'était une chose normale de passer une nuit dans une cage ! Déborah se souvint de sa question sur Harry restée sans réponse. Elle la regrettait. Après tout, Stella avait bien le droit de se murer dans son intimité pour ce sujet. Elle-même n'avait rien livré sur son nouvel état de prostituée. Chacune gardait les secrets qu'elle entendait. C'était déjà pas mal que Stella ait dévoilé tout le reste. Déborah se remémora tout le contexte sadomasochiste de son ancienne compagne de gym : la table, le fouet, la médaille, les anneaux, les positions, l'appartenance totale à Maître K, et elle en oubliait certainement. Elle était troublée. Comment la soumission pouvait-elle conduire à une telle extrémité ? Prenait-elle, elle aussi, ce chemin ? Elle en avait de plus en plus envie, mais la peur la freinait ? Irait-elle un jour aussi loin que Stella ? C'était peu probable, mais en observant Stella et son abandon total à la soumission, elle se demanda si le SM n'agissait pas comme une drogue.

52.

Martin Pirate s'était levé à quatre heures du matin. Pour rien au monde il n'aurait manqué cette journée. Il avait appris que la Compagnie Nationale du Rhône ferait descendre le niveau de la retenue du barrage pendant la nuit pour des opérations de maintenance. En amont, les bras morts du fleuve suivaient la même baisse. Il espérait ainsi piéger les deux brochets qu'il taquinait depuis des mois en toute illégalité. En effet, la pêche était interdite à cet endroit, mais il ne portait pas son surnom de Martin Pirate pour rien. Des années qu'il connaissait les lônes[6] au sud de Valence. Il en rapportait régulièrement des poissons qu'il vendait sous le manteau.

Le niveau avait considérablement baissé et le trou où ses proies avaient l'habitude de s'abriter était totalement isolé. Équipé de ses cuissardes, Martin s'avança prudemment. Ses pieds

---

[6] bras mort d'un fleuve

s'enfonçaient dans un mélange de sable et de vase. Il décida de ne pas aller plus loin. Il prépara sa canne, et lança sa cuiller au dessus du trou d'eau. Il la ramena d'un mouvement de moulinet, et réitéra son action. Il espérait qu'un des deux brochets attiré par l'appât mordrait à l'hameçon. Malheureusement, ou les deux poissons se montraient plus intelligents que lui, ou ils avaient quitté leur repaire au début de la descente des eaux.

Après quelques tentatives infructueuses, Martin Pirate se résigna, malgré les risques, à s'approcher du trou. Il avançait délicatement sur le limon gluant, quand tout à coup, son pied rencontra une assise plus ferme. Le pêcheur pensa qu'une branche morte avait été engloutie par la vase. Il se baissa pour l'attraper et la tirer pour savoir si elle était conséquente. Elle pourrait peut-être servir de guide pour ses pieds afin d'avancer sans danger vers l'antre de ces maudits brochets.

Martin Pirate entra ses mains dans l'eau boueuse, gratta la vase et agrippa la branche. Il la tira à lui. Ça coinçait d'un côté. Il essaya de l'autre, l'extrémité bougea. Il la dégagea pour la sortir de l'eau.

– Oh, putain ! jura-t-il.

Il venait soudain de réaliser que ce n'était pas une branche qui émergeait, mais une main.

53.

Le sommeil de Déborah avait été constellé de rêves sporadiques. Elle s'était retrouvée dans des situations abracadabrantes construites par son cerveau à partir de son vécu de la veille. Lors de son premier songe, elle avait vu son corps percé de toutes parts et orné des mêmes anneaux que Stella, sauf que dans son cas, ses cuisses, ses pieds, ses seins et son ventre en étaient dotés. Hallucinant ! Et puis, il y avait eu le zoo où elle était enfermée dans une cage avec les lions. Et enfin, Clovis qui la fouettait et son amie Kateline qui la regardait en riant. Dans chaque épisode, Déborah était nue et cherchait pudiquement mais vainement à cacher cette nudité.

Le matin, en se réveillant, elle se rappela s'être caressée. Stella l'avait-elle vue ? Machinalement, Déborah tourna la tête vers la cage. Stella sortait de son sommeil, elle aussi. Elle s'étira dans toute la limite que pouvait lui permettre sa prison métallique. Visiblement, elle ne paraissait pas affectée de son séjour nocturne recroquevillée dans sa cage. Elle se tourna vers Déborah :

– Bonjour. Tu as bien dormi sur mon matelas.
– Bonjour, oui, merci. Certainement mieux que toi dans la cage.
– Pas du tout, répondit Stella en poussant la porte grillagée. Avec l'habitude, j'ai trouvé les bonnes positions. Viens ! On va déjeuner.
– On ne s'habille pas ?
– Non. Ordre de mon Maître. Il m'a donné les consignes hier soir. Déjeuner, toilettes, douche, et on attend qu'il revienne avec Lise qu'il va chercher ce matin.
– Très bien. Alors j'obéis aux ordres, sourit Déborah. Je vais pouvoir connaître la deuxième soumise de Maître K. Elle est comme toi ?
– Physiquement, non. Bien plus jeune, plus petite, plus mince. Et elle n'est soumise que quand elle est avec mon Maître. Ce n'est pas comme moi, elle a un chez elle avec son mari, et elle travaille.
– Ça veut dire que toi, tu n'as pas d'autre vie ? Tu vis cette vie de soumission vingt-quatre heures sur vingt-quatre ?
– Oui, c'est ça. Avec mon Maître ou avec d'autres maîtres et maîtresses quand il me prête. Et pour rien au monde je ne voudrais que ça change !

Déborah n'insista pas. Harry faisait-il partie des autres maîtres et maîtresses dont parlait Stella, ou avait-il définitivement disparu de sa vie ? Elle n'osa pas le lui demander.

Le petit déjeuner, et les ablutions matinales terminées, drapées dans leur nudité, les deux femmes attendirent patiemment le retour de Kurt Heimlich et de Lise. Stella avait repris sa position d'attente de la veille au soir dans le salon. Quant à Déborah, elle s'était posée dans un fauteuil et occupait son attente en observant son amie prostrée à quatre pattes à quelques mètres d'elle. Elle admirait son immobilisme. Pas un membre, pas un muscle ne bougeait. Stella ne se releva que lorsque son maître, une fois de retour, le lui ordonna.

Déborah fit la connaissance de Lise, une petite blonde aux cheveux courts et aux yeux bleus. Tout le contraire d'elle-même. Une ligne filiforme, une absence de hanche, des fesses menues et un tour de poitrine qui pouvait faire l'économie d'un soutien-gorge. Après une rapide présentation, Kurt annonça la couleur :

– Déborah ! En accord avec ton maître Gérald, je vais continuer de te tester pour valider ta capacité à devenir une bonne soumise. Première épreuve : Parmi vous trois, je vais en choisir une. Les deux autres m'assisteront. Allez ! Toutes les trois côte à côte en position d'attente !

Grâce à Stella, Déborah connaissait désormais la fameuse position d'attente. Quelques secondes plus tard, Kurt pouvait admirer les trois croupes offertes qui lui faisaient face. Il s'assit pour les contempler. Amusant, cet ordre croissant. À gauche, Lise présentait ses petites fesses bien ouvertes, puis il fallait obliquer de quelques centimètres sur la droite pour goûter des yeux le postérieur plus enveloppé de Stella, plus haut et très ferme. À côté, au même niveau, la croupe encore plus imposante de Déborah. Elle la cambrait d'ailleurs mieux que sa voisine, ce qui donnait aux larges fesses écartées une image encore plus monumentale, à tel point que Kurt se demanda, si Greta avait été présente, s'il aurait dû ou non l'installer à l'extrême droite. Cela lui paraissait évident au début, l'opulence de l'anatomie de Greta étant attestée. Mais ainsi présentée, la plantureuse croupe de Déborah conduisait naturellement à cette interrogation.

– Mon choix est fait, annonça Kurt. Une petite séance d'électrostimulation fait le plus grand bien le matin. C'est le plus gros cul qui aura l'honneur de recevoir quelques décharges électriques. Les deux autres m'assisteront. Bon que le plus gros cul vienne vers moi.

Déborah comprit sans détour que c'était elle que Maître K avait choisie. De toute façon, les dés étaient pipés. Elle se releva donc, et se dirigea vers Kurt Heimlich. Elle remarqua la mallette qu'il venait d'ouvrir. Des cadrans, des boutons et des accessoires avec des manches prolongés par des tubes. Déborah frissonna intérieurement. Pourtant elle n'avait pas vraiment peur. Elle ressentait de la crainte, mais avait aussi en même temps, un profond désir d'être de nouveau dominée par Maître K.

***

Déborah était maintenue sur la table gynécologique, d'un côté par Lise et de l'autre par Stella. La sensation de piqûre sur le clitoris était de plus en plus forte. Rien d'étonnant, Maître K venait une fois de plus de tourner le potentiomètre. L'accessoire que Kurt tenait dans sa main avait la forme d'un bâton terminé par un fin cylindre transparent. Il était relié par un cordon à la mallette d'électrostimulation. Kurt éloigna l'instrument du bas-ventre de Déborah, puis il l'approcha de nouveau. Quand le tube arriva à cinq centimètres du clitoris, un fin éclair violet, accompagné d'un léger grésillement, s'établit entre l'embout et le petit capuchon de chair. Le scénario se répétait, mais chaque fois avec un voltage supérieur. Déborah cria encore plus fort. Elle se débattait, mais les assistantes de Kurt maintenaient ses cuisses et son bassin plaqués sur la table. Mais pourquoi, cette fois-ci, Kurt ne retirait-il pas le bâton, comme précédemment ? Déborah avait l'impression que l'électricité la pénétrait jusqu'au fond des tripes et la traversait. Les picotements du début avaient fait place à de véritables décharges. Pourtant Déborah assumait. Il lui semblait qu'elle sentait poindre quelque chose derrière la douleur. Une sensation différente qui s'amplifiait. Elle comprit : elle souffrait atrocement et en même temps, elle sentait une jouissance monter en elle. C'était incompréhensible. Elle aurait voulu que les décharges cessent et se poursuivent aussi. Elle hurla car elle trouvait que cela l'aidait. Ce fut à la quatrième clameur que l'orgasme se déclencha. Inédit. À la fois violent et douloureux.

54.

Après l'électrostimulation, Déborah endura des pinces à seins et une nouvelle séance de fouet. Endura, n'était peut-être pas le bon mot, tant elle commençait à apprécier ces épreuves. Lorsqu'il entendit la sonnerie de la porte d'entrée, Maître K mit fin aux tests. Erika était en avance. Déborah regrettait cette arrivée prématurée. Elle eut un instant d'hésitation avant de reconnaitre la dominatrice qui avait abandonné sa perruque de l'autre soir. Ses cheveux coupés très courts lui forçaient les traits et la faisait paraitre encore plus sévère. Maître K envoya Déborah se préparer pour son retour.

Stella revint vêtue d'une petite robe de vinyle, très courte qui mettait en valeur ses jolies jambes. Se souvenant de leur conversation, Déborah imagina sans peine qu'elle ne devait rien porter dessous, et que les anneaux devaient librement se balancer. Les filles sortirent dans la cour et rejoignirent l'Audi d'Erika. Stella ouvrit la portière et posa son sac de sport sur la banquette arrière.

– Monte devant, lui proposa poliment Déborah.

Stella baissa les yeux, et hocha négativement la tête. Déborah retrouva la Stella du Number Six qui s'enfermait dans son étrange mutisme. Déborah insista.

– Pourquoi ? Ça ne me fait rien d'aller derrière. En plus je n'étais pas prévue pour le trajet.
– Avec moi, Stella ne voyage ni devant, ni derrière, intervint Erika.

La dominatrice ouvrit le coffre de l'Audi. Sous le regard stupéfait de Déborah, Stella enjamba la jupe du coffre et s'installa en chien de fusil sur le tapis de caoutchouc. Elle eut à peine le temps de baisser la tête avant que Maîtresse Erika ne referme la malle.

– Elle va aller jusqu'à Lyon là-dedans ? interrogea Déborah.

– Ne t'inquiète pas pour elle, elle a l'habitude. Et dans ma grande bonté, je lui ai mis une bouteille d'eau, car il va faire encore très chaud aujourd'hui. Allez, tu n'as plus à tergiverser maintenant, monte devant ! On va papoter un peu toutes les deux, le trajet paraitra moins long.

Déborah regarda le sac de sport de Stella posé sur la banquette arrière. Elle eut une pensée compatissante pour son amie transportée comme une vulgaire marchandise. Mais elle connaissait de mieux en mieux les prédispositions masochistes de Stella. C'est pourquoi elle se demanda aussi en même temps si la soumise de Maître K n'appréciait pas, en vérité, son insolite place de voyage.

Déborah ne sut pas dans quel état Stella sortit du coffre. La conduite plutôt sportive d'Erika n'avait pu qu'amplifier son inconfort. La dominatrice avait fait un crochet par le manoir de Gérald et avait déposé Déborah. Elle était ensuite reparti chez elle. Maître K lui avait prêté Stella pour une semaine. Elle savourait par avance le programme qu'elle avait concocté.

55.

De retour de chez Kurt Heimlich Von Bruchs, Déborah n'avait passé qu'une journée avec Gérald qui partait à l'étranger pour plusieurs mois. Déborah le regrettait. Elle ne reverrait pas son client préféré avant longtemps. Qui seraient les prochains qui la demanderaient ? Le lendemain, elle était de retour à Castillons et ne savait pas quand Clovis l'appellerait pour l'en informer. Elle attendait en faisant le ménage rituel confié aux filles entre deux contrats. Pour le reste, Déborah avait retrouvé Perlaine, et les deux femmes s'étaient empressées de se raconter leurs expériences mutuelles des semaines passées. Puis Perlaine était repartie. Déborah se retrouvait à nouveau seule.

Les trois jours solitaires que passa la jeune femme furent propices à la réflexion. La nuit, avant de s'endormir, Déborah repensait immanquablement à son séjour chez Kurt et se masturbait. Elle ne se reconnaissait pas. Elle avait envie d'être fouettée. Même parfois, d'être à la place de Stella. Elle savait que c'était un fantasme, car elle aurait bien été incapable de supporter le dixième de ce que Stella subissait. Mais tout cela était suffisant pour la faire rêver. Malheureusement, les jours qui suivraient ne seraient que bassement sexuels. Ah, si seulement un Kurt pouvait se trouver parmi ses futurs clients ! Mais qui allait-elle rencontrer ? Le genre de ceux de la semaine dernière. Pas de quoi s'enthousiasmer ! Si au moins elle pouvait vivre dans l'espoir que Gérald la redemande. Hélas, il était absent pour plusieurs mois.

Le temps passant, Déborah renouait avec ses désillusions. L'idée de retourner voir Maître K germa en elle. Mais comment faire ? Elle n'était pas libre de ses choix. Elle n'était qu'une pute de luxe sous l'emprise d'un maquereau nommé Clovis. Soudain, on frappa à la porte de sa chambre.

– Monsieur Clovis veut te voir d'urgence, lui annonça Pitbull.

56.

Les orages annoncés par la météo étaient enfin arrivés. Les nuages noirs avaient remplacé le ciel bleu et son soleil radieux. Les premières gouttes de pluie commençaient à tomber. Surprise par ce soudain changement de temps, la jeune femme pressa le pas. Elle atteignit enfin le centre du village. Elle dépassa la mairie, le bureau de poste, et s'arrêta enfin. Elle observa un long moment la vieille façade sur laquelle on pouvait lire : « GENDARMERIE NATIONALE DE CASTILLONS ».

Déborah hésita avant de monter les trois marches de pierre. Elle répéta une dernière fois dans sa tête les mots qu'elle prononcerait. Pas question de reculer cette fois ! Elle se décida.

Elle grimpa jusqu'à la porte vitrée qu'elle poussa. Un gendarme assis à une table et en train d'écrire releva la tête en l'entendant entrer.

– Je m'appelle Déborah Salvien, et j'ai quelque chose d'important à vous dire. !

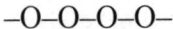

Maitresse Erika

57.

– Cédric revient tout à l'heure. Il travaille. Il a encore une vie sociale, lui ! Ce n'est pas comme toi. Viens ici ! Donne-moi du plaisir avec ta langue, sale chienne !

Stella approcha à quatre pattes du canapé où était installée Erika. Elle était nue comme très souvent. Elle glissa sa tête sous la jupe de la maîtresse qui venait d'écarter les cuisses. L'odeur lui était familière. Elle témoignait de l'état d'excitation de la domina. Stella sortit sa langue et lécha l'entrée du vagin humide. Puis son muscle buccal s'enfonça plus profondément. Stella savait qu'elle devait rentrer le plus loin possible pour faire jouir la maîtresse. Si elle n'y réussissait pas, elle serait punie. Mais la langue expérimentée s'affaira à la tâche avec habileté, éloignant ainsi tout risque de manquer à son obligation. Maîtresse Erika ouvrit davantage ses cuisses et agrippa sa soumise par les aisselles, cherchant par ce geste superflu à l'inciter à explorer plus profondément son vagin. Stella tenta vainement d'investiguer plus loin tout en respirant avec difficulté, tellement son visage était collé au sexe de sa maîtresse. Elle devait aussi déglutir pour avaler le cyprine qui se faisait plus abondante au fur et à mesure que montait l'excitation de la dominatrice. Par expérience, Stella savait que Maîtresse Erika jouirait dans quelques minutes.

Soudain, Stella sentit les mains qui l'agrippait, la repousser violemment. Elle partit en arrière et bascula.

– On fait une pause ! J'ai envie d'autre chose aujourd'hui.

Avec la volonté qui la caractérisait, Maîtresse Erika avait interrompu la montée de son plaisir. Elle avait décidé de jouir autrement. Elle se leva du canapé, et se dirigea vers la commode. Elle ouvrit un tiroir duquel elle sortit un double gode-ceinture. Classiquement, les deux faux pénis étaient de taille différente.

Elle étala un peu de gel intime sur le plus petit qu'elle inséra dans son sexe avant d'attacher les lanières autour de sa taille et de ses cuisses. Ainsi affublée, le bas de son corps présentait une silhouette très masculine que n'importe quel mâle aurait pu envier en raison de la taille impressionnante du phallus factice pointant à l'oblique.

– Penche-toi sur la table ! ordonna-t-elle. Écarte tes fesses et présente-moi ton anus !

Erika dominait habituellement des hommes. Stella était une exception dans son cheptel. Chaque fois que la dominatrice endossait son gode-ceinture, c'était pour sodomiser un soumis. Stella n'allait pas déroger à la règle. Elle avait d'ailleurs pris la position demandée, et ses mains écartaient largement son anus. Ce n'était pas la première fois. Elle chercha à se détendre. Elle savait que Maîtresse Erika n'enduirait pas le gros gode d'un quelconque lubrifiant. Elle devait se préparer à un enculage à sec en règle.

Pour Erika, faire souffrir ses soumis était un acte gratuit. Elle se délectait de leur douleur. Aucun sentiment n'y était associé. C'était pour cette raison que Stella détestait Erika. Elle la détestait autant qu'elle aimait son maître qui pourtant ne la ménageait pas. Mais au moins ressentait-elle un échange avec lui. Peut-être pas de l'amour, mais quelque chose qui y ressemblait. C'était ainsi, sans doute en raison de la genèse de leur relation. Kurt était un ancien ami d'Harry. Les deux hommes s'estimaient. Le choix avait été facilité pour Stella, et depuis elle vouait une profonde vénération à Maître K. À cause de cette soumission et de cette totale dévotion à Kurt Heimlich, Stella se devait de tout accepter de Maîtresse Erika. Lui désobéir aurait été un affront porté à son maître qui l'avait prêtée à la dominatrice.

Stella sentit le gode la pénétrer avec violence. La douleur fut atroce. Pourtant, à force de recevoir des visites régulières de pénis et d'objets divers, son anus s'était assoupli avec le temps. Il savait s'ouvrir et prendre le diamètre adapté. Mais c'était insuffisant. La sensation de brûlure et de déchirement arracha à

Stella un cri de douleur dont Erika ne fit aucun cas. Au contraire, la dominatrice se cala bien profondément dans les entrailles de sa soumise, et quand son bassin fut plaqué contre les fesses offertes, elle entama une série de mouvements pour faire remuer l'autre extrémité du gode à l'intérieur de son propre vagin.

– T'es rien qu'une chienne bonne à saillir ! Allez, remue ta croupe de chienne en chaleur, bâtarde !

Stella s'appliqua et se dandina en faisant glisser sa poitrine et son ventre sur le plateau de la table pour accompagner, malgré la douleur, les mouvements de sa maîtresse par procuration. La partie du gode enfiché dans le vagin de la domina remuait en cadence. Préparée par le léchage de sa soumise, excitée par les oscillations du faux phallus et stimulée par les insultes proférées envers sa soumise, Erika ne tarda pas à jouir.

À peine sortie de son orgasme, Erika se retira brutalement de l'anus de Stella lui provoquant une douleur presque aussi forte que lors de la pénétration.

– Dommage que je doive te rendre à ton Maître à la fin de la semaine, lança-t-elle. Tu commences à me faire apprécier d'enculer des femelles. Ça me change des soumis.

58.

Kateline avait dû faire preuve de beaucoup d'énergie pour convaincre l'inspecteur du commissariat de lancer un avis de recherche. Finalement, quatre jours après son retour de Thaïlande, c'était chose faite, Déborah était enfin officiellement déclarée disparue. Sa photo, son signalement, le contexte de sa disparition, tous ces éléments avaient été entrés dans la base de données du SRP. Le surlendemain l'avis de recherche de Déborah Salvien arrivait sur le bureau de l'inspecteur Philippe Perdikian. Le policier ouvrit le dossier. Il se figea, bloqué par la stupéfaction, puis se leva, alla vers la porte qu'il ouvrit, et cria :

– Lamartiiiiiine !

Du fond du couloir, Sacha entendit l'appel retentissant de son supérieur. Elle n'appréciait pas tellement qu'on la hèle de cette façon, même s'il s'agissait de son patron. C'est pourquoi, elle se leva doucement de sa chaise et rejoignit sans courir le bureau de l'inspecteur.

– Tu m'as appelée, Phil ? lança-t-elle ironiquement.

Sacha tutoyait Philippe Perdikian depuis l'épisode du Number Six qui avait été révélateur pour elle. Bien qu'elle fût incapable d'expliquer pourquoi, Sacha avait réussi à lever son blocage du "tu" envers son chef, depuis cette fameuse soirée.

– Ce n'est pas le moment de plaisanter, répondit Phil. Regarde le nouvel avis de recherche qui m'arrive ce matin. Cette femme, Déborah Salvien, a disparu depuis plus d'un mois !
– Mince, alors ! s'exclama Sacha en regardant la photo. Au Number Six, elle n'avait pourtant vraiment pas l'air d'une disparue.
– Pas spécialement enlevée, ni retenue contre son gré, compléta Phil. Il y a des chances que cette nana soit partie tranquillement avec son amant sans prévenir personne. Mais, il y a un dossier, alors il faut la retrouver. Si elle nous dit qu'elle ne veut revoir personne, on lui fera signer une déposition et on classera l'affaire. On va commencer par aller interroger le gérant du Number Six, pour savoir si elle et son gars sont des habitués, puis on ira dire bonjour à Maîtresse Erika. Elle semblait connaître son compagnon. Et puis Déborah Salvien est peut-être revenue la voir pour une nouvelle séance de fouet. Qui sait ? Maîtresse Erika paraissait avoir apprécié. J'en connais d'autres d'ailleurs…

Sacha rougit, un peu gênée que son chef lui rappelle son expérience de domina, d'autant que sa soumise d'une soirée se retrouvait depuis ce matin recherchée par la police. Elle se ressaisit et argua :

– Ce n'est pas ennuyeux qu'on se dévoile auprès d'Erika ?

– Vu les maigres infos qu'on a appris en restant dans l'ombre, on n'a pas grand chose à perdre. Bon allez ! Direction le Number Six et après on file chez Erika !

59.

La sonnerie de la porte d'entrée retentit. Erika fronça les sourcils. Qui pouvait lui rendre visite ? Elle n'attendait personne.

– Retourne dans ta cage ! Vite ! ordonna Erika.

Obéissante, Stella se releva. Cette injonction n'était pas pour lui déplaire. Cette visite impromptue la délivrait de sa position agenouillée qu'elle occupait depuis une demi-heure, les paumes des mains offertes tournées vers le haut. Ses rotules commençaient à la faire souffrir, et elle ignorait combien de temps Maîtresse Erika avait prévu de faire durer son supplice. Ce coup de sonnette ne pouvait pas mieux tomber. Stella monta à l'étage et rejoignit son alcôve. Elle s'accroupit et ouvrit sa cage. Elle s'y glissa en se contorsionnant. Son bassin avait toujours de la difficulté pour franchir l'entrée étroite. Une fois installée recroquevillée, elle tira à elle symboliquement la petite porte grillagée pour la fermer. Le cadenas accroché à un anneau n'était là que pour la forme, et n'était jamais verrouillé. C'était inutile, Stella n'aurait jamais osé quitter sa cage sans y être autorisée.

Quelle ne fut pas la surprise d'Erika lorsqu'elle ouvrit la porte et reconnut ses visiteurs !

– Mademoiselle Anaïs Forclaz ? Bonsoir. Inspecteurs Philippe Perdikian et Sacha Lamartine. Nous voudrions vous poser quelques questions.

– Je ne savais pas que la police donnait dans le libertinage, railla Erika. Quoiqu'il en soit, si c'est au sujet de Pierre Péchant, vous perdez votre temps, je n'ai rien à vous dire.

– Allons, allons, ne vous emballez pas. Nous cherchons seulement des renseignements sur une personne disparue : Déborah Salvien.

– Je ne connais pas !

La visite au club libertin et l'interrogatoire du gérant n'avait rien apporté de nouveau. Phil espérait qu'il en serait autrement avec la dominatrice. Il présenta une photo de Déborah à Erika qui reconnut immédiatement la compagne de Gérald rencontrée au Number Six.

– Si je vous dis que c'était la première et la seule fois que je la voyais l'autre soir au Number Six, vous n'allez évidemment pas me croire ?

– Pourquoi pas, répondit Phil. En revanche, vous sembliez connaître son compagnon, prénommé Gérald si ma mémoire est bonne ?

– Bon, entrez ! concéda Erika.

Elle fit installer les inspecteurs dans le salon et répondit à leurs questions. Elle confirma ne jamais avoir vu Déborah avant la soirée du Number Six et connaître Gérald Deparissière depuis plusieurs années, surtout quand il était coutumier des soirées SM. Anaïs Forclaz paraissait sincère. Elle continua de renseigner les policiers qui furent stupéfaits d'apprendre que le mystérieux Maître K n'était autre que le célèbre peintre-sculpteur Kurt Heimlich Von Bruchs.

Devant tant de coopération, Phil en profita pour sortir la photo de Véronique Pajot dans le secret espoir qu'Erika la connaisse, car il était de plus en plus persuadé que toutes ces affaires avaient des liens entre elles. Malheureusement, la dominatrice affirma ne jamais avoir vu cette autre disparue. L'inspecteur laissa sa carte à Anaïs Forclaz en débitant le traditionnel message « Si un détail ou quelque chose d'autre vous revient en mémoire, appelez-moi ». La brune aux cheveux courts déposa le bristol sur le coin du bahut et raccompagna les deux policiers.

60.

Il était midi. Maîtresse Erika s'était absentée et avait laissé ses deux soumis seuls avec interdiction de quitter la cuisine avant son retour. Stella était vêtue de sa petite robe de vinyle. Elle préparait une salade pour déjeuner. Cédric, qui était revenu dans la matinée, s'était préparé en endossant son harnais de cuir comme le lui avait ordonné sa maîtresse. Tous les deux attendaient le retour de la dominatrice qui leur avait promis un après-midi riche en punitions.

C'était la première fois que le jeune homme se retrouvait seul avec Stella. Il admirait la soumission totale et sans faille de sa consœur. Lui-même se sentait incapable d'atteindre de telles extrémités. Certes son entrée dans le monde sadomasochiste était récente, mais il ne croyait pas qu'un jour il pourrait supporter tout ce que Stella acceptait vis-à-vis de ses maîtres. De plus, Stella ne laissait pas Cédric indifférent. Ce dernier éprouvait vis à vis d'elle un sentiment curieux qui pouvait se résumer à un mélange d'affection et de désir. Difficile à chasser comme il l'aurait souhaité. En effet il ne s'était pas offert à Maîtresse Erika pour s'amouracher d'une soumise. Pourtant, ce sentiment s'était forgé malgré lui au fil des jours, chaque fois qu'il se trouvait en contact avec Stella, quand Maîtresse Erika l'empruntait à Kurt. Inutile de préciser que les sodomies commandées du genre de celle de la soirée au Number Six étaient des situations qui contribuaient à satisfaire et à entretenir le désir du jeune homme envers la femme mûre.

Le jeune soumis tendit un objet à Stella.

– Tiens, j'ai un cadeau pour toi.

– Merci, répondit Stella en saisissant le carré de bois précieux. Mais pourquoi tu me fais un cadeau ?

– Parce que j'avais envie de t'offrir quelque chose. C'est moi qui l'ai fabriqué.

– C'est très joli. Tu t'y entends pour travailler le bois.

– Normal, je suis ébéniste. Mais ça, c'est de la marqueterie.

Stella contempla le minuscule tableau en bois précieux. Il représentait un paysage. Les fines lamelles de bois se superposaient et s'entrecroisaient harmonieusement, produisant une impression de relief.

– Tu es doué, commenta Stella. C'est très beau. Encore merci.
– Tu connais les autres soumis de notre Maîtresse ? demanda Cédric qui ne souhaitait pas s'appesantir sur ses talents d'ébéniste.
– Ce n'est pas ma Maîtresse, rectifia Stella. Je n'ai qu'un seul maître, mon Maître : Maître K.
– Oui, d'accord, pardonne mon lapsus. Je te repose la question autrement : tu connais les autres soumis de "ma" Maîtresse ?
– Non.
– Et celui d'avant moi ? Celui qui a été assassiné ?
– Je ne savais pas que tu étais au courant, répondit Stella. Oui, je l'avais vu deux ou trois fois.
– Tu crois que c'est Maîtresse Erika qui l'a tué ?
– Je n'en sais rien. Et puis ça ne me regarde pas. Si tu veux qu'on parle, parlons d'autre chose, s'il te plait.

Cédric comprit que le sujet abordé n'était forcément celui qui ferait sortit Stella de son mutisme habituel. Il aurait pourtant aimé connaître le point de vue de Stella sur la fin tragique de son prédécesseur. Stella déposa sur la table les assiettes de salade composée qu'elle avait préparées. Les deux soumis déjeunèrent en tête à tête.

– Ta salade est très bonne, complimenta Cédric. Tu cuisines bien.
– Merci.

Plusieurs fois, le jeune homme timide tenta de la regarder dans les yeux. En vain. La soumise baissait les siens à chaque tentative. Loin de désarmer le soumis, ces évitements produisirent l'effet inverse. Cédric contemplait sa compagne de captivité. Les bras nus, les mains fines, le décolleté de la robe de vinyle et cette peau qu'il trouvait si douce chaque fois qu'il la touchait. Le jeune homme sentit monter en lui le désir de faire l'amour avec cette femme mystérieuse. Un amour vrai, pas un acte commandé comme il avait pu en faire l'expérience sur ordre de sa maîtresse.

– Je te trouve très belle Stella.

Elle ne répondit pas, mais elle rougit un peu en terminant sa dernière feuille de salade.

– Je peux te demander encore quelque chose ? poursuivit Cédric maladroitement.
– Oui, bien sûr.
– Je te désire tellement. Je voudrais faire l'amour avec toi.
– Si tu veux, répondit Stella sans la moindre gêne. Je n'ai reçu aucune interdiction à ce sujet.

Désarmant, pensa Cédric. Elle répondait comme un automate. De la même façon que s'il lui avait demandé un verre d'eau. Stella se leva de sa chaise, attrapa le bas de sa minirobe et la passa par dessus la tête. Elle se retrouva nue. Elle fit quelque pas pour s'éloigner de la table et s'installa à genoux sur le carrelage. Elle se courba en avant pour offrir son intimité postérieure à celui qui l'avait sollicitée.

– Mais je ne veux pas te sodomiser, lança Cédric. Ça me rappellerait trop ce que me demande ma Maîtresse avec toi. Je voudrais te faire l'amour normalement de face, en te serrant dans mes bras.

Stella se releva.

– Non, ce n'est pas possible, répondit-elle fermement.
– Pas possible ? Mais c'est ridicule. Tu n'as qu'à t'allonger sur le dos. Je vais chercher une couverture, ça sera moins dur que le carrelage.
– Ce n'est pas une question de carrelage. Je n'en ai pas le droit. C'est tout.

Cédric imagina un nouvel interdit de Kurt ou de Maîtresse Erika. Il était loin de la vérité. Il fallait remonter de nombreuses années en arrière pour comprendre. À cette époque, Harry, le mari de Stella, entrainait sa femme sur les chemins de la soumission. Elle progressait, même si parfois son époux aurait souhaité qu'elle dépasse plus rapidement des limites qu'elle avait du mal à franchir en raison des séquelles d'une éducation qu'elle avait reçue et qui la bloquait parfois. Harry la faisait donc avancer lentement et progressivement, et souvent en employant des chemins détournés. Il connaissait le volontarisme de sa compagne. Il lui lançait donc régulièrement des défis réalisables mais qui entrainaient parfois des contraintes difficiles à assumer. Porter un rosebud durant une journée de travail, ou aller au restaurant en jupe et sans culotte en portant des poids suspendus aux anneaux du sexe, ou encore rester enfermée un après-midi entier dans une cage au sous-sol de leur maison. Stella s'en sortait très bien. Et puis un jour, alors qu'Harry lui faisait classiquement l'amour dans la position du missionnaire, il s'interrompit au milieu de l'acte et ordonna à Stella :

– Retourne-toi ! Mets-toi à quatre pattes.

Stella n'avait pas compris le sens cette interruption, mais déjà en bonne soumise, elle s'était exécutée. Elle avait l'habitude de s'offrir de dos à son mari. Harry s'était agenouillé derrière elle. Il avait caressé les superbes fesses de sa femme, et avait entré de nouveau son sexe dans le vagin. À la fin de l'acte, il était resté enfiché en elle et lui avait dit :

– C'est vraiment dommage de te faire l'amour sans la vision de tes fesses magnifiques. Je ne peux plus m'en passer. J'ai décidé que désormais, je te prendrai toujours comme ça, avec ton gros cul comme panorama. Tu es d'accord ?
– Oui, mon amour.
– Alors promets-moi que si un jour, tu devais faire l'amour avec un autre homme, ce serait aussi toujours ainsi ! avait poursuivi Harry.
– Mais je ne veux pas faire l'amour avec un autre que toi, s'était défendu Stella.

– Ça ne fait rien, promets le moi !
– Oui, je te le promets, mon amour, avait finalement répondu Stella.

Et depuis, Stella n'avait jamais plus fait l'amour face à son partenaire, ni avec son mari, ni avec les autres. Elle avait d'ailleurs fait part à Maître K de cette promesse quand elle était devenue sa soumise. Kurt avait enregistré favorablement cette demande insolite.

Stella prit la main de son compagnon de soumission.

– Ne sois pas déçu, lui dit-elle. Tu peux me faire l'amour en pensant très fort à moi, même dans cette position.
– Je crois bien que je t'aime, Stella ! avoua le jeune homme. Je voudrais t'emmener loin avec moi et…
– Tais toi, le coupa Stella. D'abord j'appartiens à mon Maître, tu ne peux m'emmener nulle part, et ensuite, j'ai trente ans de plus que toi, alors oublie tout ça, c'est complètement idiot. Viens ! Prends seulement du plaisir.

Cédric ne connaissait pas Stella aussi déterminée. Il se laissa donc convaincre puisqu'il n'avait pas le choix. En apparence toutefois, en enfouissant ses sentiments au fond de lui-même. Il s'avança. Stella se réinstalla à quatre pattes sur le carrelage et ouvrit largement ses fesses pour inviter le jeune homme à la prendre. Lui s'agenouilla et glissa son pénis déjà durci entre les anneaux qui ornaient le vagin. Il s'enfonça profondément. Pour la première fois, il faisait véritablement l'amour à Stella. Il comprenait parfaitement qu'elle lui était inaccessible, mais tant pis, il savourait l'instant présent comme si elle était à lui. Il lui fit l'amour en rêvant.
Quand il eut finit d'éjaculer en elle, elle se retourna sans se relever.

– Attends, je vais te nettoyer.

La bouche de Stella s'approcha du sexe désormais affaissé, et l'engloutit entièrement. La langue travailleuse et les lèvres serrées s'appliquèrent à ôter du pénis visqueux toute trace de sperme et de sécrétion vaginale. Puis sans dire un mot, Stella se releva et renfila sa robe. Elle s'essuya la vulve avec un kleenex, et entreprit de débarrasser la table. Maîtresse Erika n'allait certainement pas tarder à rentrer

61.

Le cadavre repêché par Martin Pirate venait enfin de livrer son secret. La mort remontait à près de deux mois. Il s'agissait d'une femme d'une trentaine d'années. Grâce à un prélèvement ADN, les services d'identification avaient rapidement retrouvé l'identité de la noyée.

Le téléphone sonna dans le bureau du SRP. Philippe Perdikian décrocha. À l'autre bout du fil, son interlocuteur se présenta, puis lui annonça la nouvelle :

– Le corps repêché dans un bras du Rhône est celui de Véronique Pajot.

– Putain, jura Phil. J'aurai préféré qu'on la retrouve autrement. Vraie noyade ?

– Oui, on a analysé les poumons, c'est bien une noyade. La mort remonte au mois de mai. Je vous fais passer le détail du dossier.

– OK, merci.

Il raccrocha. L'enquête prenait une tournure différente. Il ne s'agissait plus maintenant de chercher Véronique Pajot, mais de savoir pourquoi et comment elle était morte. La noyade pouvait être un suicide, un accident ou un meurtre. Compte tenu du lien avec Pierre Péchant et de la coïncidence des morts, Phil penchait pour cette dernière hypothèse. Il aurait bien sûr préféré que l'on découvre que la jeune femme avait été étranglée ou tuée d'une balle avant d'être jeté dans le Rhône. Cela aurait permit de lever totalement les hypothèses d'accident ou de suicide. Toutefois, il était persuadé que Véronique ne s'était pas noyée mais avait été noyée. Et son meurtrier voulait entretenir le doute sur une mort accidentelle.

Ces réflexions le ramenèrent immédiatement à la piste de Clovis Xenakis, son vieil adversaire. Clovis aurait assassiné Véronique Pajot. Mais pourquoi ? Et pourquoi pas Pierre Péchant aussi. Certes les mises en scène restaient fort différentes, mais c'était peut-être voulu pour ne pas faire de lien. Et le mobile du crime ? La drogue ? Péchant était un petit trafiquant, mais Phil n'était pas certain que Clovis donnait dans ce domaine. Le proxénétisme ? Véronique aurait pu être une prostituée de Clovis et Péchant un client. Mais dans cas, pour quelles bonnes raisons les aurait-il assassinés ? Et la sulfureuse Maîtresse Erika au milieu de tout cela ? Et si Clovis était une fausse piste ?

Phil tournait en rond. Il décida d'aller informer sa stagiaire de ce rebondissement et d'en discuter avec elle. Il appréciait de plus en plus son aide. La lumière sortirait peut-être d'un échange d'idées.

Phil était en pleine conversation avec sa stagiaire quand le standard lui passa une nouvelle communication. Sacha observa son chef et l'écouta prononcer divers oui, non, quand, où. Le coup de fil semblait important. Puis il raccrocha.

– Déborah Salvien s'est présentée spontanément à la gendarmerie de Castillons, annonça Phil à Sacha. Elle a appris qu'on la recherchait et affirme qu'elle ne comprend pas pourquoi. Elle dit n'avoir jamais disparu et être entrée de son plein gré dans la secte Kha.

– Ça règle un problème, non ?

– Pas vraiment, non. Tu trouves normale qu'une nouvelle adepte d'une secte se retrouve dans un club SM accompagné d'un richissime homme d'affaires ?

– Oui tu as raison, Phil. Mais qu'est-ce qu'on y peut. Elle est majeure et libre de ses actes.

– Majeure, il n'y a pas de doute. Libre de ses actes, j'en suis moins sûr. Je suis certain qu'il y a du Clovis là-dessous. Pour le savoir, je vais tout de suite faire convoquer Déborah Salvien par la gendarmerie de Castillons.

62.

Cédric transpirait à grosses gouttes. Attaché à la croix de Saint-André, il se préparait à la suite des évènements. Dans la pièce d'en haut Stella avait retrouvé sa cage. Maîtresse Erika lui avait ordonné de s'y installer et d'attendre. Elle avait promis à ses deux soumis un châtiment exemplaire. Aucune raison ne justifiait cette punition, sauf les penchants sadiques de la domina.

Au contraire de Cédric, Stella, nue dans sa cage, se sentait sereine. Ce n'était pas la première fois qu'elle avait à subir un excès de la part de sa maîtresse par intérim. Elle n'en raffolait pas, mais elle mettait un point d'honneur à tout supporter pour que son maître soit fier d'elle.

De son côté, Cédric était de plus en plus agité. Il se disait au fond de lui même qu'il était prêt, pourtant il doutait. Serait-il à la hauteur ? Un doute l'envahit de nouveau. Mais pourquoi s'était-il laissé entraîner par ses pulsions ? S'il n'avait pas rencontré Maîtresse Erika, il aurait pu continuer à passer tranquillement ses journées à travailler dans son atelier d'ébénisterie au lieu d'être attaché à une croix. Mais c'était sans doute son destin.

Maîtresse Erika avait annoncé aux deux soumis qu'ils devraient patienter au moins une heure. Le délai était bientôt écoulé. Le moment était venu. Cédric entendit un bruit inquiétant. Un doute s'empara un instant de son esprit. Il le chassa et se concentra.

63.

La voix ne semblait pas naturelle. Sans doute l'interlocuteur parlait-il en se pinçant le nez et avec un mouchoir sur la bouche. C'était assez courant avec les coups de téléphone anonymes, et dès les premières paroles, Phil avait immédiatement deviné que c'en était un.

– Un meurtre va avoir lieu chez Maîtresse Erika, annonça la voix.

– Qui êtes-vous, demanda Phil tout en faisant des grands gestes à son entourage pour qu'on essaie de localiser l'appel.

– Ça n'a aucune importance. Un meurtre va avoir lieu chez Maîtresse Erika, répéta la voix.

L'inspecteur tenta de garder son interlocuteur en ligne, mais celui-ci raccrocha. Immédiatement Philippe Perdikian donna ses instructions avant de courir vers la Peugeot de service en attrapant Sacha au passage. Il s'installa au volant et démarra en trombe. Il fallait une bonne demi-heure pour se rendre chez Erika. Une fois sur la route, le gyrophare et la sirène en marche, il expliqua la situation à Sacha.

– Et bien, dit Sacha après avoir écouté le récit de son patron, c'est la journée des événements.

– J'ai fait prévenir la gendarmerie en partant. Ils sont plus près que nous. J'espère qu'ils arriveront avant nous pour empêcher le meurtre. Sauf si c'est un canular, il faut s'attendre à tout de nos jours.

– Et la voix ? demanda Sacha. Homme ? Femme ?

– Pas évident à déterminer. Elle était bien trafiquée. Ouf, ça y est on est arrivé. C'est bon, les voitures bleues sont là.

Ils sautèrent de la voiture et se précipitèrent dans l'entrée. La porte était ouverte. Les gendarmes les avaient précédés de peu. Phil remarqua que la porte d'entrée avait été forcée. Il nota aussi qu'une clé était logée dans la serrure côté intérieur.

– Inspecteurs Perdikian et Lamartine, annonça Phil à un militaire qui tentait de leur bloquer le passage. C'est moi qui vous ai fait prévenir.

L'homme se recula, leur laissant le champ libre. Sacha retint un cri. Au milieu du salon gisait le corps sans vie de Maîtresse Erika, un couteau de cuisine planté en pleine poitrine.

– Quand on est arrivé, tout était calme, informa le brigadier. On a sonné. Personne n'a répondu. Compte tenu de la situation, on s'est résolu à enfoncer la porte bien qu'on n'avait pas de mandat. On vient de la trouver là. On n'a rien touché. Apparemment il n'y a pas de trace de lutte, la victime a été surprise, ou bien elle connaissait son agresseur.

– Brigadier ! Venez voir, l'interrompit un gendarme. Il y a du monde là-bas au fond.

Le brigadier avait envoyé ses hommes fouiller la maison dans l'espoir peu probable de trouver le meurtrier. Phil et Sacha se rendirent dans la pièce à l'autre bout du couloir. Ils découvrirent le spectacle insolite en même temps que le brigadier : Cédric vêtu de son costume de cuir était solidement attaché à la croix de Saint-André. Le jeune homme paraissait hébété. Il ne s'attendait sans doute pas à voir apparaître des gendarmes à la place de sa maîtresse. Le brigadier, lui aussi, fut stupéfait de découvrir un tel tableau. Les moins surpris furent évidemment Phil et Sacha qui comprirent que la situation du petit bonhomme rondouillard n'avait rien d'inattendu. Toutefois sans leur arrivée, le soumis risquait de rester un sacré bout de temps immobilisé à sa croix. Phil demanda à Sacha de le détacher. Celle-ci défit les sangles serrées des poignets et des chevilles.

– Qu'est-ce qui se passe ? demanda Cédric. Pourquoi vous êtes là ?
– J'ai une mauvaise nouvelle à t'annoncer, répondit Phil. Ta maîtresse vient d'être assassinée !
– Assassinée ? répéta Cédric une fois libéré. Ce n'est pas possible. Vous êtes sûrs ?

Un jeune gendarme qui fouillait les autres pièces cria pour faire part d'une nouvelle découverte :

– Brigadier ! Il y a une femme nue dans une cage à l'étage au-dessus.
– Nom de Dieu ! jura l'officier. On arrive !

Le gradé se précipita dans l'escalier suivi des deux inspecteurs.

– J'espère qu'elle n'est pas morte, lança-t-il à Phil. Un cadavre, ça suffit.
– Si c'est la personne que j'imagine, je pense qu'elle est bien vivante, répondit Phil.

Sacha avait fait la même déduction : Stella. Elle pensa au jeune gendarme qui avait découvert la soumise, complètement nue, enfermée dans sa cage. C'était sûrement la première fois qu'il rencontrait une telle situation. Cela avait dû lui faire un choc.
Tous montèrent jusqu'à la pièce où attendait le gendarme. Une cage métallique trônait en son centre. Phil et Sacha reconnurent immédiatement Stella. Confinée dans sa prison, elle était assise sur sa cuisse gauche. Elle avait redressée la tête. Son crâne touchait les barreaux du dessus. L'inspecteur se dirigea vers la cage pour en ouvrir la petite porte. Il remarqua qu'elle n'était pas cadenassée.

– Sortez de là, s'il vous plait Madame, invita Phil.
– Je ne peux pas, répondit Stella sans se soucier des policiers et des gendarmes. J'attends l'ordre de Maîtresse Erika.
– Vous risquez d'attendre longtemps, intervint Sacha. Votre maîtresse ne viendra plus vous chercher. Allez ! Dépêchez-vous ! Sortez !

Surprise, mais se doutant qu'il se passait quelque chose de grave, Stella se contorsionna et sortit de sa cage par la petite porte ouverte, sous l'œil attentif et intéressé du jeune gendarme. Immédiatement, Sacha attrapa la petite robe de vinyle qui trainait sur le parquet et la tendit à Stella qui l'enfila.
Phil et le brigadier échangèrent discrètement quelques mots. Puis le brigadier s'adressa à son subalterne :

– Emmenez-la à la brigade avec celui d'en bas ! On ne touche plus à rien. On laisse en l'état pour les analyses scientifiques.

Tous redescendirent au rez-de-chaussée. Les gendarmes emmenèrent les deux soumis à la brigade, laissant le brigadier avec Phil et Sacha.

– Pas souvent qu'on a à faire à des dérangés comme ça, dit le brigadier.

Phil et Sacha se gardèrent bien de commenter. En revanche, ils pensaient tous deux à la même chose : la cage n'était pas cadenassée. Stella avait eu tout loisir d'en sortir et d'y retourner.

– Vous avez remarqué ? La porte de la cage n'était pas fermée, lança le brigadier qui avait eut la même réflexion. Ça fait de la femme une suspecte de premier ordre.
– Et pourquoi pas aussi l'homme ? répliqua Sacha qui avait tout de même peine à imaginer Stella en meurtrière.
– Impossible, contra le brigadier. Ses bracelets étaient bien trop serrés. Il n'aurait pas pu se détacher et encore moins s'attacher tout seul pour un alibi.
– Je crains que le brigadier ait raison, Sacha, intervint Phil. En plus, aucune effraction qui justifierait une venue externe, et la clé est dans la serrure de l'entrée côté intérieur. Cédric n'a effectivement pas pu s'attacher tout seul. Il ne reste que Stella !
– Vous les connaissez ? demanda le brigadier ébahi.
– Oui. On les a déjà croisés sur une enquête en cours. Bon, je préviens la scientifique. En attendant qu'ils arrivent, pouvez-vous laisser un homme en faction, Brigadier ?
– Oui, pas de problème. J'ai deux hommes qui m'attendent dans la deuxième voiture. Je vais leur demander de rester. Il faudra juste que vous me rameniez à la brigade.
– Ce sera avec plaisir. Et merci pour votre aide, Brigadier. De notre côté, Sacha, il va falloir nous occuper de la fameuse Déborah puisque maintenant elle a réapparu. J'aurai quelques questions supplémentaires à lui poser.

–O–O–O–O–

Les enquetes s'enchainent

64.

À Valence, les interrogatoires allaient bon train. La police connaissait désormais les identités des deux soumis découverts dans la maison d'Anaïs Forclaz. Il s'agissait de Cédric Jacquinot et Stella Darmon. Philippe Perdikian leur avait signifié leur garde à vue. Il se relayait avec Sacha pour tenter d'obtenir des réponses qui éclairciraient les conditions du meurtre. Il ne faisait aucun doute pour l'inspecteur qu'au terme des vingt-quatre heures, Cédric Jacquinot serait relâché, tandis que Stella Darmon se verrait ordonner sa mise en détention provisoire par le juge.

Sacha, quant à elle, n'était toujours pas convaincue de la culpabilité de Stella. En tête à tête avec elle, elle reposait les mêmes questions que son patron pour bien comprendre.

– Votre cage n'est jamais fermée à clé lorsque vous y séjournez ?

– Très rarement, Madame. Mes Maîtres savent que je ne désobéis jamais. Quand ils m'ordonnent d'entrer dans ma cage, j'y reste tant que je n'ai pas reçu l'ordre d'en ressortir. Alors ils savent que ça ne sert à rien de fermer la porte à clé.

– Ne m'appelez pas Madame. On n'est plus dans le monde SM. Vous vous rendez compte que vous êtes la coupable toute désignée pour le meurtre d'Anaïs Forclaz ?

– Oui, peut-être, mais je n'ai pas tué Maîtresse Erika. Je vous ai dit que je ne sors jamais de ma cage sans ordre.

– Depuis quand, étiez vous dans cette cage ? Avez-vous entendu des bruits suspects avant notre arrivée ?

– Je suis allée dans ma cage après le repas de midi quand Maîtresse Erika est rentrée. Elle nous avait promis une punition sévère. Elle a emmené Cédric vers sa croix, elle l'a attaché. Je les ai accompagnés. Puis elle m'a dit de monter dans la pièce du haut, de me déshabiller et de l'attendre dans ma cage. J'ai dû rester deux ou trois heures, mais elle n'est jamais venue. Et puis le gendarme est arrivé et vous a appelés, c'est tout. Pas de bruits particuliers. Mais à l'étage, on n'entend pas les bruits de dessous.

– Tu dis que tu as vu ta maîtresse attacher Cédric ?

– Ce n'est pas ma maîtresse, rectifia Stella. C'est mon Maître qui me prête à elle. Oui, je l'ai vu attacher Cédric, et elle a même serré très fort quand il a essayé de bouger.

Ces paroles confirmaient l'innocence de Cédric Jacquinot et renforçaient par la même occasion les soupçons qui pesaient sur Stella Darmon. Pourtant, si elle avait été coupable, pensa Sacha, jamais elle n'aurait donné ces précisions qui disculpaient son compagnon de soumission. Non, il fallait chercher ailleurs, une intrusion extérieure même si aucune effraction n'avait eu lieu. Et pourquoi pas quelqu'un qui aurait eu un double de clés ?

La séance de questions-réponses dura une petite demi-heure, puis Sacha raccompagna Stella en cellule de garde à vue. Phil l'intercepta à son retour.

– Ça y est le juge a décidé la mise en détention provisoire de Stella Darmon, annonça Phil. Reste à trouver le mobile. Une séance de soumission qui aurait mal tourné ? Pas évident, car il me semble que Stella devait être capable de tout supporter d'une dominatrice comme Erika !

– Moi, je ne suis toujours pas convaincue de la culpabilité de Stella, même si tout l'accable. On a très bien pu entrer de l'extérieur avec un double de clé.

– J'y ai pensé, répliqua Phil. Mais une clé était à l'intérieur. Et c'est un modèle de serrure où une clé ne peut pas rentrer quand il y en a une de l'autre côté.

Cette réponse décontenança Sacha. Effectivement. Une autre idée lui vint.

– Et si c'était Erika qui avait ouvert à son agresseur ?

– Et, une fois morte, elle aurait refermé la porte à clé, ironisa Phil

Sacha cherchait tellement à disculper Stella, qu'elle n'avait pas réfléchi avant de parler.

– Oui, excuse-moi. Tu as raison. C'est complètement idiot.

– Ce n'est pas grave. Je comprends que tu trouves Stella sympa, mais malheureusement il faut se rendre à l'évidence.

65.

La convocation de Déborah Salvien tombait à pic. Le lendemain, elle était entendue dans les locaux du SRP. L'intérêt de sa venue s'était considérablement accru depuis l'assassinat d'avant-hier. Peut-être avait-elle revu Maîtresse Erika et ses soumis depuis l'épisode du Number Six. L'inspecteur Perdikian avait donc ajouté à la liste des questions qui portaient initialement sur Clovis Xenakis et la secte Kha, un volet sur Anaïs Forclaz et Stella Darmon. Il avait décidé de poursuivre la technique des interrogatoires séparés comme la veille. Il avait vu Déborah en premier, puis avait passé le relais à sa stagiaire.

Sans doute Sacha avait-elle posé beaucoup de questions semblables à celles de son patron. Mais le recoupement et la cohérence ou non des réponses permettraient peut-être de faire apparaître la lumière dans toutes ces affaires qui semblaient liées, mais dont personne ne comprenait comment.

Sacha apprit que Déborah avait connu Stella bien avant la soirée du Number Six. Ce qui n'apportait malheureusement rien de particulier pour faire avancer l'enquête. Déborah avait revu Stella une fois, chez Kurt Heimlich dont cette dernière était la soumise attitrée. Ceci avait toutefois le mérite de confirmer les allégations de Stella. Elle raconta aussi le retour dans la voiture de Maîtresse Erika avec Stella dans le coffre. Pour ce qui était de la vie de Déborah, Sacha était d'accord avec Phil. Il était évident que la jeune femme était sous la coupe de Clovis Xenakis. Son adhésion à la secte n'était qu'un leurre. Les justifications de Déborah n'étaient guère convaincantes. Elle était encore sous le choc en venant d'apprendre l'assassinat d'Erika et surtout l'inculpation de Stella. Sans compter la surprise de découvrir que l'apprentie dominatrice qui l'avait fouettée au Number Six était l'inspectrice de police qui l'interrogeait. De quoi être déconcertée ! Mais Sacha ne chercha pas à mettre Déborah en difficulté. Elle tenta un autre registre.

— Dis-moi, Déborah. D'abord, tu permets qu'on recommence à se tutoyer, comme l'autre fois ?
— Oui, bien sûr. Mais on n'est pas tout à fait dans les mêmes circonstances.

Sacha sourit. Malgré la gravité de la situation, elle sentait une certaine sympathie s'installer entre elles.

— Stella a été ton amie, reprit Sacha. Je suis personnellement convaincue qu'elle est innocente. Et toi, qu'est-ce que tu en penses ?

— Stella est incapable de faire du mal à quelqu'un. J'ai parlé longuement avec elle l'autre jour. Elle semble parfaitement heureuse dans sa soumission extrême. Kurt Heimlich la prêtait régulièrement à Maîtresse Erika. Elle ne s'en plaignait pas. Alors pourquoi l'aurait-elle assassinée ? De toute façon elle ne sait pas prendre la moindre décision. Elle s'en remet entièrement à son maître dont elle exécute toujours les ordres. Alors…
— Stop ! coupa Sacha. Tu peux répéter ta dernière phrase ?
— Oui, bien sûr. Elle s'en remet entièrement à son maître dont elle exécute toujours les ordres.

Déborah réfléchit à ses dernières paroles et comprit immédiatement le déclic qu'elles avaient provoqué chez Sacha.

— Stella aurait pu assassiner Erika sur ordre de Maître K ? lâcha Déborah.
— Oui, ou seulement refermer la porte derrière lui après qu'il ait lui-même tué Erika, compléta Sacha.
— Je crois plus à une hypothèse comme celle-ci. Même sur ordre de son maître, je persiste à dire que Stella est incapable de faire du mal à quelqu'un. Mais alors, il faut que vous, la police, vous interrogiez Kurt Heimlich !
— Ça, je suis bien d'accord avec toi. Je l'ai même demandé à mon chef avant que tu arrives. Malheureusement, on ne fait pas

toujours ce qu'on veut à la brigade. Comme Kurt Heimlich Von Bruchs est une personnalité de premier plan, interdiction de l'interroger sans décision d'un juge. Alors, il faudrait plus que nos suppositions.

– Mais c'est injuste, se révolta Déborah. Alors pendant ce temps, Stella croupit en prison. Ce n'est pas normal.

Sacha poursuivit l'interrogatoire qui ressemblait de plus en plus à une conversation amicale. Les deux femmes échafaudèrent toutes les hypothèses. Après Stella et Kurt, ce fut le tour de Cédric, vite innocenté en raison de l'impossibilité pour lui de quitter sa croix. Sacha questionna Déborah sur Gérald Deparissière dont elle avoua qu'elle était la maîtresse. Le long déplacement à l'étranger du milliardaire le plaçait en dehors de l'énigme criminelle. Quand Sacha aborda le sujet Clovis Xenakis, Déborah continua à mentir en expliquant qu'elle ne le connaissait qu'en temps que bienfaiteur de la secte Kha. C'était le seul point qui laissait de l'amertume à Sacha. Déborah lui était très sympathique. Elle aurait voulu l'aider à s'extraire de l'emprise du proxénète, mais comment faire puisqu'elle ne le lui demandait pas.

Sacha Lamartine mit fin à l'entretien et laissa ses coordonnées téléphoniques à Déborah.

– N'hésite pas à m'appeler si tu as des informations, ou tout simplement si tu as besoin de moi.

– Merci, se contenta de répondre Déborah.

Elle aussi appréciait Sacha. Elle aurait bien voulu lui expliquer sa situation, mais d'une part c'était enfreindre les consignes. Et puis d'autre part, Sacha n'aurait pas compris que finalement, bien que prisonnière, Déborah ne se sentait pas plus malheureuse qu'avant. Et enfin, cela n'aurait rien apporté pour innocenter Stella.

66.

– Je n'aime pas trop être importuné pendant que je peins, tonna Kurt en posant ses pinceaux. Mais puisque c'est mon ami Gérald qui t'envoie, je te pardonne. Tiens, je te présente Greta, ma troisième soumise. Ainsi tu les connaitras toutes.

Déborah salua la forte femme blonde qui était allongée nue sur la méridienne et servait de modèle à Kurt. Elle regarda subrepticement l'ébauche du tableau et nota une étrange ressemblance avec celui accroché dans la chambre à coucher de Gérald. L'artiste semblait aimer peindre les Vénus et les Grâces. Avec les formes opulentes de Greta et le style de Kurt Heimlich Von Bruchs, l'œuvre en gestation se montrait digne d'un Rubens.

– Laisse-nous ! ordonna Maître K à sa soumise.

Sans dire mot, Greta enfila sa robe et quitta la pièce, laissant Kurt et Déborah en tête à tête.

– Alors ? Que me vaut le plaisir de ta venue ? questionna Kurt.

Déborah s'attendait évidemment à devoir justifier son arrivée impromptue. Durant le trajet, dans la vieille Peugeot 205 de la secte Kha, elle avait longuement répété les phrases qu'elle avait prévu de formuler. Mais dans la réalité de la situation, prononcer ces paroles s'avérait plus difficile que de les réciter seule dans la voiture.

C'était après avoir quitté le bureau du SRP de Valence que Déborah s'était décidé de se rendre à Grenoble pour questionner Kurt Heimlich Von Bruchs. Les confidences de Sacha lui avaient appris que la police risquait de ne pas interroger l'artiste allemand avant longtemps, alors qu'elle, Déborah, avait la possibilité de le faire. Un simple crochet par Grenoble avant de rentrer à Castillons, Monsieur Clovis n'en saurait rien. Il l'avait autorisé à se rendre à la convocation du SRP, mais ignorait la durée de l'interrogatoire. Alors elle n'aurait pas de meilleure opportunité pour jouer les enquêtrices en herbe en allant questionner Maître K cet après-midi au sujet du meurtre de Maîtresse Erika. Ensuite, elle rapporterait tout ce qu'elle aurait appris à Sacha.

Déborah faisait tout cela pour Stella, pour trouver un indice capable de l'innocenter, car pour elle, il était évident que Stella était en train de devenir la victime d'une erreur judiciaire.

Déborah déglutit et se reprit.

– Gérald n'arrivait pas à vous joindre de l'étranger, mentit-elle. C'est pour cela qu'il m'envoie. Il m'a demandé de vous informer de l'assassinat de Maîtresse Erika au cas où vous ne seriez pas au courant.

– Oui, j'ai appris pour Anaïs. C'était quelqu'un que j'appréciais énormément. Elle ne méritait pas de finir ainsi. Après son soumis, c'est son tour. Peut-être un esprit dérangé qui s'est transformé en serial killer.

– Vous… vous pensez à quelqu'un. Vous avez d'autres informations ? balbutia Déborah.

– Ha ! Ha ! Ha ! ricana Kurt. Nous y voilà. Je retrouve Déborah la curieuse. Tu dois avoir envie de me poser des tonnes de questions, n'est-ce pas ?

– Non… Enfin oui. Si vous voulez bien répondre.

– Pourquoi pas ? Je vais te proposer un petit jeu. Tu me poseras toutes les questions que tu voudras, mais une par une. Je ne te répondrai qu'après t'avoir fait subir une petite épreuve pour chacune. Ainsi, si tu es très curieuse, ce qui ne fait aucun doute, tu devras être très endurante. Cette règle du jeu te convient-elle ?

Que pouvait répondre Déborah à part oui ? Une inquiétude l'envahit, mais au fond d'elle même, elle sentit poindre un soupçon de désir. Le masochisme caché en elle semblait une nouvelle fois se révéler. Elle s'abstint de tout commentaire et répondit simplement :

– Oui, Monsieur !

– Parfait ! Suis-moi au donjon !

Déborah emboîta le pas à l'Allemand. Quand ils furent arrivés au donjon, Kurt lui ordonna de se déshabiller et de se placer sur la croix de Saint-André, face contre l'instrument. Il enserra les chevilles écartées et les poignets dans les bracelets de cuir fixés aux extrémités des quatre branches. La jeune femme retrouva les sensations de la semaine précédente quand elle avait été installée au même endroit. Elle en oublia presque la raison de sa venue en repensant à l'orgasme qu'elle avait atteint ici grâce aux délicieux cinglements du fouet de Maître K.

Les fesses rebondies de Déborah réceptionnèrent le premier coup plutôt bien appuyé. Elle frémit et poussa un petit cri. Elle ferma les yeux pour mieux supporter la seconde frappe qui survint. Maître K démarrait fort, pensa-t-elle.

– Tu peux poser ta première question, annonça Kurt Heimlich en marquant une pause.
– Savez vous si Maîtresse Erika avait des ennemis ou était menacée ? demanda Déborah en se ressaisissant.
– Pas à ma connaissance, mais elle a eu de nombreux soumis. Bien qu'en contradiction avec leur demande d'être dominés, certains l'ont mal vécu. Erika n'était pas une tendre. Elle poussait parfois très loin l'humiliation.

Maître K enchaîna immédiatement la fin de sa réponse par une dizaine de coups toujours portés sur les fesses replètes, et avec force, ce qui changeait de la fois dernière. La jeune femme serra les dents, mais au cinquième coup, elle ouvrit les mâchoires pour hurler sa douleur. Ses fesses striées de rouge confirmaient s'il en était besoin l'énergie déployée par Kurt. Le soulagement fut doublement apprécié quand Déborah sentit les mains de son bourreau remplacer le fouet en se posant sur son postérieur brûlant et en le malaxant, lui apportant un bien-être inattendu.

– Tu as droit à ta deuxième question !
– Stella appréciait-elle Maîtresse Erika ?
– Non pas vraiment, mais elle m'obéissait. Du moment que c'était moi qui l'avais prêtée, elle se faisait un point d'honneur à

tout accepter d'Erika, dans les limites que j'avais préalablement fournies à Erika.

En même temps qu'il parlait, Kurt détacha les bracelets.

– Retourne-toi ! ordonna-t-il. On va voir si l'autre côté supporte aussi bien.

Déborah refit face à Maître K. Leurs regards se croisèrent. Celui de Kurt était dur et sévère. Jamais la jeune femme ne l'avait vu ainsi. Instinctivement, elle baissa les yeux, en se laissant immobiliser de nouveau par les bracelets. Elle craignait beaucoup plus cette position de face. Tout à coup, elle sentit ses fesses se plaquer contre la croix. Kurt était en train de l'attacher par une grosse sangle au niveau de la taille.

– Comme ça tu ne bougeras plus, commenta-t-il en serrant la boucle. Dis-donc tu as un ventre qui ne fait pas pitié !

Si l'humiliation était le but recherché, il était atteint. Les complexes de surcharge pondérale de Déborah furent immédiatement réveillés. Kurt insista en pratiquant un serrage extrême qui fit ressortir encore davantage les bourrelets abdominaux. La large sangle appuyait très fort sur le ventre ce qui était douloureux. En cherchant à décoller ses fesses du bois, Déborah se rendit compte qu'elle était totalement immobilisée et qu'elle serait incapable de faire le moindre mouvement, si faible soit-il. L'inquiétude remplaça les agréables sensations du début.

– Voilà ! Ta belle panse est bien bloquée, dit Kurt en attrapant un bourrelet à pleine main et en le tordant ! J'aime beaucoup palper le trop plein de viande quand il y en a. Avec toi je suis servi. Ça te fait mal n'est-ce pas ? Mais c'est la règle du jeu que tu as acceptée. Je me demande si tu tiendras jusqu'au bout !

Déborah avait de nouveau fermé les yeux et grimaçait sous la douleur provoquée par la torsion de ses bourrelets. Oui, je sais, j'ai du ventre, songea-t-elle. Mais il fallait tenir pour poser les questions. Elle pensa à la suivante qui concernait Stella. Heureuse coïncidence, Kurt l'invita au même instant à poursuivre cet interrogatoire insolite. Elle enchaîna donc :

– Qu'est devenu Harry, le mari de Stella ?
– Pose-moi une autre question ! répondit sèchement Kurt.

Le sujet Harry paraissait tabou. Pourtant Déborah insista :

– Il est mort ? Ils ont divorcé ?
– Autre question j'ai dit !

Maître K ponctua sa réponse par un coup de fouet bien asséné sur la poitrine de Déborah. Malgré la douleur qu'elle ressentit sur ses seins, la jeune femme fit une ultime tentative.

– Dites-moi au moins s'il est toujours avec elle.
– Non ! Assez de questions sur Harry !

Ce non signifiait-il que Stella et Harry s'étaient quittés ? Ou bien était-ce un simple refus de répondre ? Déborah tenta de faire un recoupement.

– Vous connaissez bien Harry ?
– Je le connaissais bien, reprit Kurt en employant l'imparfait. C'était un de mes amis. Désormais, je ne répondrai plus à aucune question portant sur Harry, tiens toi le pour dit ! Et je trouve aussi que tu abuses un peu de ton temps de parole. On reprend.

Le fouet s'abattit sur le ventre, à l'horizontale, entre la sangle et le pubis. Par réflexe, Déborah tenta de tressauter, en vain car la bande de cuir lui immobilisait impeccablement le bas du tronc. À la lumière des expériences de son initiation récente, elle savait qu'elle supportait beaucoup moins bien le fouet côté face que côté fesses. Il lui faudrait faire preuve de beaucoup de courage, et elle en avait. Pourtant quelque chose l'intriguait : la brutalité que déployait Maître K par rapport aux fois précédentes.

67.

À Valence, Phil et Sacha échangeaient leurs dernières impressions sur les interrogatoires réalisés.

– Cette Déborah t'est sympathique parce qu'elle est aussi convaincue que toi de l'innocence de Stella, n'est-ce pas ? lança l'inspecteur à sa stagiaire.

– Non. Pas seulement, mais il est certain que ça crée des liens.

– D'autant que vous avez déjà eu des relations… cinglantes, plaisanta Phil.

– Arrête avec ça ! C'est hors sujet. Mais c'est vrai que ça a peut-être aidé à sympathiser. En tout cas, Déborah fera tout pour nous aider.

– Sauf sur le sujet Clovis, si j'ai bien compris.

– Oui, là, je suis d'accord, confirma Sacha. C'est flagrant qu'elle n'est pas plus adepte que toi et moi de la secte Kha. En réalité, elle se prostitue pour Clovis Xenakis. Mais elle ne l'avoue pas, et elle n'a pas l'air de vouloir mettre de la bonne volonté pour qu'on l'aide à sortir de l'emprise de ton vieil ennemi ce que pourtant j'imagine tu aimerais bien.

– Clovis est très persuasif. Évidemment que j'aimerais en profiter pour régler mes comptes avec lui, mais la priorité actuelle, c'est l'enquête des deux meurtres. Cela étant dit, si ta copine Déborah pouvait nous aider à tendre un piège à ce cher Clovis pour le faire tomber, j'en serais ravi. Alors, continue bien à lui proposer ton aide, au cas où elle change d'avis !

On frappa. Raymonde Durand poussa la porte dès qu'elle entendit Phil lui répondre d'entrer.

– Pardon de vous déranger, s'excusa la documentaliste, mais ce message vient d'arriver dans votre boîte aux lettres et j'ai pensé qu'il valait mieux vous le communiquer immédiatement.

Raymonde tendit la feuille qu'elle venait d'imprimer. Réfractaire à la messagerie électronique, Phil avait chargé sa fidèle collaboratrice de gérer sa boîte aux lettres électronique. Il prit connaissance du message.

– Vous avez bien fait, Raymonde. Avec tous ces événements, mieux vaut connaître les nouvelles infos le plus tôt possible.

Discrète, Raymonde Durand s'éclipsa, laissant les deux inspecteurs à leur débriefing.

– Ils ont enfin trouvé d'où provenaient les morceaux de caoutchouc retrouvés dans l'estomac de Pierre Péchant au moment de l'autopsie, annonça Phil à sa stagiaire. Une poire d'angoisse d'un format inhabituel.
– Mais sur les photos le cadavre n'avait pas de poire d'angoisse dans la bouche, rétorqua Sacha.
– Exact, son assassin avait pris soin de la lui enlever. Va savoir pourquoi. Le pauvre gars a dû être vachement à la fête avant d'être égorgé pour arriver à l'entamer et en avaler des morceaux.

68.

Déborah essayait de conserver le courage qui l'avait amené ici. Elle avait été surprise d'avoir su aussi bien résister au fouet qui lui avait cinglé le ventre et la poitrine. Mais en voyant Maître K lui présenter une dizaine d'aiguilles, elle faillit tourner de l'œil.

– Vous allez me piquer avec ça ? demanda-t-elle affolée.
– Naturellement. Sauf si tu n'as plus de questions à me poser.

Déborah hésita. Ne s'était-elle pas surestimée ? Ne s'était-elle pas trompée sur Maître K ? Et si c'était un malade ? Et si… Elle puisa dans sa réserve de volonté en pensant fortement à Stella, puis demanda :

– Vous croyez que Stella aurait pu tuer Maîtresse Erika ?

– Non, sauf si c'était moi qui le lui avais ordonné.

Le sous-entendu de la réponse glaça Déborah. Elle vit alors Maître K s'approcher d'elle. Il tenait une aiguille dans sa main droite. De l'autre il attrapa le mamelon du sein gauche qu'il serra entre ses doigts pour l'étirer. Déborah baissa les yeux et regarda l'aiguille lui transpercer la pointe de son sein. Elle hurla, plus de peur que de douleur, puis se reprit et enchaîna :

– Où étiez-vous avant-hier, le jour de la mort de Maîtresse Erika ?
– Ici, répondit Maître K en plantant une nouvelle aiguille dans l'autre sein. J'ai peint toute la journée.
– Aïïïe ! Greta ?
– Oui c'est mon modèle en ce moment. En somme, tu me soupçonnes d'avoir assassiné Anaïs ?

Les seins de Déborah commençaient à ressembler à deux pelotes d'épingles. De petites gouttes de sang perlaient à la base de quelques aiguilles. Déborah hurla de nouveau quand Maître K tira horizontalement sur celles plantées au bout des mamelons. Malgré la nausée qui l'envahissait, elle trouva la force de murmurer.

– Non, j'essaie d'y voir clair. J'essaie de sauver Stella.
– C'est louable de ta part, mais peut-être es-tu trop indiscrète ! Ton interrogatoire me lasse, mais tes épreuves m'amusent. Je vais continuer, mais avec ceci. Tu ne devrais plus être en mesure de m'ennuyer avec tes questions. Surtout que quand j'aurai terminé de décorer tes seins puis ta vulve, je t'enlèverai les aiguilles une par une avec mon fouet. Tu verras, c'est horriblement douloureux.
– Non ! Non ! Pitié ! Je ne vous demanderai plus rien. Détachez-moi ! supplia Déborah. Laissez-moi partir !
– Trop tard, ironisa Maître K en se glissant derrière la croix. Je voulais aussi te dire que Gérald m'a téléphoné ce matin. Tu aurais dû trouver un autre prétexte pour justifier ta visite de putain fouineuse.

Regrettant sa naïveté, Déborah s'imagina déjà morte. Elle serait la troisième ! Soudain elle sentit un gros objet se plaquer contre sa bouche. Elle devina qu'il s'agissait d'une poire d'angoisse, certainement la même que Stella portait l'autre soir. Elle chercha à refermer les mâchoires, mais trop tard. Kurt avait été plus rapide. Les dents de la jeune femme mordirent le caoutchouc rouge. La boule était si grosse qu'elle donna à Déborah l'envie de vomir. Quelques instants plus tard, elle sentit une piqûre aigüe au niveau de son sexe. Maître K commençait l'enfichage des aiguilles dans ses petites lèvres. Déborah hurla encore une fois, mais aucun son ne sortit de sa bouche. La peur avait cédé la place à la terreur. Non, elle ne voulait pas mourir. Elle eut l'impression d'étouffer, puis elle perdit connaissance.

69.

Après avoir regardé par le judas, la gardienne ouvrit la porte de la cellule, et se précipita vers le lit.

– Arrête de crier ! ordonna-t-elle à la détenue.
– Attention ! La voiture ! Le ravin ! Non, je ne veux pas. Au secours ! Au secours !
– Réveille-toi, bon dieu ! cria la gardienne. Y'a pas de voiture, pas de ravin. T'es en train de rêver. Et tais-toi, tu vas déclencher une émeute !

Stella ouvrit les yeux, hagarde.

– Ça y est ? T'es revenue sur terre ? demanda la femme en uniforme.
– Excusez-moi, Madame. J'ai fait un cauchemar.
– T'es vachement polie. Si elles étaient toutes comme toi ici, ce serait le paradis pour bosser. T'en fais pas, ça passera. C'est souvent comme ça les premiers jours de tôle.
– Non, ça ne passera pas Madame, répliqua Stella. Ce rêve, je le fais régulièrement. Il est en moi, je ne peux pas m'en

débarrasser. Si encore il me donnait l'explication, mais non, ça reste toujours un mystère.

– Trop compliqué pour moi tes salades. J'vais te faire prescrire des calmants par le toubib, ça t'aidera à dormir.

La gardienne ressortit et referma le verrou. Stella regarda les quatre murs vides qui l'entouraient. C'était cela la prison, la vraie. Son maître lui manquait. Elle regrettait aussi sa cage, une autre prison, certes, mais celle-là, elle l'adorait.

70.

Déborah se sentait flotter. L'agréable frisson qui lui parcourait le corps la réveillait en douceur. Où était-elle ? Immédiatement, elle se souvint. Maître K, son supplice, le fouet, les aiguilles. Je suis morte, pensa-t-elle. Maître K m'a assassinée comme Maîtresse Erika. Le frisson se fit plus intense. Déborah percevait les mêmes sensations que lorsqu'elle se masturbait. Il lui aurait été simple d'ouvrir les yeux, mais son inconscient les maintenait fermés comme pour profiter un peu plus du plaisir qui augmentait. Dans son éveil progressif, elle entendit soudain la voix de Maître K.

– Continue, Greta ! Ne t'arrête pas ! Elle se réveille.

Kurt Heimlich fit un pas en arrière pour contempler avec plus de recul le spectacle. Un jour il peindrait deux femmes dans cette position. À sa connaissance aucun artiste connu n'avait encore jamais brossé un tel tableau. Déborah était allongée sur le dos au pied de la croix de Saint-André. Greta était agenouillée au dessus d'elle, tête-bêche. La soumise de Maître K était penchée en avant et s'activait à lécher consciencieusement, selon les ordres reçus, le clitoris de la jeune femme évanouie.

Déborah ouvrit enfin les yeux et découvrit à quelques centimètres au-dessus de son visage, en gros plan, l'énorme postérieur de Greta dont le sexe était orné de deux anneaux semblables à ceux de Stella quoique plus petits. Déborah n'était pas en état de réfléchir pour comprendre. Son plaisir montait de plus en plus depuis que l'opulente soumise avait accéléré le léchage de son sexe. Elle ne savait plus où elle en était. Elle se rappela son supplice. Elle devait s'enfuir, même si elle ne comprenait plus rien à la façon dont les choses évoluaient. Elle se débattit, remua la tête et les jambes pour se dégager, ses bras et son buste étant immobilisés par la lourde masse du corps de Greta.

– Bloque-lui la tête ! ordonna Kurt. Et tiens-lui les jambes avec tes mains !

Le lourd fessier de Greta se posa sans douceur sur le visage de Déborah, lui écrasant le nez. Déborah eut immédiatement ses orifices respiratoires obstrués par les chairs intimes qui l'emprisonnaient. Un oreiller plaqué sur la figure aurait produit le même effet. Déborah ne chercha plus à se débattre, mais à obliquer légèrement la tête pour tenter d'obtenir un peu d'air afin de reprendre sa respiration. En même temps, Greta relâcha un peu sa pression fessière, et Déborah put aspirer par une narine un mince filet d'air embaumée d'une odeur intime qui ne l'incommoda cependant pas, trop heureuse de ne pas mourir étouffée. Son plaisir, un instant interrompu, reprit de plus bel. Lasse de lutter, et emportée par cette volupté qui devenait incontrôlable, elle s'abandonna.

Kurt remarqua le changement d'attitude de la jeune femme et la félicita :

– Bravo, voilà qui devient raisonnable. Laisse-toi aller ! Je veux que tu prennes ton pied.

En entendant ces paroles, Déborah retrouva instinctivement l'ascendance que Maître K possédait sur elle. Il avait un charisme auquel elle ne savait pas résister. En une fraction de seconde, elle passa du rôle de victime à celui de soumise qui voulait lui appartenir et lui obéir. Oui, elle lui obéirait : elle jouirait ! Elle n'aurait d'ailleurs pas à se forcer, Greta promenait sa langue de plus en plus vite entre clitoris et vagin. Constatant l'abandon de la lutte, la lourde femme retira ses mains des jambes de Déborah et les plaça à l'intérieur des cuisses pour les faire s'écarter.

Déborah gémit. C'était tellement bon, ce que lui faisait Greta. Dans un réflexe de remerciement inconscient, elle se surprit à sortir la langue de sa bouche pour l'enfoncer dans le vagin de Greta. Celle-ci feignit d'ignorer le geste, trop soucieuse d'obtenir le résultat qu'attendait son maître. Pourtant le liquide que ses parois vaginales libérèrent en réaction ne laissait planer aucun doute quant à la satisfaction d'être elle aussi intimement léchée.

Les gémissements s'amplifièrent, étouffés, en raison des fesses de Greta toujours bien installées sur la figure de Déborah. Puis le dernier cri se fit long, et la prisonnière de l'énorme postérieur s'envola vers la jouissance. Greta, sans doute aguerrie à cet exercice maintint pendant de longues minutes l'orgasme de sa captive en lui aspirant le clitoris.

– Terminé ! annonça Kurt.

Greta abandonna immédiatement sa succion et se releva. Elle se recula vers le mur et attendit les ordres. Déborah, quant à elle, resta étendue. Elle allongea ses jambes, maintint les yeux fermés et profita des derniers instants pour savourer la redescente de son orgasme. Qu'est-ce que c'était bon !

Quelques minutes plus tard, elle avait reprit ses esprits et avait obéit de bonne grâce à Maître K qui lui avait ordonné de se relever, de s'installer à genoux les mains sur la tête et de l'écouter. Elle en avait profité pour examiner rapidement son corps. Elle n'avait pas rêvé, les marques de fouet étaient bien présentes sur sa poitrine et sur son ventre. Un peu de sang séché au bout des seins témoignaient du passage des fines aiguilles qui avaient disparu mais dont elle avait cependant imaginé que les stigmates seraient beaucoup plus visibles.

– Je tiens d'abord à te féliciter, commença Kurt. Tu peux t'attribuer le titre de soumise maintenant. Tu progresses à vitesse grand V. Ensuite je veux te rassurer : je n'ai jamais voulu te tuer, pas plus que je n'ai tué Anaïs. Mais comme tu as commencé par me mentir en arrivant, j'ai voulu te donner une leçon et tester ta résistance. J'ai réussi, non ?

– Oui Monsieur. J'ai vraiment cru que vous alliez m'assassiner. Je vous demande pardon de vous avoir menti.

Déborah était sincère. Elle appréciait aussi cet instant de domination-soumission qu'elle vivait avec Maître K. Elle se mit un instant à envier Stella, Lise et Greta. Déborah en profita pour jeter un regard furtif à cette dernière qui était toujours là, immobile, attendant le bon vouloir de son maître. Greta devait peser une bonne dizaine de kilos de plus qu'elle. Ses seins et son ventre lourds renvoyèrent à Déborah une image qu'elle imagina pouvoir être la sienne dans quelques années si elle continuait à prendre du poids.

– J'espère que ça t'aura servi de leçon, reprit Kurt. Si tu t'es évanouie sur la croix tout à l'heure, ce n'est pas sous l'effet de la douleur, mais sous celui de la peur. Tu as pu apprendre qu'on ne ment pas à Maître K. En revanche, j'apprécie ta recherche pour tenter de prouver l'innocence de Stella. Malheureusement, en toute sincérité, je n'ai aucune information qui puisse t'aider. Je m'attends à une visite de la police en raison de mes relations intimes avec Stella, mais je ne pourrai rien leur dire de plus.

Déborah était déçue. Elle avait tant espéré apprendre des choses en venant ici. Cependant, elle se satisfit d'être désormais convaincue que Kurt Heimlich n'était en rien impliqué dans l'assassinat de Maîtresse Erika. Elle se félicita aussi d'avoir franchi, elle, un nouveau cap avec lui. Elle appréciait sans le comprendre cet étrange et fort besoin de soumission quand elle était près de lui. Elle se sentait prête et déterminée à subir à nouveau le fouet et les aiguilles de tout à l'heure. Elle oublia tout et osa :

– Je voudrais devenir votre soumise, Monsieur.

– Ha ! Ha ! Ha ! s'esclaffa Kurt. Quel affront de me faire une telle demande. D'abord tu apprendras qu'une vraie soumise ne demande rien, elle subit et accepte. Ensuite sache que j'ai déjà trois soumises qui me satisfont pleinement. Et pour finir, je sais tout de toi. Une soumise appartient totalement à son maître, et c'est lui qui décide s'il la prête ou la loue à d'autres. Mais toi, tu es d'abord une pute. Tu as tes clients. Et ton mac s'appelle Clovis Xenakis et il risque de te faire passer un mauvais quart d'heure si tu ne retournes pas à Castillons. Eh oui ! Gérald n'a aucun secret pour moi. Allez ! Relève-toi ! Rhabille-toi et fous vite le camp !

La douche froide ! Un rêve qui s'écroulait ! Déborah reprit contact avec la réalité. L'espace de quelques heures, elle avait oublié Monsieur Clovis. Maître K avait raison. Il était temps pour elle de rentrer. L'excuse d'avoir été gardée tout l'après-midi par le SRP fonctionnerait, mais la soirée, certainement pas.

— Je ne t'ai toutefois pas dit que nous ne nous reverrions pas, conclut Kurt en soufflant le chaud et le froid. Ce n'est pas déplaisant de te dominer.

71.

Déborah gara la Peugeot 205 dans l'enceinte du vieux monastère. Elle arrivait juste à temps pour le dîner. Elle sortit de la voiture et se dirigea vers la ferme quand Perlaine l'interpela :

— Te voilà enfin ! Monsieur Clovis m'envoie te chercher. Mais où étais-tu ? Si je ne t'avais pas trouvée, tu risquais de passer un sale moment.
— Tu es de retour, répondit Déborah ravie de retrouver son amie. Si tu savais tout ce qui m'arrive.
— Pas le temps, la coupa Perlaine. Tu me raconteras ça une autre fois. File vite au château, sinon tu vas te faire engueuler, et moi aussi par la même occasion.

Perlaine avait raison. Inutile de jouer avec le feu. Déborah courut vers le château.

— Te voilà quand même ! vociféra Clovis quand elle se présenta à lui. Alors comment ça c'est passé chez les flics ?

Déborah expliqua calmement toutes les étapes de son interrogatoire. Elle raconta comment elle s'était justifiée de sa disparition, et aussi la façon dont elle avait contré les accusations qui le concernaient et que les inspecteurs voulaient qu'elle avalise.

– Et ils t'ont gardée toute la journée pour ça ?
– Oui, mentit Déborah. Le deuxième inspecteur n'est arrivé que l'après-midi.
– Bon j'espère qu'ils vont te foutre la paix maintenant. Parce que t'as des clients qui te demandent pour la semaine prochaine. Il faudra aussi que t'ailles te présenter à un contact de Paulo. C'est le secrétaire particulier d'un diplomate africain. Un peu exigeant : ton book ne lui a pas suffi. Il veut te voir sur pièce pour te valider pour son patron. Tu verras tout ça avec Paulo. Il a aussi du boulot pour toi. Alors demain, huit heures, dans son bureau. Compris ?
– Oui Monsieur Clovis.
– T'es une bonne fille. Tu peux retourner au monastère.
– Merci, Monsieur Clovis, répondit Déborah en enregistrant ce compliment.

Clovis était satisfait. Déborah pouvait de nouveau apparaître au grand jour et la police n'avait pas plus de raison qu'auparavant de venir mettre le nez dans ses affaires. Il se félicita une nouvelle fois du recrutement de cette putain finalement remarquable. Non seulement elle devenait très demandée et s'acquittait parfaitement bien de sa tâche, mais elle était aussi d'une docilité et d'une obéissance à toute épreuve. Clovis alla se servir un whisky quand le téléphone sonna. Il décrocha.

– Bonsoir, dit la voix. Je vous appelle de la part de Gérald Deparissière.

***

Déborah se devait de toujours maintenir son sexe glabre. Le lendemain matin, comme elle avait remarqué que la repousse de ses poils commençait à se voir, elle s'épila consciencieusement au sortir de la douche. Être confiée à Paulo ne l'enchantait guère. Ce n'était pas tant les tâches de ménage qui déplaisaient à la jeune femme, mais le contact obligé pendant quelques jours avec l'adjoint de Clovis. Malheureusement, elle n'avait pas le choix. C'est pourquoi elle se présenta à l'heure dite auprès de Paulo. Ce dernier lui expliqua le tri à faire dans les montagnes de papiers et de revues éparpillées sur le bureau. Et quand elle aurait terminé, aspirateur et serpillère deviendraient ses outils de travail pour le reste de la matinée.

Paulo rendait bien son antipathie à Déborah. Il n'avait jamais admis qu'il puisse s'être trompé en déconseillant à Clovis le recrutement d'une femme trentenaire et charnue, et encore plus qu'elle puisse finalement se révéler être une des putains les plus rentables de Castillons. Tous les prétextes étaient donc bons pour insulter et humilier cette femme qu'il n'aimait pas. Ce fut dans ce même registre qu'il informa Déborah de son rendez-vous de la semaine prochaine.

– Sur ton book, tes bourrelets de grosse salope ont intéressé un black. Mais il veut voir ta viande en réel. Ce n'est même pas pour lui, c'est pour son patron, un diplomate guinéen qui vient en France le mois prochain. Il veut s'assurer que ton gros cul et tes grosses tétasses sont convaincantes. Comme quoi, il en faut pour tous les goûts. Le rendez-vous est dans huit jours, alors jusque là tu es à ma disposition. Tu vas d'ailleurs commencer par me sucer puisque je n'ai que toi sous la main.

Déborah aurait eu envie de lui répondre que si elle était une pute trop grosse pour lui, qu'il n'avait qu'à en chercher une autre. Malheureusement, elle savait bien que cette rébellion ne la conduirait nulle part. Elle observa donc le sexe bandant que Paulo venait de faire sortir par sa braguette, puis elle se baissa pour l'aspirer entre ses lèvres. Elle ne fit pas cas de la main furtive qui se glissa sous sa jupe et qui pétrit sa vulve à travers le slip. Déborah n'avait qu'une envie, en finir au plus vite avec cet hypocrite qu'elle détestait, et s'attaquer au ménage du bureau.

La fellation dura moins d'une minute, tant Déborah avait mis du cœur à l'ouvrage pour en finir rapidement. Quand Paulo éjacula dans sa bouche, elle comprit qu'il ne retirerait pas sa main qui lui appuyait le crâne tant qu'elle n'aurait pas avalé son sperme. Ce qu'elle fit avec un profond dégoût. Paulo se releva, se reboutonna et sortit du bureau sans mot dire. Déborah s'attela alors à sa besogne de rangement et de nettoyage avec soulagement.

Pendant qu'elle constituait les piles de revues, Déborah repensa à Sacha et à l'aide que cette dernière lui avait demandé pour l'enquête sur les deux meurtres. Déborah avait été bien prétentieuse en imaginant que sa visite chez Kurt Heimlich serait fructueuse. À part son intime conviction de l'innocence de l'artiste allemand, elle n'avait rien à transmettre à la petite inspectrice. Ah ! Si seulement, c'était Paulo qui avait été suspecté, elle se serait fait un plaisir de fouiller ses affaires pour trouver des preuves. Le travail que le truand lui avait confié aurait facilité cette tâche, bien qu'elle se doive d'être prudente, car Paulo était tout de même l'adjoint de Monsieur Clovis. Toute action pouvant nuire aux deux hommes lui vaudrait un retour de bâton qu'elle préférait ne pas imaginer si sa responsabilité était établie. Ou plutôt si, elle l'imaginait parfaitement : Elle avait encore en tête l'image du canon du Beretta de Monsieur Clovis enfoncé dans son vagin. Un frisson la parcourut.

Deux heures plus tard, le bureau était devenu beaucoup plus net. Pour terminer son rangement, Déborah avait aussi redressé les livres et les documents posés au sommet de la grosse armoire et prêts à basculer et à tomber. Elle s'apprêtait à procéder à un rangement similaire à l'intérieur du meuble, quand elle constata que les portes étaient fermées à clé. Elle ne chercha donc pas à l'ouvrir.

Maintenant que l'espace s'était libéré, elle brancha l'aspirateur et se fit fort d'enlever jusqu'au dernier grain de poussière. Cette besogne ne lui déplaisait pas. Chez elle, Déborah avait toujours aimé faire le ménage, alors, nettoyer les bureaux de ses souteneurs ne la rebutait pas. Elle sourit intérieurement en s'interrogeant si elle était aussi bonne putain que femme de ménage.

La poussière terminée, elle s'attaqua au plancher avec son seau et sa serpillère. Elle mettait un point d'honneur à ce que tout soit impeccable. Elle tira le petit meuble à rideau plaqué contre le mur pour nettoyer derrière, ce qui n'avait jamais dû être fait depuis des années. Quand elle reprit son chiffon pour enlever une toile d'araignée récalcitrante, elle vit une clé scotchée au dos du petit meuble. Elle fit immédiatement le rapprochement avec l'armoire verrouillée juste à côté. Une clé de secours, pensa-t-elle. Elle allait tout remettre en place quand sa curiosité chronique se réveilla.

– Et si j'allais jeter un coup d'œil dans cette armoire, songea-t-elle. Personne n'en saura rien.

Elle n'avait pas d'objectif précis de recherche, mais son intuition la persuadait qu'elle pouvait trouver des choses intéressantes que Paulo gardait à l'abri des regards. Dans l'affirmative comme dans le cas contraire, elle remettrait tout en place et personne ne saurait rien de son furetage.

Elle décolla délicatement le ruban adhésif et se saisit de la clé qu'elle introduisit dans la serrure voisine. Elle ouvrit la porte. Le même capharnaüm se présenta à elle. Des livres et des papiers, en vrac. Le recoin d'une étagère attira toutefois son attention : deux cahiers rangés verticalement, les seuls correctement disposés au milieu d'un bazar digne d'une chambre d'étudiant. Machinalement, elle fut tentée de les consulter. Elle sortit le premier et fut déçue de constater qu'il était neuf et vierge de toute écriture. Elle attrapa alors le second et l'ouvrit. Des colonnes, des noms, des dates, des chiffres. Elle crut d'abord qu'il s'agissait d'un livre de comptes de la petite entreprise prospère de proxénétisme dont elle était désormais un rouage opérationnel. Elle alla jusqu'à le dernière page renseignée, pensant y trouver son nom. Elle eut beau chercher et remonter les pages, elle n'y figurait pas. En revanche elle trouva celui de Perlaine en annotation en marge à une dizaine de pages en arrière. Elle prit connaissance de la ligne. Il y avait une date ancienne, deux ans plus tôt, des poids et des prix, et le nom de … Pierre Péchant. Ce nom ne disait rien à Déborah. Sans doute un client de Clovis à qui Perlaine avait été louée. Mais dans ce cas pourquoi Gérald Deparissière n'apparaissait-il pas sur le cahier ? Déborah retourna aux pages plus récentes ? À l'avant-dernière, elle retrouva le nom de Pierre Péchant, avec en marge, un nouveau prénom : Véronique.

Pendant qu'elle compulsait ce qui ressemblait à un registre, Déborah ne s'aperçut pas que la porte du bureau s'était entrouverte. Deux yeux l'observaient discrètement. Ils ne disparurent que lorsque Déborah, après avoir remis les cahiers à leur place, referma l'armoire et recolla la clé derrière le meuble qu'elle repoussa.

72.

À la fin de la conversation téléphonique de la veille, un rendez-vous avait été pris. Clovis étant un homme prudent, il n'aurait jamais donné suite aussi rapidement sans l'annonce de la recommandation de Gérald Deparissière. Mais, grâce aux détails apportés par son interlocuteur, Clovis était convaincu qu'il avait à faire à un client potentiel et non à la police. Il avait cependant pensé un instant appeler Deparissière pour contrôler, mais il y avait renoncé par discrétion.

Les deux hommes s'étaient donc retrouvés dans une auberge en pleine campagne au sud de Lyon. Clovis observait cet homme grand et maigre qui feuilletait le book de Déborah avec beaucoup d'intérêt.

– Elle est splendide, finit par avouer le futur client avec un tremolo dans la voix. Comme je les aime. Je la prends. Quelles sont les conditions ?

Face à cet emballement marqué d'une émotion visible, Clovis se sentit en position de force et annonça un tarif majoré. Déborah était d'ailleurs de plus en plus réclamée, alors autant en profiter ! L'homme ne sourcilla pas.

– Déborah est très demandée, poursuivit Clovis. Mais vous avez de la chance, son planning a un petit creux jusqu'à la semaine prochaine. Alors si vous le souhaitez, vous pouvez l'avoir cinq jours à partir de demain.

– Je prends, répondit l'homme. J'ai aussi une demande complémentaire à vous faire.

Le client développa sa requête. Clovis fut surpris de cette sollicitation insolite qui ne correspondait pas au portait qu'il se faisait de son interlocuteur. Il refusa d'abord tout net.

– J'ai une règle en or pour mes filles : Pas d'atteinte à leur intégrité physique.
– Je suis prêt à payer un supplément, répliqua le client décidé d'obtenir gain de cause.

Les billets virtuels se mirent à défiler devant les yeux du petit moustachu cupide. Après un tarif gonflé, voici qu'une rallonge se profilait. Fructueux rendez-vous ! Le proxénète analysa rapidement la situation. Il se persuada que Déborah était tout à fait capable de supporter cela. Et les clients futurs ne trouveraient certainement rien à redire. Ce pourrait même être un plus.

– Bon d'accord, mais ce sera mille euros de plus, répondit-il emporté par sa cupidité.
– Marché conclu, je la prends dès demain.

Les deux hommes se mirent d'accord sur un lieu de livraison neutre, chacun ne souhaitant pas pour cette première affaire révéler à l'autre son lieu de résidence. Ce fut finalement l'auberge où ils se trouvaient qui fut choisie. Le client extirpa de son portefeuille une belle liasse de gros billets qu'il compta. Il remit à son fournisseur le montant convenu. Puis les deux hommes se quittèrent. De retour sur le parking de l'auberge, Clovis monta dans sa Mercedes. Son nouveau client attendit qu'il démarre, puis se dirigea vers la Porsche Cayenne noire qu'il n'avait pas souvent l'habitude de conduire. Il ouvrit la portière et s'installa sur le siège. Il posa les mains sur le volant et inclina la tête, exténué. Il respira à fond car il avait besoin de s'oxygéner. Il avait cru un instant qu'il allait craquer pendant le rendez-vous. Mais heureusement, il avait réussi. Il avait pu louer la femme comme prévu et obtenu ce qu'il avait demandé. C'était gagné.

73.

Déborah se demanda si elle devait prévenir Sacha Lamartine de sa découverte. Le cahier ressemblait à un livre de comptes secrets. Informer la jeune inspectrice de l'existence de ce document revenait à dénoncer Monsieur Clovis. Que se passerait-il ensuite ? Ne serait-elle pas en danger ? Elle ne se faisait pas beaucoup d'illusions sur la capacité de la police à la protéger. Le cahier n'avait selon elle aucun rapport avec Maîtresse Erika, ni Stella. Donc cela n'avancerait à rien. Elle préféra se confier à Perlaine dont le nom figurait sur une des pages. Sa consœur l'aiderait peut-être à comprendre et à décider. Elle se rendit dans la chambre de celle-ci, en espérant que sa consœur ne serait pas déjà repartie en mission vers un nouveau client.

– Je suis contente de te voir, l'accueillit chaleureusement Perlaine.

– Moi aussi. J'avais peur que tu sois repartie. J'avais plein de choses à te raconter sur mes dernières sorties, mais ça attendra. Il y a plus important et je n'ai que toi à qui me confier.

– Ah bon, fit Perlaine l'air faussement étonné. Qu'est-ce qu'il peut donc y avoir de si important ?

– Je crois avoir découvert par hasard la liste des clients de Monsieur Clovis. Mais c'est bizarre, ça ressemble plutôt à une liste pour une épicerie. Il y a des poids et des prix. Il y a aussi des noms de filles et…

– Arrête ! la coupa Perlaine. Tais-toi ! Je t'ai déjà dit cent fois que c'était très dangereux ici de s'occuper des trucs qui ne nous regardaient pas. Et si on sait des choses, il vaut mieux se taire ! Tu aurais mieux fait de ne pas ouvrir cette armoire !

– Co…Comment tu sais que j'ai ouvert l'armoire ? interrogea Déborah hébétée.

– Parce que je t'ai cherchée ce matin. Quand j'ai su que tu étais de ménage chez Paulo, j'ai voulu aller te voir. La porte n'était pas fermée. J'allais entrer, mais j'ai voulu être sûre que Paulo n'était pas là pour pas me faire engueuler de trainer au château sans raison. Alors, j'ai poussé la porte sans faire de bruit, et je t'ai vue prendre le cahier, le lire, et le reposer. Je ne suis pas rentrée dans le bureau, j'avais trop peur que quelqu'un arrive. Je suis revenue vite fait dans ma chambre. Mais tu te rends compte ce qui te serait arrivé si au lieu que ce soit moi, c'était Monsieur Clovis ou Paulo ou René ou n'importe qui d'autre qui t'avait vue !

Déborah comprit à postériori le danger qu'elle avait couru. Elle tenta malgré tout de se justifier et de se rassurer :

– Oui, tu as raison. Ma curiosité aurait pu me perdre. Mais je rangeais, j'ai trouvé la clé, j'ai ouvert… Oui bon d'accord, je n'aurais pas dû. Mais j'ai tout remis en place après. Et puis j'ai fait ça pour savoir si Monsieur Clovis n'était pas impliqué dans l'assassinat de Maîtresse Erika… pour aider Sacha, pour innocenter Stella !
– Je ne comprends rien à ce que tu me racontes, réagit Perlaine. Qui c'est tout ce monde ? Erika ? Sacha ? Stella ?
– Oui, j'aurais dû commencer par le début, et te raconter tout ce qui m'est arrivé depuis qu'on ne s'est pas vu. Écoute !

Déborah entreprit de narrer les derniers évènements qu'elle avait vécus. Elle raconta aussi bien ses aventures avec ses clients, que sa découverte du SM, ses retrouvailles avec Stella et la sollicitation de la police suite à l'ordre de Clovis de réapparaitre au grand jour. Perlaine resta bouche bée.

– Je suis sûre que Stella est innocente, termina Déborah. C'est pour ça que je veux coopérer avec la police, mais sans que ça nuise à Monsieur Clovis. J'ai promis à Sacha Lamartine de l'aider. C'est la jeune inspectrice dont je t'ai parlé. Comme moi, elle ne croit pas à la culpabilité de Stella. Il faut que je comprenne ce qu'il y a dans ce cahier. Tu peux peut-être m'aider en me disant pourquoi ton nom était écrit sur le cahier en face d'un certain Pierre Pellan.
– Péchant, rectifia Perlaine. Je vais t'expliquer. Pas pour que tu joues les détectives mais pour que tu te rendes compte du danger qu'il y a à fouiner dans ce monde de crabes. Quand tu sauras tout ça, j'espère que tu arrêteras de fouiller partout. Ton amie n'a rien à voir avec tout ça. Si tu veux l'aider cherche ailleurs et ne parle pas, ça t'éviteras de finir comme Véronique.

– Véronique ? répéta Déborah. C'est un nom que j'ai vu aussi sur le cahier. Qu'est-ce qu'il lui est arrivé ?

– Attends ! Moi aussi je vais commencer par le commencement !

Au point où elle en était arrivée, Perlaine se dit que c'était aussi bien de tout raconter à Déborah. Il y avait trop longtemps qu'elle gardait tous ces secrets pour elle. Elle n'en pouvait plus. Elle était parfaitement consciente qu'elle enfreignait la sacrosainte règle de silence, mais elle avait confiance en Déborah.

La petite bonne femme brune débuta donc ses explications :

– Il y a deux ans, j'ai eu comme client un certain Pierre Péchant. C'était un mec riche plein aux as, mais qui avait galéré pour se faire de la tune. D'habitude, jamais je ne reçois de consignes autres que sexuelles pour m'occuper des clients, mais cette fois Paulo m'a demandé de lui téléphoner régulièrement pour lui rendre compte des faits et gestes de ce type. Ça m'a paru bizarre, mais j'ai fait ce qu'il me demandait. Tous les jours, je l'appelais pour lui dire où on était allé, avec qui on avait mangé, et tout et tout. Je faisais mon boulot. Le mec Péchant, il me baisait chaque soir et je crois que je lui plaisais bien. C'est sans doute pour ça qu'il a commencé à se confier à moi. Il m'a expliqué qu'il avait gagné tout son pognon avec la drogue. Moi, j'écoutais, c'est tout. Je n'aime pas ça, la drogue. Je trouvais juste qu'il m'en disait un peu trop, alors que je ne voulais rien savoir. Pourtant j'étais bien obligée de tout rapporter à Paulo. Je n'étais pas très fière, mais je n'avais pas le choix. Un jour, il m'a dit qu'il avait fait un super coup en encaissant le pognon sans livrer la came. Il allait partir à l'étranger le soir même pour se mettre à l'abri d'une possible vengeance. Ce jour-là, il devait me ramener à Castillons. On allait prendre la voiture sur le parking quand il s'est aperçu qu'elle avait un pneu crevé. En changeant la roue, il a trouvé un petit boîtier sous l'aile. « Regarde-moi, ces fils de putes. Ils m'ont collé une balise pour me filer le train. Heureusement que je l'ai trouvée. Merci la crevaison ! Attends tu vas voir, ils vont en faire une tête quand ils s'apercevront que je les ai baisés encore un coup ! ». Une fois la roue de secours montée, il a pris le boîtier aimanté et l'a collé sur une bagnole garée un peu plus loin. Quand j'ai vu comment les choses évoluaient, je lui ai dit que je préférais rentrer à Castillons par mes propres moyens. On s'est quitté sur le parking.

– Un vrai roman d'espionnage ton aventure, lança Déborah. Et tu l'as revu ?

– Moi, non. Mais Véronique, oui, deux ans après. C'est une fille qui est passée par ici. Au mois de mai, Paulo l'a envoyée vers Péchant qui était de retour et qui voulait une fille. Je suis contente qu'il ne m'ait pas redemandée. Malheureusement pour Véronique.

– Pourquoi, tu dis malheureusement ?

– Parce que Véronique a disparu quelques jours plus tard. Elle a surement été tuée.

– Mais, ça ne veut rien dire, contesta Déborah. Elle est peut-être partie avec lui. Ton Péchant l'a peut-être réservée pour plusieurs semaines, comme moi avec Gérald.

– Ça fait trois mois maintenant. Et puis, non, elle devait revenir ici. Péchant devait la rendre quatre jours plus tard. Elle me l'avait dit. J'avais bien sympathisée avec elle. Mais elle était encore plus bavarde que toi. Elle racontait les histoires de ses clients à tout le monde sans restriction, même à ceux de la secte qui ne sont pas sous la coupe de Monsieur Clovis. Non ! Je suis sûre qu'elle a été tuée, où par les gens d'ici ou par ceux qui en voulaient à Péchant. Tu comprends maintenant pourquoi, je te dis de faire attention ?

Déborah baissa la tête comme une petite fille à qui on aurait fait la leçon et qui venait de comprendre le danger. Puis elle se redressa et déposa un baiser sur la joue de Perlaine.

– Merci Perlaine, lui dit-elle. Je crois que j'ai compris. Je vais faire attention.

– Merci à toi aussi, enchaîna Perlaine en lui rendant son baiser. Ça m'a fait du bien de te parler de tout ça. Et il n'y avait qu'à toi que je pouvais le raconter.

74.

Lorsque Sacha prit l'appel téléphonique provenant de l'extérieur, elle se demanda si elle ne rêvait pas. Elle appuya sur la touche du haut-parleur pour que Phil, présent dans le bureau, puisse entendre la conversation.

– Pourquoi, me téléphonez-vous à moi personnellement, Monsieur Heimlich ? demanda Sacha quoique flattée d'avoir été appelée directement par son interlocuteur.

– Parce qu'une personne que nous connaissons bien tous les deux, m'a convaincu que je pouvais avoir confiance en vous, répondit Kurt Heimlich.

Alors là, chapeau ! pensa Phil. On ne sait pas comment s'y prendre pour aller interroger Heimlich Von Bruchs sans faire de vagues, et c'est finalement lui qui appelle la stagiaire du service pour lui proposer son aide parce qu'il a confiance en elle ! Inutile de chercher à comprendre. Bravo Sacha ! Phil fit signe par un moulinet de la main à la jeune inspectrice de faire développer.

– Merci pour ce compliment, répondit Sacha. Et de qui s'agit-il ?

– Vous devez bien vous en douter. Mais là n'est pas le plus important. Je veux vous aider dans l'enquête du meurtre d'Anaïs Forclaz que j'appréciais énormément. Vous devez savoir que je connais très bien le monde particulier dans lequel elle évoluait, et je pense que mon éclairage pourrait vous être utile, si vous en êtes d'accord.

– Naturellement, Monsieur. Quand pouvons-nous nous rendre chez vous ?

– Je préfèrerais que nous nous rencontrions sur les lieux du crime, répliqua Kurt Heimlich. Vous pourrez ainsi parfaitement m'expliquer la façon dont a été tuée cette pauvre Anaïs.

Phil indiqua à Sacha par un nouveau signe de répondre affirmativement. Il lui écrivit aussi le mot juge sur un post-it.

– Ça doit pouvoir se faire, reprit Sacha en comprenant l'indication de son patron. Je dois juste demander l'autorisation au juge à cause des scellées. Dites-moi à quel numéro je peux vous rappeler dès que j'ai le feu vert.

Kurt communiqua son numéro de portable, puis les deux interlocuteurs prirent congés. Sacha raccrocha en affichant une mine réjouie et victorieuse. Phil la félicita pour l'option qu'elle avait choisie lors de l'interrogatoire de Déborah. Jamais il n'aurait pensé que ce relationnel à la limite du copinage puisse contribuer à un tel résultat.

75.

Pendant tout le trajet, Paulo avait pesté contre Déborah, lui reprochant d'avoir dû écourter sa mise à disposition auprès de lui à cause de ce nouveau client. Comme si elle en était responsable ! Mais Paulo n'aurait jamais osé critiquer ouvertement Clovis. Il était bien trop lâche. Alors, c'était Déborah qui prenait. Elle ne chercha pas à répliquer. Dans moins d'une heure, elle n'aurait plus à faire à ce truand hypocrite qu'elle détestait chaque jour un peu plus. Elle découvrirait ce nouveau client que Clovis lui avait trouvé. Seule l'énigmatique phrase prononcée par ce dernier l'intriguait : « Il a mon accord pour te faire quelque chose que tu devras accepter sans protester. Il a payé pour ça. Tu comprendras bien le moment venu. ». C'était le seul sujet d'inquiétude de la jeune femme. Pour le reste, elle était désormais rompue à son rôle de putain, et la rencontre avec un nouveau client ne l'effrayait plus.

Paulo déposa sa passagère devant l'auberge, non sans lui rappeler son rendez-vous de la semaine suivante avec le secrétaire du diplomate africain. Déborah attendit quelques minutes devant l'auberge en se remémorant le nom de l'homme et la description que Monsieur Clovis lui en avait faite. Une Porsche Cayenne noire arriva et se gara près d'elle. Le conducteur baissa la vitre. L'homme au visage émacié et aux cheveux coiffés en arrière la pria de monter à l'avant. Il se pencha vers la droite en s'étirant pour ouvrir de l'intérieur la portière passager. Déborah fit le tour de la voiture pour s'installer. Il lui fallut bien quelques instants pour identifier ce visage qui ne lui était pas étranger. Percevant le trouble de la jeune femme, l'homme leva le doute en démarrant :

– Ne soyez pas perturbée Mademoiselle. Pour Monsieur Xenakis, je suis votre client. Mais en réalité le vrai client est Monsieur.
– Jérôme. Vous êtes Jérôme ! lança Déborah en reconnaissant le majordome de Kurt Heimlich Von Bruchs. Mais je ne comprends pas.
– Je ne peux rien vous dire Mademoiselle. Monsieur vous expliquera quand nous serons parvenus à Grenoble.

Déborah patienta donc jusqu'à destination. Elle pensait trouver Maître K en arrivant, mais personne ne l'accueillit. L'Allemand friand de scénarii insolites lui avait réservé une surprise. Jérôme la pria de le suivre jusqu'au donjon.

– Monsieur vous demande de vous déshabiller Mademoiselle, annonça le majordome une fois sur les lieux. Il veut ensuite que vous vous installiez sur ceci.

Il désigna du doigt une table d'examen gynécologique. De bonne grâce, Déborah se débarrassa de ses vêtements et de sa lingerie. Quand elle fût entièrement nue, elle grimpa et s'allongea sur la table d'examen. Elle releva les jambes pour poser ses pieds dans les étriers. Elle se rendit compte alors qu'elle offrait impudiquement toute son intimité à Jérôme qui évitait toutefois par déférence de poser son regard entre les cuisses de la jeune femme.
Déborah ne ressentait aucune inquiétude. Au contraire, elle avait désormais une entière confiance en Maître K, et cette location inattendue la réjouissait.

– Monsieur m'a aussi demandé de vous bander les yeux, continua Jérôme en lui posant un foulard sur le haut du visage et en le lui nouant derrière la tête. Je dois aussi vous attacher. Voilà, j'en ai presque terminé. Un peu de crème sur votre sexe, et j'ai fini. Je me retire. Vous devez attendre Monsieur maintenant.

Jérôme avait sanglé les chevilles et les poignets de Déborah, et enduit ses lèvres vulvaires avec un gel. Il quitta le donjon, pas fâché d'arriver au terme de la mission que lui avait confiée son patron. Il fallait qu'il soit vraiment dévoué pour faire tout ça !

Déborah ne sut pas exactement combien de temps elle attendit. Mais plus les minutes passaient, plus son excitation montait. Elle essayait d'imaginer la suite en relation avec son installation sur cette table. Serait-elle fouettée entre les cuisses ? Subirait-elle de la part de Maître K un sévère examen gynécologique ? À moins qu'il ne réitère la séance d'aiguilles pour vérifier si elle était désormais capable de mieux les supporter. Elle sursauta lorsqu'elle entendit la voix de Maître K.

– Bonjour Déborah. Alors ? Surprise et inquiète d'être ici ?
– Bonjour Monsieur. Surprise oui, mais pas du tout inquiète, répondit Déborah avec beaucoup d'assurance.
– Tu as peut-être tort, pouffa Kurt. Effectivement, je te trouve bien sûre de toi, peut-être même un tantinet excitée, il me semble.

Derrière son bandeau, Déborah se dit à elle-même que Maître K avait vu juste pour son excitation. Mais comment pouvait-il savoir que des frissons agréables lui parcouraient le ventre ? Quant à l'inquiétude qu'elle aurait dû ressentir, elle avait trop envie d'être dominée par Maître K pour laisser la moindre place à ce sentiment dans son esprit.

– Est-ce que c'est Jérôme, ton client officiel, qui t'a mis dans cet état ? ironisa Kurt. Le pauvre, je lui ai fait avoir le stress de sa vie en lui confiant cette mission. Ha ! Ha ! Ha ! Mais il s'en est très bien sorti. J'ai préféré rester dans l'ombre, je ne voulais pas courir le risque d'être reconnu par ton ami Clovis en raison de ma célébrité. Bon, trêve de plaisanteries : Ne crois pas que je t'ai louée ces quelques jours pour que tu prennes du plaisir à être ma soumise. Je n'ai pas changé d'avis. Cependant, si je juge que tu le mérites, tu auras tout de même droit à quelques séances SM.

Sans son bandeau, la déception se serait lue dans les yeux de Déborah.

– Je vérifierai quand même pendant ton séjour avec moi si tu es une aussi bonne putain que Gérald a bien voulu me le laisser entendre. Mais je vais te dire la vraie raison pour laquelle je t'ai louée : Je veux que tu sois libre de tes mouvements pour m'aider à innocenter Stella.
– Mais comment pourrais-je vous aider ? demanda Déborah pour qui cette dernière information atténuait quelque peu sa déception. Je vous ai dit tout ce que je savais l'autre jour.
– Ne te sous-estime pas ! Je ne sais pas encore comment, mais je suis sûr que tu peux apporter quelque chose à l'enquête de la police. Mon intuition ne me trompe jamais. J'ai d'ailleurs déjà pris contact avec ton inspectrice de Valence. Très sympathique, cette demoiselle. Bon, je vais te détacher, mais avant j'ai une petite chose à te faire subir. J'espère que ça te plaira. Mais peu importe, j'ai payé ce droit suffisamment cher, alors j'aurais bien tort de ne pas l'exercer. Jérôme a été bon comédien mais piètre négociateur.

Maître K se tut. Derrière son bandeau, Déborah entendit des bruits métalliques, puis elle sentit la main du dominateur se poser sur ses seins et les caresser. Celle-ci les abandonna rapidement pour glisser jusqu'à l'entrejambe. Ces gestes suffirent pour raviver l'excitation de Déborah. Elle sentit alors les doigts de l'homme saisir sa petite lèvre gauche et l'étirer. Puis soudain, une douleur aigüe s'empara de son sexe. Elle cria. Elle pensa que Maître K venait de lui planter une grosse aiguille dans la vulve.

– Toujours aussi douillette ! se moqua Kurt. Qu'est-ce que cela aurait été si Jérôme ne t'avait pas mis de la pommade anesthésiante. Tu as encore beaucoup de chemin à parcourir. Je vais te faire la même chose de l'autre côté. Je t'interdis de crier !

C'était horrible. Il allait recommencer. Mais Déborah mit un point d'honneur à obéir. Elle résisterait. Elle voulait prouver à Maître K qu'elle en était capable. Elle serra les dents quand elle sentit les doigts s'approprier l'autre lèvre. Ce fut comme si un poinçon la transperçait. Puis la douleur se fit plus supportable. Des larmes coulèrent sur ses joues. Elle était heureuse : elle n'avait pas crié.

– Bravo, commenta Kurt. Tu progresses. Encore une minute et tu pourras juger du résultat.

Déborah sentit de nouveau les doigts lui tripoter le sexe, mais n'eut pas à endurer de nouvelles piqûres. La douleur restait toutefois présente. La jeune femme se demandait ce que pouvait bien fabriquer Kurt Heimlich avec sa vulve. Elle sentait des tiraillements comme si Maître K manipulait les deux aiguilles. Puis l'alcool versé par Kurt fit à Déborah l'effet d'une brûlure. Elle ne put retenir un nouveau cri.

– Vraiment douillette, confirma Kurt. Ça cuit, c'est normal, c'est pour éviter que ça s'infecte. Bon, et bien voilà, c'est terminé. Tu vas pouvoir admirer.

Sur ces dernières paroles, Kurt détacha Déborah et lui retira son bandeau.

– Redresse-toi et regarde entre tes cuisses. !

Déborah retira les pieds des étriers et s'assit. Elle baissa la tête pour porter son regard sur son sexe et découvrit avec stupeur qu'il était paré de deux petits anneaux d'acier.

– Vous… vous m'avez percée ? balbutia-t-elle.
– Tu es bonne observatrice, répondit Kurt avec un sourire de satisfaction. Tiens, regarde avec ce miroir tes nouveaux bijoux !

Il posa sa pince et prit une petite glace qu'il positionna entre les jambes de Déborah. À peine remise de sa surprise, la jeune femme s'observa. Ce piercing était si soudain. Impossible pour elle de définir si elle était contrariée ou satisfaite de cette opération inattendue. Elle pensa à Stella. Elle était percée comme elle maintenant, à la taille des anneaux près.

– J'espère que ce symbole de soumission te plait, reprit Kurt. Dans le cas contraire, je te les enlèverai avant ton départ. Jérôme va te donner un flacon de Bétadine pour te nettoyer matin et soir, jusqu'à cicatrisation définitive.
– Oui, je crois que ça me plait, Monsieur, répondit Déborah qui prenait enfin conscience de ses piercings vulvaires. Merci beaucoup.
– De rien. Rhabille-toi maintenant. Il est temps que nous commencions à nous occuper de Stella.

Déborah observa une dernière fois les deux anneaux qui traversaient de part en part ses petites lèvres, puis elle descendit de la table gynécologique et se rhabilla.

76.

Dans sa chambre, Perlaine attendait. Elle se rendrait demain chez son prochain client. Juste pour quelques jours. Elle espérait retrouver Déborah à son retour. Elle l'appréciait beaucoup. L'arrivante récente était la seule femme, à part Véronique, avec qui, elle avait sympathisée au point de s'en faire une amie et de se confier. Mais n'en avait-elle pas trop dit en lui parlant de Véronique, de Péchant, de la drogue, se demandait-elle ?
Au fil du temps la petite brune aux yeux verts avait compris toutes les exactions de Paulo. Elle y avait même participé et tout cela lui pesait. S'en ouvrir à Déborah venait de la libérer. Mais par contrecoup ne l'avait-elle pas mise en danger ? Perlaine réfléchissait. Se taire aurait été pire, car Déborah ne se rendait pas bien compte des risques qu'elle prenait en se laissant emporter par sa curiosité. Peut-être Perlaine aurait-elle dû lui en dire plus, l'informer que Paulo dirigeait une petite entreprise prospère de trafic de drogue. Déborah ne semblait pas avoir compris que le

cahier qu'elle avait découvert était la comptabilité secrète de Paulo. Saurait-elle se taire ?

Allongée sur son lit, Perlaine déroulait ses réflexions. Elle repensa à Véronique. Elle se sentait coupable. Mais qu'aurait-elle pu faire pour la sauver, à part lui prodiguer les mêmes conseils de discrétion qu'elle avait rappelés hier à Déborah ? Pourtant son silence n'entretenait-il pas une situation propice à d'autres meurtres ? Mais c'était aussi son passeport pour la vie. Paulo ne s'encombrerait pas du moindre sentiment si elle parlait. Et Monsieur Clovis, était-il au courant des activités parallèles de Paulo ? Elle ne se voyait pas aller le lui demander. Plus Perlaine réfléchissait, plus elle se sentait mal. La conversation avec Déborah avait produit chez elle une sorte de déclic et avait réveillé sa culpabilité.

77.

Trois jours avaient été nécessaires pour obtenir la levée des scellées de la maison d'Anaïs Forclaz. Rendez-vous avait été pris avec Kurt Heimlich Von Bruchs au SRP de Valence. Quel n'avait pas été l'étonnement pour Phil et Sacha de voir arriver la célébrité accompagnée de Déborah Salvien ! Kurt expliqua qu'il souhaitait associer Déborah à la recherche de la vérité. Trop heureux de la participation active et spontanée de l'Allemand, l'inspecteur Perdikian n'avait pu qu'approuver sa demande. Le petit groupe se rendit sans plus attendre à la maison de Maîtresse Erika.

Rien n'avait changé. Tout le mobilier et les objets étaient à la même place que le jour du meurtre. Le passage de la police scientifique n'avait pas apporté d'éléments nouveaux. Phil expliqua à Kurt comment les choses avaient dû se passer. Il montra l'endroit exact où Anaïs Forclaz avait été retrouvée morte, un couteau planté dans la poitrine. Il précisa que l'arme du crime provenait de la cuisine de la maison. Puis il entraîna Kurt Heimlich à l'étage, où la cage de Stella était toujours en place.

– Stella Darmon était dans cette cage, expliqua Phil. La porte était fermée comme ça, mais pas cadenassée, ce qui lui a laissé toute liberté pour entrer et sortir.

– Je sais, répliqua Kurt. Stella est dans les mêmes conditions quand elle est chez moi. À ce propos, j'espère que je ne vous choque pas. Bien que réalisées entre personnes adultes et consentantes, nos pratiques peuvent troubler des non-initiés.

– J'ai travaillé plusieurs années à la Mondaine. Je sais donc parfaitement de quoi vous parlez.

– Bien. Alors je continue. Stella ne sort jamais de sa cage sans mon autorisation. Et je vous garantis qu'elle agissait de même avec Erika.

– Je ne demande qu'à vous croire, rétorqua Phil. Mais vous conviendrez que Stella est la seule à avoir pu se déplacer dans cette maison. Cédric Jacquinot était solidement ligoté à sa croix, lui. Et la porte d'entrée fermée de l'intérieur. Venez, on redescend !

– Je vous suis.

Kurt, Déborah et les deux inspecteurs retournèrent au rez-de-chaussée et entrèrent dans la pièce où trônait la croix de Saint-André.

– Ah, mais oui ! s'exclama Kurt. C'est vrai. J'avais complètement oublié.

– Vous aviez complètement oublié quoi ? demanda Phil intrigué.

– Cet instrument m'a appartenu. Je l'ai offert à Erika quand elle a installé son donjon ici. Je ne m'en souvenais plus.

– Et ça change quelque chose ?

– Oh, non. Rien. C'est du beau chêne, vous savez.

Kurt passa la main sur une des branches supérieures de la croix. Lorsque ses doigts atteignirent l'extrémité, il stoppa son geste, et contourna l'instrument pour l'inspecter de derrière. Les trois autres le regardaient sans comprendre.

– Donc le dénommé Cédric était attaché à cette croix ? s'enquit Kurt Heimlich.

– Oui, par les chevilles et les poignets. Les gendarmes l'ont trouvé ainsi. On a constaté qu'Erika avait même serré vigoureusement les liens. Cela a été confirmé par Stella.

– Vous permettez que je me livre à une petite expérience, inspecteur ?

– Si vous pensez que cela peut être utile, concéda Phil.

– Merci, répondit Kurt. Je voudrais que Déborah, s'installe à la place du fameux Cédric. Votre collègue devra l'attacher aussi serrée que l'était le soumis.

Sacha et Déborah se regardèrent. Si la situation n'était pas aussi sérieuse, chacune se serait demandé si le destin ne s'acharnait pas à les entraîner une nouvelle fois dans une relation de domination-soumission. Phil restait en retrait et essayait de comprendre où Heimlich Von Bruchs voulait en venir. Il espérait que l'Allemand ne se payait pas sa tête.

L'ordre venant de Maître K, Déborah ne se posa pas de questions. Elle se dirigea vers la croix de Saint-André.

– Dans quel sens ? demanda-t-elle.

– Dos à la croix, répondit Sacha.

Déborah se positionna comme demandé. Sa jupe courte remonta sur ses cuisses quand elle leva les bras. Une sensation bizarre la parcourut lorsque Sacha commença à l'attacher. Ce n'était pourtant pas un jeu, mais ce scénario inattendu était loin de lui déplaire. Chaque nouvelle expérience SM la rendait un peu plus accro à la soumission.

Sacha, quant à elle, essayait de garder toute sa concentration sur l'enquête. Mais le contact physique de ses mains avec Déborah lui remémora la soirée du Number Six. Il lui fallut beaucoup de volonté pour ne pas se laisser griser par des fantasmes de domination. Une fois qu'elle eût bien serré les sangles, elle se recula.

– Vous l'avez bien attachée ? demanda Kurt.

Sacha acquiesça. Kurt s'approcha de Déborah et lui murmura quelques mots à l'oreille. Les deux inspecteurs assistaient à la scène, circonspects. Kurt se recula vers eux.

– Déborah ! Fais ce que je viens de t'expliquer ! ordonna sévèrement Kurt.

Les inspecteurs virent les doigts de Déborah remuer fortement. La main droite s'inclina pour tourner sur elle-même sans y parvenir en raison des lanières bloquant son poignet. Pourtant après quelques secondes, à force d'insistance, la paume avait pivoté et se trouvait face au bois tout en restant emprisonnée. Les phalanges se replièrent.

– Quel est le métier du jeune soumis qui était sur cette croix ? demanda Kurt pendant que Déborah s'affairait à sa gymnastique digitale.
– Il est ébéniste, répondit Sacha qui connaissait le dossier par cœur.

Les doigts de Déborah serrèrent l'angle du montant en chêne. Phil et Sacha entendirent un déclic et eurent la surprise de voir la main de la jeune femme se libérer de la croix. Elle était toujours attachée, mais un cube de bois s'était désolidarisé de l'instrument de torture et pendait à son poignet. Sur l'ordre de Kurt, Déborah réitéra l'opération avec sa main gauche qui se libéra à son tour de la même façon.

– Un travail d'orfèvre, lança Kurt admiratif. D'ébéniste confirmé, devrais-je plutôt dire. Si cette croix ne m'avait pas appartenu autrefois, jamais je n'aurais prêté attention aux petites découpes ni aux tenons et aux mortaises habilement dissimulés aux extrémités des branches.
– Alors là… Chapeau ! s'enthousiasma Phil.
– Pour se détacher, j'ai compris, lança Sacha dubitative. Mais pour se rattacher ?
– Vous avez raison, répondit Kurt. Allons jusqu'au bout de la démonstration. Déborah tu as sûrement dû jouer avec des formes

géométriques à placer dans des supports quand tu étais petite. Alors, là c'est pareil. Replace les cubes dans leurs logements.

Déborah se rendait compte qu'elle était en train de participer à une démonstration qui allait innocenter Stella. Avec un large sourire, elle releva les bras et tenta de remettre à leur place les cubes de bois. Après quelques tentatives infructueuses, elle parvint à les faire entrer dans leur logement et se retrouva immobilisée à sa croix comme au début de l'expérience.

– En d'autres circonstances, Déborah aurait mérité une petite séance de fouet en récompense, plaisanta Kurt. Mais je pense que nous avons des choses plus urgentes à traiter. Mademoiselle l'inspectrice, si vous voulez bien la détacher.

Tout était clair désormais. Cédric Jacquinot s'était libéré en actionnant son ingénieux mécanisme. Il était retourné vers Maîtresse Erika et l'avait tuée avec un couteau pris dans la cuisine. Il avait ensuite appelé anonymement le SRP pour prévenir du meurtre, sans quoi l'attente aurait pu être longue. Il avait terminé sa machination en se réinstallant sur sa croix. Son plan souffrait tout de même d'une erreur, celle d'avoir laissé la clé sur la porte d'entrée.

Phil n'avait pas attendu le dénoucment. Il s'était précipité sur son portable, et avait appelé Valence. Cédric Jacquinot, n'allait pas rester libre bien longtemps. À condition qu'il ne se soit pas déjà évanoui dans la nature.

78.

De retour dans les locaux de Valence, Phil s'empressa de prévenir le juge d'instruction des derniers rebondissements de l'enquête, puis il demanda à Kurt de le suivre dans son bureau pour s'entretenir avec lui de la prochaine libération de Stella.

Se retrouvant un moment seule avec Sacha, Déborah se décida finalement à parler du cahier de Castillons à l'inspectrice stagiaire.

– Je voudrais te confier quelque chose, commença Déborah. Mais je ne voudrais pas que tu en parle à la police.

– Mais, je suis la police, réagit Sacha.

– Oui, mais toi, ce n'est pas pareil. J'ai confiance en toi. Peut-être que quand j'aurai fini de t'expliquer, je te demanderai de tout oublier.

– OK ! Je te promets que je ne ferai rien sans ton accord. Je dois te remercier aussi. Je ne sais pas comment tu t'y es prise, mais sans ton intervention, jamais Kurt Heimlich Von Bruchs ne se serait présenté ici. Bon, dépêche-toi de commencer, parce que Phil n'en a peut-être plus pour très longtemps avec ton ami Kurt.

Et Déborah de raconter toute son histoire de découverte du fameux cahier.

– Mais, qu'est-ce que tu faisais dans le bureau de Paul Parsec ?

– Paul Parsec ?

– Oui, c'est comme ça que se nomme ton Paulo ! Dis-donc, si maintenant on jouait cartes sur tables. Je sais que ton histoire de secte c'est bidon et que tu es une prostituée de Clovis Xenakis et Paul Parsec. Si tu n'es pas contrainte et que c'est avec ton plein consentement, je n'ai aucune raison de m'en mêler. Ce n'est pas mon affaire. Ici, on n'est pas la brigade de répression du proxénétisme. Mais au moins sois honnête avec moi !

Pour la première fois depuis longtemps Déborah se sentait en plein accord avec elle-même. Elle avoua à Sacha qu'elle ne se trompait pas. Elle affirma se prostituer pour Clovis de son plein gré désormais, et elle n'avait aucun désir de retrouver son ancienne vie. Puis elle revint à l'anecdote du cahier et expliqua en détail ce qu'elle y avait lu.

– Je vais avoir du mal à garder tout ça pour moi, réagit Sacha après avoir entendu prononcer les mots "Véronique" et "Péchant". C'est la journée des découvertes ! Tu as mis le doigt sur un truc explosif. Véronique Pajot et Pierre Péchant ont tous les deux été assassinés. Et Phil et moi avons la charge de l'enquête.

– Assassinés ? répéta Déborah. Alors, Perlaine avait donc vu juste.

– Tes poids et tes montants, ce sont des livraisons de drogue. Phil avait raison. Clovis Xenakis est aussi un trafiquant. Écoute Déborah : Je t'ai fait une promesse, d'accord. Mais là c'est trop, ça me dépasse, il faut que j'en parle à Phil.

– Non, ne dis rien. Tu as promis. Et puis, je serais en danger et surtout Perlaine.

Sacha ne savait pas sur quel pied danser. Deux enquêtes qui avançaient à pas de géant dans la même journée, et pour l'une d'elle, elle devait garder le silence. La jeune inspectrice rongeait son frein, mais elle n'avait qu'une parole. Elle céda.

– Bon d'accord. Mais on ne peut pas rester au statu quo. Il y a des morts derrière tout ça, et il y en aura d'autres. Sans parler de tous les gosses qui se shootent grâce à ton copain Paulo.

Sacha avait tapé dans le mille. Pour Déborah, entendre qualifier Paulo de "son copain" la révolta. Elle détestait cet homme. Les propos de Sacha ne pouvaient que renforcer sa haine et la poussait à collaborer avec elle, sans oublier toutefois sa propre sécurité et celle de Perlaine.

– Si, de retour à Castillons, reprit Déborah, je récupère le cahier, et je me débrouille pour te le faire passer, est-ce que tu peux éviter de dire qu'il vient de moi ?

– Aucun problème. Je dirais à Phil que je l'ai reçu anonymement. Pas sûr quand même qu'il n'ait pas un doute. Mais quoi qu'il en soit, tu seras officiellement en dehors du circuit. Fais quand même attention que Paul Parsec ne soupçonne rien.

– Vu la poussière que j'ai trouvée derrière le meuble, la clé n'a sûrement jamais dû servir. Paulo cherchera d'abord à savoir qui a pu lui subtiliser sa propre clé qu'il garde certainement sur lui. Mais tu as raison, je serai prudente.

La conversation s'arrêta nette. Phil venait de faire irruption dans le bureau.

– Monsieur Heimlich Von Bruchs vous attend pour repartir, annonça-t-il à Déborah. Merci encore pour votre aide lors de la reconstitution. Grâce à vous et à lui, notre enquête a pris une nouvelle tournure.

Et ce n'était peut-être pas fini, se dit Déborah en son for intérieur.

– J'y vais, répondit-elle en se levant. Et Stella ? Vous allez la libérer ?

– Ça ne dépend pas de moi. Mais le juge est prévenu des derniers rebondissements qui la mettent normalement hors de cause. Donc en toute logique votre amie ne devrait plus rester très longtemps en prison.

Déborah se leva. Elle croisa le regard de Sacha qui lui fit un petit signe discret de la tête. Par ce geste la jeune inspectrice voulait lui rappeler qu'elle garderait ses déclarations secrètes. Sacha comptait aussi beaucoup sur le fameux cahier. Sans lui, elle ne pourrait rien entreprendre.

79.

Un mandat d'arrêt avait été lancé contre Cédric Jacquinot. Mais le jeune homme restait introuvable. Le hasard avait voulu qu'il découvrît que des policiers frappaient à sa porte alors qu'il rentrait chez lui. Il s'était dissimulé derrière une fourgonnette pour les observer. Aucun doute, c'était bien lui que l'on cherchait. Le stratagème qui lui avait permis de tuer Maîtresse Erika avait dû être découvert. Il avait pourtant espéré ne jamais être inquiété. Il s'était trompé. Seule consolation : Stella serait certainement mise hors de cause. Il avait été affecté d'apprendre par les journaux qu'elle était présumée coupable du meurtre, alors qu'elle était innocente. Quand il avait échafaudé son scénario, c'était un point qu'il n'avait pas pris en compte pensant que la dominatrice cadenassait toujours la porte de la cage de

Stella. Maintenant que la police savait que c'était lui, Cédric Jacquinot, qui avait assassiné Maîtresse Erika, il n'avait plus qu'une seule issue : la fuite. Il n'était malheureusement pas un professionnel de la cavale. Peut-être serait-il vite rattrapé. Cela n'avait plus beaucoup d'importance. Il avait vengé Pierre, c'était le principal !

Déborah regrettait d'avoir dû quitter Kurt si vite, et sans avoir pu revoir Stella. Les deux femmes s'étaient manquées. L'une arrivait à Castillons pendant que l'autre retrouvait la demeure grenobloise de son Maître. Déborah espérait que Maître K la redemanderait une autre fois à Clovis, dans d'autres circonstances. Elle n'abandonnait pas l'espoir de devenir un jour sa soumise. En attendant, elle devait réfléchir au moyen de retourner dans le bureau de Paulo le plus rapidement possible. Mais pour l'instant il fallait qu'elle se prépare pour son rendez-vous avec le secrétaire du diplomate africain. Elle était fin prête quand la porte de sa chambre s'ouvrit. La silhouette de René apparut dans l'embrasure

– Paulo m'envoie te dire que tu iras le retrouver à dix heures devant son bureau. Pigé ?

Déborah acquiesça. Ainsi c'était Paulo lui-même qui allait l'emmener. Le rendez-vous devait être important pour lui. Mais ce qui comptait pour l'instant était l'endroit où elle devait retrouver Paulo : son bureau. L'occasion était trop belle. C'est pourquoi, avec un quart d'heure d'avance, Déborah se rendit au château. Arrivée dans le couloir où elle aurait dû attendre l'adjoint de Clovis, la jeune femme s'approcha de la porte du bureau et actionna la poignée. Elle n'était pas fermée. Déborah jeta un coup d'œil autour d'elle, puis entra dans la pièce. Elle se dirigea vers le petit meuble, tout en se demandant si le cahier ne se verrait pas quand elle l'aurait récupéré et caché sous sa robe. Elle allait déplacer le petit meuble quand elle entendit claquer la porte du rez-de-chaussée. Son sang ne fit qu'un tour. Elle ressortit du bureau avec précipitation. À peine avait-elle refermé délicatement la porte que le truand apparut en haut des escaliers.

– Tu es déjà là ? Parfait. Traînons pas ! J'tiens pas à faire attendre notre ami.

Déborah tenta de retrouver un air serein. Elle imaginait ce qui aurait pu se passer si Paulo n'avait pas fait claquer la porte d'en bas. Elle préféra ne pas y penser. Elle avait fait preuve d'une imprudence qui aurait pu lui coûter très cher. La récupération du cahier serait pour une prochaine fois. Elle suivit Paulo jusqu'à la voiture.

Pendant le trajet, Paulo expliqua à Déborah ce qu'il attendait d'elle. Il lui rappela que le rendez-vous serait court car c'était une sorte de validation par le secrétaire. Elle devrait se montrer docile et obéissante, et répondre aux demandes de l'employé du futur client. Un peu insolite, pensa Déborah, mais elle n'était plus à une originalité près.

Paulo arrêta la Mercedes à cinquante mètres de l'entrée du Sofitel. Il sortit son portable et composa un numéro.

– La putain est là, annonça Paulo avec sa poésie habituelle. Je vous l'envoie avec ce que vous savez.

Après avoir écouté la réponse de son interlocuteur, le truand indiqua à Déborah le numéro de la suite où elle devait se rendre, et lui remit une grande enveloppe épaisse à donner à celui qu'elle allait rencontrer. En échange, elle recevrait un paquet à la fin de l'entrevue. Quand le rendez-vous serait terminé, dans moins d'une heure selon Paulo, elle devrait revenir à la voiture.

Son enveloppe à la main, vêtue d'une tenue élégante, Déborah entra dans l'hôtel et se dirigea vers les ascenseurs. Elle pénétra dans le premier qui s'ouvrit et appuya sur le bouton du dernier étage. Arrivée à la porte de la suite indiquée, elle frappa. La porte s'ouvrit et Déborah découvrit en face d'elle un homme noir assez trapu, vêtu d'un costume cravate très chic.

– Entre ! ordonna-t-il.

Elle s'exécuta et tendit l'enveloppe au Noir qui s'en saisit et l'ouvrit pour jeter un œil à l'intérieur, puis il la referma, la replia et la rangea dans sa poche. Pendant ce temps, Déborah découvrait du regard la suite immense, richement meublée et décorée. Elle ne savait pas qu'un tel appartement pouvait exister dans un hôtel.

– Tu n'es pas là pour contempler l'architecture intérieure, lui lança l'homme dans un français impeccable avec toutefois une pointe d'accent africain pittoresque. Je n'ai pas beaucoup de temps. Déshabille-toi !

Déborah commença un effeuillage lent et suggestif croyant bien faire.

– Arrête ton cinéma ! commanda le Noir. Je t'ai dit que j'étais pressé. Déshabille-toi vite et complètement.

Cette ambiguïté levée, Déborah s'appliqua à tout quitter avec rapidité. Une fois entièrement nue, elle se mit au garde à vous.

– Parfait, poursuivit le secrétaire. J'aime ton obéissance. Maintenant écarte les jambes et mets les mains sur la tête !

Déborah fit glisser ses pieds sur les boucles de la moquette épaisse, et mit les mains sur la tête. Le Noir s'approcha et tourna autour d'elle. Il semblait examiner chaque centimètre carré du corps nu exposé devant lui. Son regard se posa sur la poitrine opulente. Ses mains s'avancèrent et soupesèrent les deux seins lourds pendant quelques instants. Puis l'homme recula en affichant un air satisfait. Ses yeux furent alors attirés par les ornements en acier chirurgical qui paraient le sexe de la femme. Il se rapprocha et se baissa pour les examiner.

– Ces anneaux n'étaient pas prévus. Pourquoi ne figuraient-ils pas sur tes photos ? demanda le Noir.
– Je ne les ai que depuis quelques jours, Monsieur.
– Je n'aime pas trop les imprévus, maugréa l'homme. J'espère que cela ne posera pas de problème et qu'au contraire "il" appréciera puisque ces anneaux devraient apporter quelques possibilités complémentaires.

Il venait de justifier ses derniers propos en tirant sur les bijoux vulvaires et en les écartant pour dégager les petites lèvres et ouvrir le vagin. Puis il abandonna ce petit jeux, se releva et ordonna :

– Ouvre grand la bouche !

Déborah obéit. Soudain, elle sentit des doigts s'insérer entre ses mâchoires et glisser sur ses dents. L'homme pencha la tête pour regarder l'intérieur de la bouche. C'était la première fois que Déborah subissait un tel examen. Elle se sentait humiliée, avilie en étant inspectée de la sorte. Ses origines rurales lui rappelèrent quelques images de son enfance quand les chevaux des haras étaient minutieusement inspectés avant d'être vendus. Pourtant l'effet de surprise passé, elle ne s'offusqua pas de ce traitement, se demandant si elle n'était pas désormais rompue à ce genre de scenario, aguerrie par ses expériences SM. Elle fut même parcourue d'un frisson agréable en imaginant Maître K à la place du Noir.

Son inspection buccale et dentaire terminée, le secrétaire africain passa derrière Déborah et lui attrapa les fesses à pleines mains. Il les malaxa avec force jusqu'à lui faire mal. Puis il désigna la table de salon.

– Monte là-dessus !

Déborah regarda le meuble bas, inquiète que le plateau ne supporte pas son poids. Elle se dirigea vers la table en gardant les mains sur sa tête. Elle y grimpa, et se remit droite, attendant les ordres.

– À quatre pattes ! ordonna le Noir.

Déborah s'empressa d'obéir. L'homme inspecta une nouvelle fois la poitrine. Il fit remuer les seins qui, dans cette position, se balancèrent sans retenue. Puis sa main glissa vers le ventre, et attrapa un bourrelet bien ostensible. Il malaxa la chair avec satisfaction, et commenta :

– Belle panse ! Sur ce plan là, on peut dire que tu es conforme à ton book. Mon patron appréciera quand il viendra.

C'était la première fois qu'il faisait allusion au diplomate dont lui avait parlé Clovis. Déborah déduisit que ses formes étaient une fois de plus appréciées pour sa future intervention et qu'elle avait été présélectionnée plutôt pour ses kilos superflus que pour sa beauté. Elle connaissait la réputation des africains quant à leur goût pour les rondeurs féminines.

La jeune femme sentit les doigts qui l'examinaient glisser sous son pubis glabre, en tester l'élasticité avant d'enfin lâcher ses chairs. Déborah redressa la tête et remarqua alors que son hôte enfilait des gants de latex. Elle comprit immédiatement en quoi allait consister la suite de son inspection.

Elle ferma les yeux quand elle sentit deux doigts inquisiteurs perquisitionner l'intérieur de son vagin. La même inspection se renouvela pour son rectum. Déborah grimaça car l'homme ne fit preuve d'aucune douceur. Quand il eut libéré les trous explorés, l'homme fit un pas en arrière. Il tendit les bras et posa ses mains sur les globes fessiers pour les écarter au maximum afin d'observer, avec du recul, les deux orifices largement ouverts. Là encore, le geste fut douloureux pour la jeune femme en raison de la force appliquée par les deux mains.

– Ça va, tu peux te relever et te rhabiller, dit le Noir en relâchant les hémisphères charnus. Tu es une femelle qui devrait convenir.

Déborah apprécia le romantisme ! Elle descendit de la table en se remettant debout, et renfila ses vêtements. L'homme avait ouvert le tiroir d'une commode pour en sortir un paquet de la taille d'une boîte à chaussures et enveloppé dans du papier kraft abondamment scotché.

– Tu donneras ça à celui qui t'a amenée, dit-il en tendant le colis à Déborah.

Déborah salua son interlocuteur et quitta l'appartement. Elle reprit l'ascenseur, son colis sous le bras et rejoignit la Mercedes à l'endroit-même où elle en était descendue une demi-heure plus tôt. Paulo raccrochait son téléphone portable au moment où elle montait dans la voiture. Pour tout accueil, il lui arracha le paquet des mains.

– Tu ne m'avais pas dit que tu avais le sexe annelé. Comment ça se fait ?

Vraisemblablement, le Noir venait de faire quelques remarques au téléphone sur le sujet.

– C'est un de mes clients qui m'a percée, répondit Déborah. Mais c'était avec l'accord de Monsieur Clovis.
– Tu aurais dû me le dire puisque Clovis ne m'en a pas parlé. Bon, en attendant pas un mot à quiconque de l'enveloppe et du paquet. Compris ?
– Oui. Compris, Monsieur Paulo.
– Bon, on rentre à Castillons. On fera une petite pause en route parce que ma bite a besoin d'être sucée par ta bouche de grosse salope !

80.

Il avait fallu que Déborah attende encore deux jours pour pouvoir saisir une nouvelle opportunité pour retourner dans le bureau de Paulo. Ce dernier l'avait ramenée de son rendez-vous avec le secrétaire du diplomate africain et pendant quarante-huit heures, elle avait cherché un prétexte pour se rendre au château. Finalement, ce fut Clovis qui le lui fournit en lui demandant de venir pour une séance de photos afin de mettre à jour son book avec ses piercings.

Les prises de vue furent rapides. Barnabé était préposé à cette tâche comme à l'accoutumée. Appelé par son patron, l'ancien cafetier avait abandonné momentanément sa partie de tarot avec ses collègues pour venir photographier sous différents angles l'intimité annelée de Déborah. Une demi-heure plus tard, il repartait dans sa chambre retrouver ses cartes et ses partenaires de jeu.

Une fois rhabillée, Déborah quitta elle aussi la bibliothèque. Mais au lieu de descendre directement au rez-de-chaussée pour sortir du château et retourner au monastère, elle s'arrêta à l'étage inférieur et fit un détour par le bureau de Paulo. La porte n'était pas fermée à clé. Elle regarda autour d'elle. Personne. Elle entra et se précipita vers le petit meuble qu'elle déplaça. La clé récupérée, elle déverrouilla l'armoire et tendit sa main vers le coin de l'étagère. Elle se bloqua. Il n'y avait plus qu'un seul cahier. Elle le prit et l'ouvrit. C'était le neuf. L'autre avait disparu. Peut-être n'avait-il pas été replacé au même endroit ? Elle fouilla tous les rayons pour le trouver. Hélas ! Rien !

Comme souvent, les séances de jeux de cartes se déroulaient chez Barnabé qui possédait la plus grande chambre. Les trois compères habitaient au dernier étage du château, et quand ils étaient en manque d'activité, ils se retrouvaient chez l'un ou chez l'autre pour passer le temps. De retour dans son logement, Barnabé trouva un mot griffonné sur la table. « On est allé chercher des canettes fraîches en t'attendant ». Il trouva l'initiative louable, car la bière qui agrémentait les parties de tarot depuis deux heures commençait à manquer.

René et Pitbull remontèrent de la cave, leurs canettes sous le bras. En arrivant sur le palier qui abritait le bureau de Paulo, René jeta un coup d'œil machinal dans le couloir. Le rai de lumière qui filtrait sous la porte l'intrigua. En effet, il savait Paulo à Lyon, et il n'était pas normal que son bureau soit allumé. Il posa l'index sur ses lèvres en se tournant vers Pitbull pour lui faire comprendre de ne pas parler. Il avança jusqu'à la porte et l'entrouvrit sans faire de bruit.

René et Barnabé trouvèrent Déborah en train de redresser les livres posés sur un petit meuble au fond du bureau.

– Qu'est-ce que tu fous là ? maugréa René.

Déborah sursauta. Elle se retourna et découvrit René et Pitbull. Depuis quand, étaient-ils là ? L'avaient-ils vue fouiller dans l'armoire ? Déplacer le meuble ? Si c'était le cas, elle était perdue. Elle tenta de se justifier :

— Monsieur Paulo m'a demandé de continuer le ménage et le rangement de l'autre jour.

René l'observa, à demi convaincu. Puis il se souvint que la semaine dernière Paulo l'avait envoyé chercher Déborah pour nettoyer et ranger le bureau. C'était plausible qu'il lui ait demandé de revenir, après tout. Il vérifierait quand même auprès de Paulo à son retour. Ses soupçons s'estompèrent. En observant la silhouette de Déborah, René se remit en mémoire les images du dressage de la fille lorsque Clovis la leur avait confiée, à lui et aux autres. Un sacré coup, en y repensant ! Et quel cul ! Dommage que cette époque soit révolue et qu'il ne puisse plus baiser cette pute. Elle l'excitait toujours autant. Il s'avança vers elle et lui passa la main sous la robe.

— Il paraît que les clients t'apprécient, commenta-t-il en serrant la chair de la cuisse droite.
— Laisse-moi, ou je raconte à Monsieur Clovis ce que tu essaies de faire ! réagit Déborah en reprenant confiance.

La main remonta tout de même sous le slip avant de se retirer.

— Fais pas ta mijaurée ! N'oublie pas que t'es qu'une pute ! Je suis sûr que Pitbull aimerait bien te baiser lui aussi. En tout cas pour le ménage, je vérifierai avec Paulo.

Il ressortit du bureau suivi par Pitbull qui ricanait bêtement, approuvant les dernières paroles de son collègue. Déborah se retrouva seule. L'éphémère confiance s'était envolée. René allait raconter à Paulo qu'il l'avait surprise dans son bureau. Comment pourrait-elle se justifier ? Le truand qui la détestait et la méprisait ne la raterait pas !

–0–0–0–0–

DENOUEMENT

81.

Sacha ouvrit l'enveloppe kraft sur laquelle figuraient son nom et l'adresse du SRP. Elle se doutait du contenu. Elle avait vu juste. Elle sortit le cahier qu'elle feuilleta rapidement. Jamais elle n'aurait cru recevoir aussi rapidement cette pièce à conviction. Elle espérait que Déborah avait su se montrer prudente. La jeune inspectrice vérifia les affirmations de sa nouvelle alliée. Pierre Péchant, Véronique, Perlaine, ils étaient tous mentionnés. Elle pouvait maintenant prévenir Phil, sans citer Déborah, en prétextant l'arrivée anonyme de cet envoi.

– Regarde, ce que je viens de recevoir au courrier, lança Sacha en montrant le cahier à son hiérarchique. On dirait qu'ils y a des gens qui ont envie que notre enquête avance.
– Qui t'a envoyé ce cahier ? demanda Phil en commençant à tourner les pages.
– J'aimerais bien le savoir, mais tu penses bien que l'expéditeur n'a pas écrit son adresse au dos de l'enveloppe.

L'inspecteur ne mit pas longtemps à comprendre qu'il s'agissait d'un cahier de comptes de vente de drogue. Sacha lui montra les noms de Péchant et de Véronique. Phil éplucha les lignes manuscrites.

– Dis-donc, Lamartine. La fille qui nous a accueillis à la ferme des toqués à Castillons, elle ne s'appelait pas Perlaine ?
– Tout à fait, confirma Sacha. La piste de Castillons est rouverte.
– Je la revois bien. Une petite brunette. On a juste le temps d'aller l'interroger, si elle est toujours là-bas.
– Pourquoi, juste le temps ?
– Parce que j'ai un rendez-vous avec le juge à Grenoble, cet après-midi. Mais Castillons, c'est presque le chemin. On y va à

deux voitures, comme ça tu pourras rentrer pendant que je filerai sur Grenoble.

**

– Quelle conne j'ai été ! se disait Déborah à elle-même.

Non seulement le cahier avait disparu, mais elle avait été surprise lors de sa fouille du bureau. Certes, René avait momentanément gobé ses justifications. Mais dès que Paulo serait de retour, il comprendrait vite quand on lui raconterait qu'elle était entrée dans le bureau, alors que personne ne lui avait demandé de faire le ménage.

Déborah s'affola. Plus question d'attendre. Elle réfléchit rapidement. Sacha ! Il fallait qu'elle joigne Sacha. Elle avait confiance en elle. La jeune inspectrice lui apporterait le bon conseil et lui dirait ce qu'elle devait faire. Déborah quitta discrètement la ferme et se rendit à pied à la cabine téléphonique de la place du village.

– Je voudrais parler à l'inspectrice Sacha Lamartine, lança-t-elle dès que le SRP eut décroché.
– C'est de la part de qui ? demanda Raymonde qui avait pris l'appel.
– Déborah Salvien. Mais vite, c'est urgent !
– Je suis désolée, l'inspectrice Lamartine s'est absentée.
– Alors passez-moi l'inspecteur Perdikian, s'il vous plait.
– Il n'est pas là non plus. Je peux laisser un message ?

En guise de réponse Raymonde entendit le tut-tut de la ligne occupée. Déborah avait raccroché. Elle retourna à la ferme. Que faire ? Déborah s'était résolue à ne pas fuir Castillons, mais à partir de maintenant, elle n'avait plus le choix, elle y était contrainte. En traversant la cour de la ferme, elle vit la vieille Peugeot 205. La voiture était à disposition de tous, à condition d'avoir l'autorisation de la prendre. Cela avait été le cas pour la convocation au SRP de Valence. Déborah s'approcha et regarda à travers la vitre. Les clés étaient sur le contact. Elle jeta un coup d'œil autour d'elle, puis s'installa au volant. Elle démarra, s'arrêta au portail pour l'ouvrir, le franchit puis redescendit le refermer. Elle repartit à vive allure. Où aller ? Ah, si Gérald n'avait pas été à l'étranger ! Une seule destination lui apparut possible pour se cacher : chez Maître K.

Déborah était tellement perturbée qu'elle faillit manquer un virage et se précipiter dans un ravin des gorges en voulant éviter une grosse pierre sur la route. Le violent orage de la nuit précédente avait raviné la montagne, et les services d'entretien n'avaient pas encore nettoyé la route des nombreux éboulis. Une fois dans la vallée, la Peugeot 205 bifurqua direction Grenoble.

Paulo et Déborah auraient pu se croiser. Mais heureusement, Déborah approchait de Grenoble quand le truand arrivait dans le parc du château. René l'interpella en bas des escaliers et lui raconta l'anecdote du bureau.

– Putain ! jura Paulo. Pourquoi cette salope est allée fouiner dans mon bureau ? Je ne lui ai jamais demandé de revenir faire du ménage. Va me la chercher tout de suite !

René partit vers le monastère, tandis que Paulo se précipita dans les escaliers pour rejoindre son bureau. Il saisit la poignée de l'armoire qui résista. Ouf ! Fermée, se félicita le truand. Il avait craint un instant que la serrure ait été forcée. Il sortit son trousseau de clés et ouvrit la porte. Son regard se porta sur la gauche. Le cahier n'était plus là.

– La salope ! maugréa Paulo. Mais comment elle a fait pour ouvrir l'armoire ? En tout cas elle va me le rendre et elle va le payer cher, très cher !

René arriva sur ces entrefaites.

– Impossible de la trouver, annonça-t-il. Mais les adeptes du schnock m'ont dit qu'ils l'avaient vu partir avec la 205.
– Ha ! Ha Ha ! La conne. Cette fois la balise va servir.
– Je prends la Mercedes et je la file, proposa René.
– Je préfère y aller, moi. Le dernier coup avec la balise, t'as pas été au top, René !

– Ce n'était pas de ma faute patron, je ne pouvais pas savoir que le type l'avait trouvé et...

– Ça va, le coupa Paulo. On ne va pas revenir là-dessus. J'y vais moi. Et puis je me ferai un plaisir de faire parler cette grosse salope de pute avant de nous en débarrasser.

Paulo sortit du tiroir un petit appareil qui ressemblait à un GPS. Il l'alluma et attendit quelques instants. Une carte routière apparut sur l'écran avec un rond noir qui se déplaçait sur l'image.

– Elle va en direction de Grenoble, informa Paulo. Je pars. Appelle-moi sur le portable, s'il y a du nouveau ici !

82.

Déborah arrêta la 205 devant le mur de la propriété. Elle en descendit, s'avança jusqu'à l'entrée. La grille n'était pas fermée. Elle la poussa et se dirigea vers le perron de la maison bourgeoise en courant. Elle sonna à la porte en chêne. Pourvu que Maître K soit là ! Elle savait qu'elle se ferait sermonner pour l'avoir dérangé, mais cette fois, elle n'avait pas le choix, sa vie était en danger, et elle n'avait pas d'autre endroit pour se cacher.

La porte s'ouvrit et Stella apparut. La soumise de Maître K était vêtue d'une courte jupe en jean et d'un tee-shirt moulant. Les pointes de ses seins marquaient le tissu. La hauteur témoignait de l'absence de soutien gorge, ce que la poitrine affaissée pouvait déplorer. Déborah pensa que Stella devait sans doute appliquer les consignes habituelles : pas de culotte et pas de soutien-gorge.

– Déborah ? Qu'est ce que tu fais là ? demanda Stella surprise.

– Je suis en danger. Il faut que je voie Maître K tout de suite.

– Mais, c'est qu'il est absent. Je suis toute seule. Je dois garder la maison jusqu'à son retour.

– Il revient quand ?

– Dans deux jours. Il fait une expo en Allemagne.

– Je peux rentrer quand même ? Je suis dans la merde. Je dois me cacher.

Stella n'aimait pas avoir à prendre des initiatives. Devait-elle laisser Déborah dehors ou l'autoriser à pénétrer dans la maison ? Elle devait décider. Sans consignes précises de son maître, elle écouta son cœur.

– Entre ! dit-elle à son amie. Tu es venue comment ?
– En voiture. Je l'ai laissée vers le portail.
– Va la chercher et gare la dans la cour, ce sera mieux.
– Oui, tu as raison. Je suis tellement perturbée que je n'y avais pas pensé. J'y vais.

Une fois la 205 à l'abri des regards extérieurs. Déborah revint dans la demeure. Stella l'accompagna dans le salon. Elle expliqua qu'elle était vraiment toute seule car Maître K avait donné congé à Jérôme et à la cuisinière jusqu'à son retour. Déborah se décida à tout expliquer à Stella, ses aventures amoureuses ratées, son enlèvement par Jean Redoux, et son nouvel état de prostituée. Elle termina naturellement par ses péripéties des derniers jours.

– Et ben dis donc, conclut Stella. Tu t'es mise dans une drôle de situation. J'espère que mon Maître trouvera une solution pour te sortir ce pétrin.
– Moi aussi. Crois le bien ! En tout cas merci de ne pas m'avoir laissée dehors.
– J'espère seulement que mon Maître ne m'en voudra pas de t'avoir accueillie.
– Tu as peur de lui ?
– Non, mais c'est mon Maître. Je l'aime et je ne veux pas le décevoir.
– Et lui ? Il t'aime ?
– Je n'en sais rien. Et puis ce n'est pas le problème. J'aime mon Maître, c'est tout.
– Et Harry ? rebondit Déborah qui trouvait enfin le moyen de revenir sur le sujet du mari de Stella. Tu ne crois pas que le moment est venu que tu me dises tout à ton tour. Moi aussi, je peux peut-être t'aider.

– Ça m'étonnerait, répliqua Stella. Harry est mort !

Un silence tomba comme une chape de plomb. Mais Stella reconnut enfin pour la première fois que Déborah avait raison. À quoi cela servait-il de s'emmurer dans ce secret ? Il n'y avait aucune issue. Les choses étaient ainsi. Rien ne ferait revenir Harry. Une larme coula sur sa joue. Elle l'essuya d'un revers de la main.

– Harry est mort il y a deux ans, commença-t-elle. Un accident de voiture incompréhensible. À l'époque on habitait un petit village de la Drôme. Harry travaillait à Grenoble. Le soir il revenait souvent en coupant par la montagne. Il avait moins de circulation et il trouvait la route des gorges agréable.
– La route des gorges ? demanda Déborah. Celle qui mène à Castillons.
– Oui, c'est ça. Il ne passait pas loin de Castillons. La route est dangereuse, mais il la connaissait bien. Il a filé tout droit dans un virage et s'est écrasé cent mètres plus bas. Pas de trace de freinage, aucun obstacle sur la route, il n'y avait pas eu d'éboulement à cette période. Un accident incompréhensible !
– Je te demande pardon de t'avoir tant tarabusté au sujet d'Harry. Je croyais que vous aviez divorcé, que tu l'avais quitté pour Maître K.
– Tu ne pouvais pas savoir. Normal que tu aies pensé que je l'avais quitté. Mais c'est tout le contraire. C'est par amour pour lui que je suis devenue la soumise de Maître K. C'était un ami à lui. Il me le citait en exemple comme le maître sévère aux exigences parfaites. Harry m'entraînait chaque jour un peu plus dans les dédales de la soumission. Je le suivais par amour au début et aussi par plaisir après, mais il me fallait du temps, je n'allais pas à la même vitesse que lui. Il me prêtait de temps en temps à Maître K pour me faire progresser, c'était le maître le plus sévère que nous connaissions. Quand Harry est mort…

Stella essuya une nouvelle larme sur sa joue.

– Quand Harry est mort, se reprit-elle, j'étais complètement paumée. J'ai pensé à me suicider, et puis je me suis dis que le meilleur cadeau posthume que je pouvais faire à mon mari et maître était que je devienne une soumise parfaite pour qu'il soit fier de moi, où qu'il soit. Je suis allée voir Maître K et je l'ai supplié de devenir sa soumise totale, vingt-quatre heures sur vingt-quatre, sept jours sur sept. Il a accepté. Aujourd'hui, je ne pourrais plus vivre autrement. Je suis presque heureuse comme ça. J'espère qu'Harry est fier de moi.

— Tu as réussi à l'oublier ? demanda Déborah.

— Sûrement pas ! Et je ne l'oublierai jamais. Je me soumets à lui à travers Maître K. Et puis, tant que je n'aurai pas chassé de mon esprit le mystère de sa mort, je ne retrouverai pas la sérénité. Je fais des cauchemars régulièrement. Je suis dans sa voiture. Je suis en lui. Il y a la musique, c'est Carmina Burana. Il mettait souvent le CD dans l'autoradio. La route des gorges est belle, il y a du soleil, il rentre tranquillement à la maison. Il va me retrouver. Et puis la voiture accélère sans raison. Le virage ! Non ! Ça va trop vite ! Non !

Stella éclata en sanglots. Déborah lui passa le bras autour des épaules et la serra contre elle.

— Pleure si ça te fait du bien ! Je suis là. Continue à me parler de lui, si ça te soulage. Ou arrête, si tu préfères ! Comme tu veux. Je voudrais tant pouvoir faire quelque chose pour t'aider.

— C'est la première fois que je raconte ça à quelqu'un, reprit Stella en séchant ses larmes. Viens avec moi dans ma chambre.

Déborah suivit Stella. Elle retrouva le matelas à même le sol et la cage qu'elle avait connu lors de sa première nuit à Grenoble.

— Ça va te paraître idiot, dit Stella en lui désignant la cage. Je passe des heures et des nuits là-dedans. C'est petit, étroit. Je ne peux que me mettre à quatre pattes ou recroquevillée mais j'y suis bien. Il y a quelques années, Harry m'avait offert cette cage, pour corser nos jeux SM. Au début ce n'était pas évident. Il y avait l'humiliation, l'avilissement de se sentir comme un animal, sans parler de la position inconfortable. Et puis, je m'y suis habituée. Les jeux sont devenus de plus en plus intenses. Chaque fois que j'étais derrière ces grilles et que Harry mon Maître me traitait en animal, je ressentais en moi quelque chose de très bon, de très fort qui était porté par notre amour. Quand Maître K m'a prise comme soumise, j'ai demandé à pouvoir venir avec ma cage. C'est bête, non ?

– Pas du tout. Au début, quand on s'est retrouvé, j'avais beaucoup de mal à te comprendre. Je me suis même parfois demandé si tu n'étais pas folle. Et depuis, je te connais mieux et j'ai goûté à la soumission de mon côté. Sois rassurée, je te comprends tout à fait.

Déborah était sincère. Les propos de Stella ne la surprenaient plus. Depuis qu'elle avait retrouvé son amie, elle avait appris à connaître sa vraie nature. Ce masochisme, ce besoin de soumission catalysé par cet amour absolu. Elle comprenait Stella maintenant, alors qu'au début cette femme la déroutait complètement.

– Harry est parti trop tôt. J'avais l'impression de ne pas être allée assez loin avec lui. Je le freinais trop. Bien sûr, j'avançais, mais j'allais à mon rythme, moins rapide que le sien. Quand il est mort, j'ai voulu lui faire un dernier cadeau en devenant une soumise totale, comme il aurait tant aimé. C'est pour ça que je me suis offerte à Maître K. Je te l'ai dit, c'était le Maître le plus dur et le plus sévère que j'ai pu trouver parmi nos relations SM. Il a réussi à me faire atteindre mon but. J'aurais aimé qu'Harry me connaisse comme je suis aujourd'hui.

Il y eut un silence.

– Pour l'accident, la police a fait une enquête ? reprit Déborah.

– Oui, répondit Stella qui avait retrouvé ses esprits. Mais une enquête bâclée. Vu l'état de la voiture au fond du ravin, ils n'ont pas trop pu vérifier si un problème technique avait provoqué l'accident. Ils ont aussi voulu savoir si Harry ne s'était pas suicidé en jetant la voiture dans le vide. C'était complètement absurde. Harry était la joie de vivre. Il n'avait aucun souci personnel. On s'aimait follement.

Le carillon de la porte d'entrée interrompit la conversation.

– Reste dans la chambre ! dit Stella. Je vais voir qui c'est.

– Tu crois qu'ils pourraient m'avoir trouvée ?

– Ça m'étonnerait. Ta voiture n'est pas visible de la route. Je ne vois pas comment ils auraient fait. Mais on ne sait jamais. Reste cachée ici !

83.

Dans sa Mini Cooper, Sacha suivait la voiture de son patron avec beaucoup de difficulté. Elle savait que le rendez-vous de l'après-midi avec le juge le contrariait, et qu'il aurait préféré pouvoir bénéficier de toute la journée pour enquêter à Castillons. Rien de surprenant à le voir foncer pour gagner un temps précieux. Mais bien imprudemment, songea Sacha. La route des gorges était par nature dangereuse et les pierres tombées çà et là sur la chaussée la nuit dernière étaient propices à provoquer un accident. Ce contexte lui rappela le dossier de Stella Darmon. Si sa mémoire était bonne, c'était sur cette route que le mari de Stella avait perdu la vie. Sacha n'avait pas envie de compléter la liste des victimes du secteur. Elle leva le pied et attrapa son oreillette bluetooth qu'elle accrocha à son lobe droit, puis elle composa d'une main le numéro de Phil.

– Phil, je ne peux pas te suivre, tu vas trop vite, lança-t-elle dès que son interlocuteur eût décroché.

– Il faut arriver le plus tôt possible. Le juge m'attend après.

– Oui, je sais. Mais je te rappelle que c'est sur cette route que Stella Darmon est devenue veuve parce que son mari roulait trop vite.

– Ah oui ? C'est ici qu'il s'est tué ? Je n'avais pas fait le rapprochement.

– Ici, peut-être pas précisément, mais sur la route des gorges. Ralentis sinon, moi, je décroche !

– OK, Lamartine. Mais c'est bien parce qu'on est presque arrivé.

Les voitures entrèrent quelques minutes plus tard dans Castillons à vitesse raisonnable. Les deux inspecteurs garèrent leurs véhicules respectifs et se retrouvèrent devant le portail.

– Dis donc Lamartine. Tu as bien fait de me rafraichir la mémoire au sujet de Harry Darmon. Je n'avais pas tilté pour l'accident dans le coin de Castillons. Drôle de coïncidence quand même. Tu ne trouves pas ?

– C'était quand même bien plus bas. Et puis, que ce soit Stella ou son mari, ils n'avaient aucun lien ni avec la secte Kha, ni avec Xenakis. Un banal accident de voiture. C'est pour ça que je t'ai demandé de ralentir. Si tu avais loupé un virage, le juge t'aurait attendu longtemps.

Le grand portail en bois s'ouvrit. Philippe Perdikian reconnut immédiatement le visage de Perlaine.

– La chance est avec nous, murmura l'inspecteur à sa stagiaire.

Les traits de Perlaine était tirés. Rien à voir avec la figure réjouie qui les avait accueillis la première fois. La jeune femme semblait soucieuse.

– Je vous attendais, déclara Perlaine. J'étais sûre que vous viendriez. Entrez !

– Vous nous attendiez ? demanda Phil ébahi, en pénétrant dans la cour. Pourquoi vous dîtes que vous étiez sûre que nous viendrions ?

– Parce que vous avez dû recevoir le cahier que j'ai posté avant-hier.

Sacha masqua sa surprise. Ainsi, c'était Perlaine qui lui avait envoyé le cahier, pas Déborah. Elle n'y comprenait plus rien.

84.

Dans sa chambre au dernier étage du château, René observait aux jumelles l'entrée de la ferme. Son autre main tenait le téléphone collé à son oreille.

– C'est un type brun, grand. La nana est petite, blonde cheveux coupés courts, plutôt gamine. Ils ont parlé avec Perlaine. Elle les a plantés dans la cour. Et elle est partie vers l'appartement de Melba.

– C'est des flics ? demanda Paulo de sa voiture.

– J'sais pas. Le type a une bonne gueule de flic, mais pas la gamine. Y'a deux bagnoles dehors. Y'en a une, c'est une Mini Cooper avec des bandes blanches. Ça ressemble pas trop à une bagnole de flics. Attends, revoilà Perlaine. Le mec regarde son téléphone. Il s'agite. Ils repassent le portail. Putain, elle sort avec eux. Le type s'en va tout seul dans sa bagnole. La gamine blonde monte dans la Mini. Perlaine aussi. Paulo, qu'est-ce que je fais ?

– Putain, j'aime pas ça ! Prends la Land et suis la Mini à distance ! Appelle-moi pour me dire où elles vont ! Si je n'avais pas cette pute de Déborah à serrer, je serai remonté. Mais ça urge aussi de ce côté-là.

Philippe Perdikian reprit la route en catastrophe. Deux nouveaux messages venaient d'arriver sur son portable. Il avait ouvert tranquillement le premier quand Perlaine était revenue de chez le Grand Éclaireur pour le prévenir qu'elle suivait la police pour une convocation, histoire d'avoir un alibi vis-à-vis de Monsieur Clovis. Phil avait bondi en prenant connaissance du message : « Monsieur le Préfet veut vous voir impérativement avant votre réunion avec le juge. ». Encore de la politique, avait-il maugréé. Mais il n'avait pas le choix. On ne posait pas un lapin à un préfet. À son grand regret, il laisserait Sacha se débrouiller seule avec Perlaine. Il lui avait dit d'emmener à Valence la jeune femme qui semblait en savoir long et avait envie de parler. C'était elle-même qui leur avait suggéré d'être embarquée.

« Trop dangereux ici, Emmenez-moi ! » avait-elle dit. Phil n'espérait qu'une chose : en finir le plus rapidement avec le préfet et le juge pour rentrer à Valence et raccrocher aux événements.

Dans la Mini, Perlaine venait d'expliquer à Sacha tout ce qu'elle savait sur le cahier, le trafic de drogue et les assassinats de Péchant et de Véronique. Tout devenait clair maintenant pour Sacha. Arrivée dans la vallée, elle prit l'initiative de revenir sur la première tentative de meurtre sur Pierre Péchant. Elle avait Perlaine sous la main, alors pourquoi ne pas procéder à une sorte de reconstitution ? Au lieu de prendre la direction de Valence, Sacha tourna pour aller vers Grenoble.

– On ne va pas à Valence ? demanda Perlaine.
– Pas tout de suite. On passe par Grenoble, par le parking où vous avez quitté Pierre Péchant, quand Paul Parsec vous envoyait le chaperonner.

Perlaine respirait. Se vider de ce poids qui l'étouffait depuis deux ans, la libérait.

– Pourquoi m'avez-vous envoyé le cahier ? demanda Sacha. Pourquoi collaborez-vous avec nous ?
– Parce que la dernière discussion que j'ai eue avec Déborah m'a fait comprendre que me taire risquait de provoquer d'autres morts. Je veux vivre libre et la conscience tranquille.
– Mais vous n'êtes pas libre à Castillons. Vous devez vous prostituer comme Déborah.
– Je considère que c'est un travail comme un autre. Je ne le fais pas sous la contrainte.

Perlaine s'expliqua. Avant de connaître Castillons, elle avoua avoir rompu tous les ponts avec sa famille avec qui elle ne s'entendait pas. Elle n'avait aucun ami. Elle n'était plus rien, complètement paumée, la secte puis Clovis lui avait offert une nouvelle vie.

– Vous ne pouvez pas comprendre, vous ! termina-t-elle.

Si ! Sacha comprenait. Elle aussi avait coupé les ponts avec sa famille. Elle n'était restée en relation qu'avec son frère. Sans savoir pourquoi, elle crut bon de se justifier auprès de sa passagère. Perlaine écouta.

– Au moins, vous avez un frère à qui vous confier, répliqua Perlaine.

– À condition de pouvoir le voir. C'est un aventurier, toujours parti on se sait où à l'autre bout du monde. Je ne l'ai pas vu depuis deux ans. Il m'écrit de temps en temps. La dernière fois, il était en Amérique du Sud, au Surinam.

Un courant de sympathie passa entre les deux filles. Le portable de Sacha se mit à sonner. La jeune inspectrice accrocha son oreillette et écouta.

– C'est Phil. J'arrive chez le préfet. Donc rapide : J'avais deux messages tout à l'heure. Je viens de lire le deuxième, c'était Raymonde qui disait que Déborah avait cherché à nous joindre. Essaie de rappeler notre chère documentaliste pour savoir ce qu'elle nous voulait.

85.

Barnabé avait jugé bon de prévenir Clovis qui venait de rentrer au château.

– Patron, y's'passe des drôles de trucs ici aujourd'hui. Tout à l'heure Déborah est partie à toute pompe avec la 205. Pitbull m'a dit que ce matin, quand il était avec René il l'avait vu fouiner dans le bureau de Paulo. Quand Paulo est rentré, il a vu René, puis il est tout de suite reparti avec la Mercedes. Pour continuer, y'a moins d'une heure Perlaine est montée dans la voiture d'une fille qui n'est pas d'ici. Et pour finir René vient de partir en trombe avec la Land. J'ai pensé qu'il valait mieux vous prévenir.

– Tu as très bien fait, répondit Clovis avec une imperturbabilité de façade. Je vais voir de quoi il s'agit.

Dès que Barnabé eut quitté la pièce, Clovis prit son téléphone pour appeler Paulo. Puis il se ravisa. Il se rendit dans le bureau de son adjoint. Il y resta un bon quart d'heure, le temps de fouiller, et de trouver le second boitier GPS.

86.

Déborah en fut quitte pour une grosse frayeur. La visite n'était pas pour elle. C'était Cédric ! Le jeune homme en cavale ne savait plus où aller. Par deux fois il avait accompagné Maîtresse Erika qui ramenait Stella chez Kurt Heimlich. Il avait réussi à retrouver les lieux. Stella avait toutes les chances d'être présente. Il ne s'était pas trompé.

– Tu es la seule en qui j'ai confiance, Stella, reprit Cédric avec un air de chien battu.
– N'aie pas peur, je n'appellerai pas la police. Mais tu devrais te rendre. Tu ne pourras pas fuir sans arrêt. C'est vraiment toi qui as tué Maîtresse Erika ?
– Oui, c'est moi, avoua le jeune homme soumis. Et je te demande pardon de t'avoir laissée accuser à ma place. Je ne savais pas que ta cage n'était pas fermée à clé. Mais la police a fini par trouver mon mécanisme. Je ne suis pas un bon assassin.
– Mais pourquoi as-tu fait ça, Cédric ?
– Maîtresse Erika a tué mon frère.
– Ton frère ?
– Oui, Pierre Péchant était mon frère… enfin mon frère adoptif. Il était tout pour moi. Il m'a tout appris quand j'étais petit. Elle l'a tué sauvagement. Tu sais, elle était méchante, tu as pu t'en rendre compte, toi aussi. Elle n'a eu que ce qu'elle méritait. Je l'ai saignée comme elle a saigné mon frère.

Déborah était restée en retrait. Mais elle ne put s'empêcher de réagir quand elle entendit le nom de Pierre Péchant. Pauvre

Cédric, pauvre Maîtresse Erika ! Quel gâchis ! Et tout ça à cause de Paulo.

– Ce n'est pas Maîtresse Erika qui a assassiné votre frère !

– Quoi ? répliqua Cédric en tournant la tête. Mais comment vous pouvez dire ça ? Vous ne le connaissiez même pas.

– Votre frère était impliqué dans un trafic de drogue. Je n'ai pas tous les détails, mais c'est un truand que malheureusement je connais, qui a assassiné votre frère et qui me cherche pour me tuer aussi.

– C'est faux ! Vous mentez. Mon frère était quelqu'un de bien !

– Je te promets qu'elle dit la vérité, Cédric. Il faut la croire, enfonça Stella.

Cédric se figea. Stella prit sa tête et l'appuya dans le creux de son épaule. Cédric se mit à pleurer. Jamais il n'aurait mis en doute la parole de Stella. Quand il se ressaisit, Déborah tenta de lui fournir davantage d'explications, suffisamment en tout cas pour que le jeune homme comprenne son erreur.

– Alors, j'ai eu tout faux ? Je suis nul, se maudit Cédric.

– Non, tu n'es pas nul, Cédric, lui répondit Stella.

– Tu avais raison tout à l'heure. J'ai fait assez de conneries comme ça. Je vais me rendre à la police !

Il se redressa, regarda Stella dans les yeux.

– Au milieu de toutes mes conneries, il y a au moins une chose que je ne regrette pas, Stella, c'est de t'avoir connue.

Il se jeta dans les bras de Stella. Celle-ci le serra un instant, puis le repoussa avec douceur. Cédric alla jusqu'à la porte.

– Je t'aime Stella, dit-il en se retournant une dernière fois.

Cédric Jacquinot sortit et quitta la maison.

87.

Le parking du Centre plongeait d'une vingtaine de mètres dans le sous-sol grenoblois. Chaque niveau était repéré par une couleur peinte sur les murs de béton. La Mini Cooper passa la barrière automatique.

– C'était à l'étage rouge, indiqua Perlaine.

Sacha prit l'escargot qui descendait, sans prêter attention à la Land Rover qui suivait. Quand elle atteignit le quatrième niveau, elle vit les parois pourpres. Perlaine confirma. Sacha dirigea la Mini vers une place libre et se gara. Les deux femmes descendirent.

– C'était dans ce coin-là, dit Perlaine en désignant un groupe d'emplacements. Ça date de deux ans, je ne me souviens plus exactement de la case. Pierre a changé sa roue. Ah oui, c'était là, il râlait que le pilier le gênait.

Sacha mémorisait tous les détails. Elle essayait de visualiser Pierre Péchant découvrant sa crevaison, puis montant le cric, et enfin découvrant la balise GPS comme le lui avait expliqué Perlaine pendant le trajet.

– Je me souviens, reprit Perlaine, Pierre avait une Mégane grise. Il y en avait une autre garée trois places plus loin. C'est comme ça qu'il a berné ses poursuivants.
– Vous dites : ses poursuivants. Vous n'êtes pas sûre que c'était Clovis ou Paulo ?
– Je n'en sais rien. Pierre se vantait d'avoir escroqué des dealers. Ça pouvait bien être Paulo. En tout cas, je n'ai pas cherché à en savoir plus, je me suis tirée juste après que Pierre ait collé la balise sur l'autre voiture.

Les neurones de Sacha tournaient à toute vitesse.

– C'était quand déjà ? demanda-t-elle.

– Il y a deux ans. En juin. Je ne me souviens plus de la date exacte.

René s'était faufilé entre les voitures stationnées. Il s'était approché en restant caché. Il était maintenant suffisamment près pour observer les gestes des deux femmes à travers les vitres d'une Clio garée à dix mètres. Il percevait parfois quelques brides de paroles quand aucun moteur ne tournait sur le parking. Il n'avait pas besoin de savoir ce qui se racontait pour comprendre que Perlaine était en train d'expliquer ses derniers batifolages avec Péchant. René sortit son portable de sa poche. Il était temps d'appeler Paulo pour demander les instructions.

– Merde ! pesta-t-il intérieurement. Pas de réseau.

Au quatrième sous-sol, cela n'avait rien de surprenant.

Les filles remontèrent dans la Mini qui ressortit du parking. Sacha se souvint qu'elle devait rappeler Raymonde.

– Raymonde ? C'est moi Sacha. Phil m'a dit que Déborah Salvien nous avait cherchés. Elle a dit ce qu'elle voulait ?...Non… Ah bon ? Oui.

Elle raccrocha.

– Vous ne connaissez pas un moyen pour joindre Déborah, demanda Sacha à Perlaine. Elle voulait nous parler. Il paraît qu'elle était vraiment perturbée quand elle a appelé.

– J'espère qu'elle n'a pas fait une connerie. Je lui ai déjà dit qu'elle n'était pas assez prudente. On peut peut-être repasser par la ferme pour voir si elle est revenue.

– Non, ce serait trop dangereux.

– Mais, imaginez qu'elle soit retournée chercher le cahier et qu'elle se soit fait choper. On ne peut pas la laisser aux mains de Paulo.

– Ils ne l'auraient pas laissée aller téléphoner si c'était le cas, contra Sacha.

88.

Le GPS indiquait que la 205 était derrière le mur de la propriété devant lequel Paulo venait de s'arrêter. Le rond noir sur l'écran était immobile. Paulo espérait que Déborah n'avait pas abandonné la voiture, mais s'était simplement garée. Il n'allait pas tarder à le savoir. Il s'apprêtait à couper son téléphone pour ne pas se faire repérer par la sonnerie en cas d'appel. À une minute près, René n'aurait pas pu le joindre.

– Patron, dit René à l'autre bout de la ligne, les deux gonzesses sont allées sur le parking où on a loupé Péchant la première fois. Perlaine est en train de nous bananer. J'sais pas qui c'est l'autre, mais j'ai bien peur que ce soit aussi un flic malgré son air de gamine. Elles viennent de repartir. Qu'est-ce que j'dois faire ?
– Faut nettoyer, René ! On peut pas prendre de risque. Moi, j'vais faire pareil avec la grosse salope, dès qu'elle aura parlé.
– Vous l'avez retrouvée, patron ?
– J'ai déjà retrouvé la bagnole. Elle, elle doit s'être planquée dans la grosse baraque bourgeoise que j'ai en face de moi. Je raccroche. Quant à toi, fais-moi du boulot propre avec les deux autres !

Paulo rangea son téléphone et sortit de sa poche une paire de gants en latex.

Dans la maison, Stella et Déborah étaient retournées dans la chambre après que Cédric fût reparti. Déborah s'assit sur le lit.

– Trop d'émotion pour aujourd'hui, avoua-t-elle à son amie. Le pauvre Cédric, il n'est pas mieux loti que moi. Et puis, moi quelle conne j'ai été ! Je ne suis pas assez prudente. Perlaine a raison. J'ai peur qu'ils me retrouvent.
– Ne t'inquiète pas, tenta de la rassurer Stella. Personne ne sait où tu es. Et ici, tu es en sécurité.
– Ça m'étonnerait ! répondit une voix

Paulo avança, il tenait son Beretta dans ses mains gantées. Il le pointa en direction des deux femmes.

– On ne bouge pas et on reste tranquille ! continua Paulo.

Puis, il se précipita sur Déborah, la ceintura, et lui appuya le canon de son arme sous la mâchoire, au niveau de la carotide, sans que la jeune femme n'ait le temps de faire le moindre mouvement.

– Comme on se retrouve, grosse salope. C'est pas bien de te faire la malle. Tu dois certainement avoir plein de choses à me raconter.

Mais comment Paulo avait-il pu la retrouver aussi rapidement ? se demanda-t-elle, ignorant la présence de la balise GPS sur la 205.

– Je n'ai rien fait Monsieur Paulo, se défendit Déborah. Ne me tuez pas !
– Sûrement qu't'as rien fait, la reprit Paulo en lui appuyant encore plus fort le canon du revolver. Et dans mon bureau, t'as rien fait ?
– Non, Monsieur Paulo. Je suis juste venue finir de ranger.
– On va avoir tout le temps pour en parler. Mais on n'a pas besoin de ta copine pour ça.
– Elle n'a rien à voir dans tout ça, la défendit Déborah. Laissez-la ! Ne lui faites pas de mal !
– Pour le moment, elle va tranquillement nous attendre, répondit le truand en regardant la cage. C'est aussi une cinglée apparemment. Elle va rentrer bien gentiment dans sa maison !

D'un signe de tête, il indiqua la cage à Stella. Celle-ci comprit et obéit. Elle dut remonter sa jupe serrée pour s'agenouiller afin de pénétrer dans sa prison attitrée. Elle ne se souvenait avoir demeuré dans sa cage autrement que nue. Paulo poussa Déborah devant pour aller refermer la porte grillagée. Il desserra un instant son étreinte pour donner un tour avec la clé qu'il prit soin ensuite de retirer de la serrure et de jeter sur le tapis suffisamment loin pour que la prisonnière ne puisse pas l'attraper. Puis, il plaqua à nouveau Déborah contre lui. La jeune femme sentait plus que jamais le Beretta lui écraser douloureusement les chairs de sa gorge. Elle était terrorisée à l'idée de mourir, car elle ne se faisait aucune illusion, Paulo allait la tuer.

– J'ai dû visiter la maison avant de te trouver, dit Paulo en poussant sa proie vers le couloir. J'ai vu une pièce qui conviendra parfaitement à ton interrogatoire. Allez ! Avance sale pute !

89.

Perlaine avait réussi à convaincre Sacha de repasser par la ferme en l'informant qu'elle connaissait une porte derrière l'ancien monastère qu'elle pourrait utiliser pour entrer et chercher discrètement Déborah. La Mini Cooper avait repris la direction de Castillons et retrouvé la route des gorges.

– Il y a de plus en plus de cailloux. Ils ne vont pas tarder à fermer la route. À mon avis, il faudra faire le grand tour pour repartir.

Sacha repensa à l'accident d'Harry. D'après le dossier, il n'y avait pourtant eu aucun éboulement ce jour là, ni aucun obstacle, aucun rocher détaché à l'endroit de l'accident. Soudain, elle eut un éclair. Elle décrocha son téléphone et appela Raymonde.

– Raymonde ? C'est encore moi. Est-ce que tu peux ressortir le dossier de Stella Darmon et l'ouvrir à la page de l'accident de son mari. Comment ? Tu l'as descendu aux archives tout à l'heure ? Je suis désolée, Raymonde. Il faut que tu retournes le chercher. Rappelle-moi dès que tu l'as récupéré. Merci.

90.

Attachée à la croix de Saint-André, Déborah faisait face à Paulo. Tétanisée par la peur, elle n'avait même pas tenté de se débattre quand le truand lui avait enserré poignets et chevilles dans les bracelets. Elle se rendait compte, un peu tard, qu'elle avait perdu les seuls instants où elle aurait été peut-être capable d'échapper à l'horrible personnage. Paulo, quant à lui, n'était pas mécontent d'avoir pu immobiliser sa proie aussi facilement. Il retrouvait la disponibilité de ses deux mains pour faire parler sa pute. Il rangea le Beretta à sa ceinture et envoya une magistrale paire de gifles à sa prisonnière pour se soulager dans un premier temps. Puis il sortit de sa poche, un couteau à cran d'arrêt de belle taille. Il l'approcha du visage de Déborah et pressa le bouton. La lame jaillit à quelques centimètres des yeux marron emplis de larmes.

– Maintenant que nous sommes tous les deux en tête à tête, annonça Paulo d'un ton venimeux, tu vas me dire ce que tu as fait du cahier que tu as volé dans mon placard.
– Je ne l'ai pas volé Monsieur Paulo. Je vous jure.
– Tu pense que je vais te croire, espèce de salope. Bon, comme tu voudras. Je vais être obligé de m'occuper de toi de façon un peu plus soutenue.

Paulo retira le couteau de la gorge de Déborah et le fit descendre le long de son corps. De manière méthodique, il passa la lame affutée derrière tout ce qui ressemblait à un bouton ou une fermeture. Puis il lacéra le tissu au niveau des bras et des jambes. En quelques secondes, le pantalon et le chemisier n'étaient plus que des morceaux de tissus déchiquetés. Il s'attaqua alors au slip et au soutien gorge encore moins résistants et qui finirent en lambeaux au pied de la croix. De son autre main, Paulo finit de déchirer et d'enlever tous les morceaux d'étoffe qui pendaient du corps de Déborah. En une minute, la jeune femme se retrouva nue, hormis deux bouts de manches et quelques autres lambeaux restants qui avaient su résister, on ne savait pourquoi. Déborah tirait vainement sur ses bracelets pour tenter d'échapper à ce fou sadique. Paulo posa son couteau et contempla son œuvre. La vue du corps nu et des vêtements lacérés l'excita. Il se dit que rien ne pressait. Il avait tout son temps. De toute façon cette salope ne sortirait pas d'ici vivante. Il promena ses mains sur l'opulente poitrine et en tordit les mamelons avec un plaisir sans équivoque. Déborah hurla.

– Tu peux gueuler, grosse vache. Personne ne peut t'entendre, à part ta copine. Et dans sa cage, elle ne peut pas grand-chose pour toi.

Effectivement, dans la chambre, Stella essayait de tendre sa main vers la clé que Paulo avait jetée sur le tapis. Elle avait beau passer le bras et l'épaule entre les barreaux, il manquait plusieurs dizaines de centimètres pour l'atteindre. Elle prit dans sa main une de ses ballerines qu'elle avait quittées. Mais cette rallonge n'était pas suffisante. Elle pensa alors que ses jambes étaient plus longues. Peut-être qu'avec le pied… Elle remonta jusqu'à la taille, sa jupe qui la gênait, et passa ses pieds de part et d'autre d'un des barreaux. En l'absence de slip, les gros anneaux de son sexe se plaquèrent contre la barre métallique. Stella se contorsionna pour pousser sa jambe droite le plus loin possible, jusqu'à se blesser l'entrejambe. Inutile, la clé restait inaccessible ! Elle frémit en entendant crier Déborah.

Stella repassa ses cuisses et ses pieds à l'intérieur de la cage, ne sachant plus que faire. Elle se résigna. Soudain, elle vit la poignée de la porte de la chambre s'abaisser. Le truand revenait certainement pour s'occuper d'elle, sans doute pour l'interroger. Pourtant elle ne savait rien. Alors pourquoi, revenait-il ? À moins que ce ne soit pour l'exécuter parce qu'elle était devenue un témoin gênant. Cela voulait-il dire qu'il avait déjà tué Déborah ?

91.

Dans son rétroviseur Sacha aperçut de nouveau la Land Rover. Elle avait remarquée une première fois le véhicule à la couleur bleu délavé en quittant la route nationale. La voiture tout terrain se rapprochait maintenant dangereusement de la Mini pour la coller. Ce fut à cet instant que Sacha se souvint du chauffard en Land Rover qui avait failli l'envoyer dans le décor avec Phil lors de leur première venue à Castillons.

Malgré l'étroitesse de la chaussée, Sacha se serra sur la droite et indiqua avec le clignotant son intention de se laisser dépasser. Mais l'individu soi-disant pressé n'en fit rien, au contraire, il resta collé derrière la Mini. Au même moment, le portable de Sacha sonna.

– Décrochez, dit-elle à Perlaine, ce doit être Raymonde. Je préfère avoir les deux mains sur le volant.

Perlaine ne comprenait pas pourquoi soudainement la petite inspectrice lui demandait de répondre à la communication, ni l'allusion aux mains sur le volant. Il aurait fallu qu'elle se retourne pour cela. Elle appuya sur le bouton vert et porta le téléphone à l'oreille. Elle écouta et répéta :

– Harry Darmon s'est tué au volant d'une Renault Mégane de couleur gris métallisé.
– J'en étais sûre, répliqua Sacha. Et je connais maintenant les circonstances de son accident, ou plutôt de son assassinat.

Au même moment, un choc secoua la Mini. La Lan Rover venait de la percuter par l'arrière. Sacha accéléra.

– Merde, jura Perlaine en se retournant. C'est René ! Je reconnais la voiture.
– René ? Celui du château ? Un des hommes de Clovis Xenakis ?

– Plutôt l'homme de main de Paulo.

La Land Rover accéléra, elle aussi, et le pare-buffle cogna une nouvelle fois l'arrière de la petite voiture.

– La balise ! cria Sacha en accélérant de nouveau. La balise, il y a deux ans, Pierre Péchant l'a placée sur une autre voiture sans savoir qu'il s'agissait de celle d'Harry Darmon, et ton René a suivi la Mégane d'Harry Darmon pensant que c'était celle de Péchant.

Sacha venait de percer le mystère de l'accident du mari de Stella. Un malheureux concours de circonstances. Le hasard avait voulu qu'Harry Darmon stationne sur le même parking que Pierre Péchant, qu'il possédât la même voiture que lui, et que Péchant crevât un pneu ce jour-là. René avait suivi la Mégane depuis Grenoble, pensant filer Péchant. Arrivé dans la route des gorges qu'Harry aimait prendre comme raccourci, René avait poussé la Mégane dans le précipice avec sa Land Rover. Le plus inquiétant était qu'il s'apprêtait à rééditer le scénario contre la Mini Cooper de Sacha.

92.

Emporté par l'excitation d'avoir sous ses yeux la putain dénudée et à sa merci, Paulo déboutonna sa braguette. Il savourait par avance de défoncer cette salope attachée à sa croix avant de la faire parler, et certainement de terminer en l'égorgeant. Ses préférences allaient habituellement à des corps très sveltes, mais il devait reconnaître que finalement, malgré ses aversions hypocritement affichées, l'anatomie replète de Déborah l'excitait énormément.

Un sursaut de lucidité l'arrêta dans son projet de violer sa proie avant de la tuer. Alors qu'il prenait soin de ne laisser aucune trace de son passage en utilisant des gants, il s'apprêtait naïvement à laisser un échantillon de sperme dans le vagin de cette salope ! Dommage, pensa-t-il en se reboutonnant. Il se rattraperait en la torturant plus longtemps, même si elle avouait rapidement où elle avait caché le cahier.

Paulo reprit son couteau, et promena la pointe de la lame sur l'abdomen de sa victime sur quelques centimètres, sans appuyer, une simple caresse. Mais la lame était si acérée qu'elle laissa une minuscule trace qui se colora immédiatement en rouge. Le truand passa son doigt sur la fine coupure, puis le plaça devant les yeux de Déborah. Le gant était maculé de rouge.

– Tu vas tout de suite me dire, ce que tu as fait du cahier, avant que je te saigne comme une truie !

– Non ! Non ! Je vous en prie. Arrêtez ! Je vous ai dit que je ne savais pas où il était.

Cédric et Stella observaient la scène, tapis derrière la porte du donjon. Il fallait intervenir avant que Paulo ne tue Déborah. Mais comment ? Ils n'avaient pas d'armes.

Dix minutes auparavant, en quittant la maison Cédric avait aperçu un individu pénétrer dans le parc. Il s'était caché derrière un grand cèdre pour ne pas le rencontrer. Il avait d'abord pensé s'enfuir discrètement, imaginant que c'était un policier. Mais il avait vu l'homme enfiler des gants et sortir un revolver. Il n'avait alors pas hésité une seconde : Stella était en danger. Il était alors revenu sur ses pas en le suivant. Embusqué au fond de l'alcôve près de l'entrée, il avait vu l'inquiétant personnage emmener Déborah vers le donjon. Il était resté caché un moment, puis avait gagné la chambre et trouvé Stella qui se contorsionnait et s'écrasait l'entrejambe contre les barreaux pour tenter de récupérer la clé avec la pointe de son pied, sans y parvenir. Il avait pu délivrer sa dulcinée, et tous deux étaient retournés vers le donjon à pas feutrés. Ils assistaient impuissants à la torture de Déborah.

– C'est comme tu voudras, reprit Paulo, mais cette fois mon surin ne va pas se contenter d'une petite promenade sur ton gros bide ! J'hésite entre t'ouvrir la panse et mettre tes boyaux à l'air, ou bien t'élargir ta moule de pute avec ma lame.

– Non ! Non ! hurla Déborah. Le… le cahier est dans ma voiture.

Elle était terrorisée. Elle aurait inventé n'importe quoi pour que Paulo ne mette pas ses menaces à exécution.

– Où dans la voiture ?
– Je… je ne sais pas, répondit Déborah empêtrée dans son mensonge. Euh ! Si, dans la boîte à gants.
– J'ai l'impression que tu te fous de ma gueule.

Au point où elle en était Déborah ne savait plus ce qu'elle racontait. Elle aurait tant voulu savoir elle aussi ce qu'était devenu le cahier pour pouvoir le dire. Elle repensa au rayonnage vide, à Sacha qu'elle avait voulu aider, à sa discussion avec Perlaine. Perlaine qu'elle aurait dû écouter. Si elle avait suivi les conseils de sa consœur, elle serait toujours tranquillement à Castillons ou avec un client, mais pas attachée à cette croix face à Paulo. Perlaine, Perlaine…

– Perlaine… laissa-t-elle échapper inconsciemment entre ses lèvres.
– C'est Perlaine qui a le cahier ? réagit Paulo. Ça m'étonne pas.
– Non, non, je n'ai pas dit ça ! Je pensais à elle. Elle n'a rien à voir avec le cahier.
– Ça a pas d'importance, à l'heure qu'il est René a dû s'occuper d'elle comme moi je m'occupe de toi. On a chacun notre spécialité. Lui ce serait plutôt les accidents de la route. Ha ! Ha ! Ha ! Il est assez bon pour ça, sauf quand il se trompe. Ha ! Ha ! Ha ! T'as pas bol, parce que moi, ma méthode ça marche à tous les coups. Il y a deux ans, il a envoyé par erreur un type au fond des gorges à la place du salopard qui m'avait roulé. C'est moi qui ai dû finir ce fumier en le saignant sur une croix. Si je te raconte tout ça, c'est pour que tu comprennes que je saurai te faire parler. Alors, tu ferais mieux d'être raisonnable et me dire tout de suite où est le cahier avant que je te charcute. Non ? Tant pis pour toi. Finalement, j'ai fait mon choix, pour commencer je vais t'ouvrir de la chatte jusqu'au nombril.
– Non ! Non ! Non ! hurla Déborah à s'arracher les cordes vocales.

Paulo se recula pour mieux voir sa proie terrifiée. Puis, il pointa le couteau en direction du sexe de Déborah. Il glissa la lame entre les deux anneaux vulvaires et s'apprêtait à la faire remonter pour trancher la chair. Soudain il vacilla. Quelque chose venait de lui tomber sur les épaules. Il mit quelques secondes avant de comprendre qu'il s'agissait d'un homme.

Cédric Jacquinot n'eut pas le temps de planter entièrement le tournevis dans la poitrine de Paulo. Ce dernier le déséquilibra en se jetant sur le côté. Les deux hommes roulèrent au sol. Heureusement pour Cédric, Paulo avait lâché son couteau en tombant. Une lutte sans merci s'engagea. Par les aveux qu'il venait d'entendre, Cédric avait tout de suite compris qu'il venait de retrouver l'assassin de son frère. Il n'avait pas plus réfléchi. Il avait remarqué à l'entrée du donjon un tournevis qui avait dû être oublié lors d'une récente opération de bricolage. Il s'en était saisi et s'était rué sur l'assassin de Pierre. Stella n'avait pas bougé. Elle regardait la scène immobile. Elle aussi venait d'obtenir la clé d'une autre énigme. Le mystère de la mort de son mari était élucidé. Harry avait été poussé au fond du ravin par un sbire de l'homme avec qui Cédric se battait. Par erreur ! Quelle injustice ! On lui avait enlevé son amour… par erreur. Stella ne voyait plus le combat acharné qui se déroulait aux pieds de Déborah. Elle avait fermé les yeux, son esprit imaginait une voiture percutant la Mégane d'Harry. Son cauchemar était sans équivoque maintenant. La Mégane freinait mais ne s'arrêtait pas. On la poussait. Elle tombait au fond du ravin.

Un coup de feu sortit Stella de sa torpeur. Elle rouvrit les yeux et vit Cédric étendu à terre, immobile, tandis que Paulo se relevait. Faute d'avoir récupérer son couteau, le truand avait réussi à ressortir le Beretta de sa ceinture et avait tiré sur le jeune homme à bout portant. Une fois debout, Paulo posa sa main sur sa chemise ensanglantée. Il grimaça en touchant sa blessure. Heureusement pour lui le tournevis avait dévié et s'était enfiché dans le creux de son épaule. Son agresseur n'était pas un professionnel. Une question lui vint : qui était-il ? Que faisait-il ici ? Plus question de trainer maintenant. Tant pis pour le cahier. Il devait en finir avec Déborah. Il leva son arme et la pointa dans sa direction. La pauvre suppliciée vit le petit trou du canon bien cadré face à elle. C'en était fini pour elle !

93.

Le moteur de la Mini ne pouvait pas rivaliser avec celui de la Land Rover. Le 4x4 recolla de nouveau. Comme si les circonstances n'étaient pas suffisamment difficiles, la petite voiture roula sur plusieurs pierres égarées sur la route. L'effet sur la direction fut immédiat, la Mini Cooper fit une embardée et manqua s'écraser contre la paroi rocheuse. Sacha rattrapa la situation tant bien que mal. Comment tout cela se finirait-il ? Mourrait-elle broyée contre la montagne ou écrasée au fond du ravin ? À côté, sa passagère s'accrochait à la poignée au dessus de la portière. Perlaine avait tous ses muscles figés. Elle était incapable de prononcer le moindre mot.

L'écart involontaire opéré par Sacha avait surpris René qui avait relâché par réflexe la pédale d'accélérateur. Ce n'était que partie remise. Il savait que dans deux cents mètres, après la ligne droite, le virage était serré. Aucun muret, aucun parapet. C'était à cet endroit précis qu'il avait poussé la Mégane de Péchant… enfin, de celui qu'il croyait être Péchant. Il y avait eu maldonne, mais il n'en restait pas moins qu'il considérait qu'il avait fait un travail d'artiste. Donner suffisamment de vitesse pour envoyer la voiture par-dessus le petit talus, tout en sachant s'arrêter à temps pour ne pas finir avec sa victime au fond du précipice.

Plus que cent mètres. Sacha profitait de la ligne droite pour appuyer à fond sur l'accélérateur. Malheureusement la route montait, et il manquait des chevaux sous le capot de la Mini. L'aiguille du compteur plafonnait à quatre-vingt-dix. La jeune inspectrice jeta un rapide coup d'œil dans le rétroviseur. Elle distingua le 4x4 qui revenait sur elle. Elle ramena son regard sur la route et aperçut au loin la fin de la ligne droite. Jamais elle ne pourrait négocier le virage. Même les deux bornes dont elle discernait les silhouettes n'étaient pas de taille à stopper la Mini lancée à presque cent kilomètres-heure. Une secousse lui signala que la Land Rover l'avait de nouveau touché à l'arrière. Sacha ôta son pied de la pédale, mais bien évidement la voiture, poussée par la Land Rover, continua d'accélérer. Le virage s'approchait. Les bornes devinrent plus nettes. Mais ce n'était pas des bornes comme Sacha l'avait cru initialement, mais deux blocs de rochers tombés sur la route et très proches l'un de l'autre.

Sacha eut une illumination. Elle espéra seulement que ce ne ce serait pas la dernière de sa vie. Elle freina pour réaccélérer immédiatement et reprendre le contrôle de son véhicule. Il fallait bien viser. Neuf chances sur dix que ça rate, mais elle n'avait rien à perdre.

Les roues passèrent. Le rocher droit laboura la portière dans un bruit sourd, mais la Mini Cooper s'enfila dans l'intervalle des deux rochers. En revanche la largeur des essieux ne laissa aucune chance à la Land Rover. Sa roue avant heurta violemment le bloc de droite. Le 4x4 décolla du sol pendant que la Mini s'esquivait. Il fut projeté sur le bord de la chaussée. Paulo essaya de récupérer le contrôle, mais avec deux roues en l'air, c'était impossible. La Land Rover fit un tonneau, et entrainée par son élan, franchit le petit talus et bascula dans le vide.

Une fois les blocs dépassés, Sacha freina tout en essayant de négocier le virage dans lequel elle arrivait. Le changement de direction et la pédale de frein ne firent pas bon ménage. La Mini partit en tête à queue, et butta sur le talus. Mais heureusement, la vitesse avait suffisamment diminué pour que le monticule ne serve pas de tremplin, mais se contente de renvoyer la petite voiture du côté opposé. Les deux jeunes femmes furent secouées, ballotées, bousculées, mais bien maintenues par leurs ceintures de sécurité. La Mini finit par s'immobiliser contre la paroi rocheuse à l'opposé du ravin.

Il y eut bien quinze secondes de silence dans l'habitacle. Puis Sacha se tourna vers Perlaine.

– Ça va ?
– Je n'en sais rien, répondit Perlaine. Je crois que oui. Et René ? Il ne nous course plus ?

Sacha se retourna. La Land Rover avait disparu.

– Il faut sortir ! Vite ! C'est plus prudent.

Elle ouvrit sa portière et s'extirpa de l'habitacle. Puis elle aida Perlaine à se glisser vers elle, le côté droit de la Mini étant complètement bloqué par la paroi rocheuse. Sacha étudia en un instant la situation : les rochers sur la route, les éclats de verre, les morceaux de tôle. Tous ces débris menaient au bord gauche de la route. Les deux jeunes femmes escaladèrent le talus et découvrirent un amas de tôle une centaine de mètres plus bas.

Ironie du sort, René venait de s'écraser au fond des gorges à l'endroit même où, deux ans plus tôt, il avait précipité Harry Darmon.

94.

Stella aperçut le couteau sur le tapis. Aurait-elle autant de courage que Cédric ? Mais cela suffirait-il ? Certainement pas ! Même blessé, Paulo était un combattant aguerri, Cédric en avait fait les frais. Et maintenant le pauvre garçon gisait sur le sol. Pourvu qu'il ne soit pas mort ! Stella devait se décider vite. Paulo tenait la pauvre Déborah en joue. Il allait tirer. Elle avança dans sa direction. Avec ses pieds nus, elle ne faisait aucun bruit. Elle bloqua sa respiration de peur que Paulo ne l'entende et se retourne. Le couteau était juste là devant elle. Elle se baissa et l'attrapa dans sa main droite. À partir de maintenant Stella se sentait forte. Elle avait devant elle, lui tournant le dos, le responsable de la mort d'Harry. Même si elle mourrait, c'était sans importance, à une seule condition : qu'elle réussisse à tuer ce salaud avant.

Tout alla très vite.

– Crève, salope ! cria Paulo.
– Noooooon ! hurla Stella pour attirer l'attention de Paulo et l'empêcher de tuer Déborah.

En même temps, telle une tigresse, elle se jeta sur le truand. Paulo se retourna brusquement et pressa la détente. La balle partit du Beretta mais manqua Stella dont la haine toute neuve envers un des assassins de son mari, avait décuplé l'énergie. Quand Paulo avait tiré, elle était déjà sur lui, comme une furie. Elle serra très fort le manche du couteau dans sa main et frappa sans réfléchir. Paulo n'eut rien le temps de faire. La lame s'enfonça dans sa gorge. Il s'effondra. Stella l'accompagna dans sa chute. Elle s'acharna en retirant le couteau et l'enfonçant de nouveau. Quatre fois. Puis, quand elle fut certaine d'avoir tué le commanditaire du meurtre de son mari, elle s'écroula à son tour en pleurant.

– Il faut s'occuper de Cédric, dit Déborah dans un sursaut de lucidité.

La suppliciée immobilisée à sa croix avait suivi la scène. Elle devait une fière chandelle à Stella. Sans elle, elle serait morte.

– Vite détache-moi. Regarde, Cédric perd tout son sang.

Au milieu du donjon, il y avait tellement d'hémoglobine qu'il était difficile de savoir à qui elle appartenait. Finalement, Stella se releva et détacha Déborah. Cette dernière courut vers Cédric. Après quelques gestes, elle annonça l'évidence à Stella :

– Il est mort.
– Il ne le méritait pas, répliqua Stella comme pour justifier son acte sur Paulo. Cédric était gentil. Il a payé de sa vie pour nous sauver.
– Toi aussi, tu as risqué ta vie pour me sauver. Merci.

Les deux femmes regardèrent les deux cadavres, sans s'apercevoir qu'un homme, appuyé contre le montant de la porte, les observait.

– Je comprends mieux Cédric, maintenant, dit Stella. Le besoin de venger son frère. Je viens de faire pareil pour Harry. Je vais sûrement retourner en prison pour avoir tué cet homme.
– Certainement pas, répondit Clovis en pénétrant dans la pièce.
– Oh non ! cria Déborah. Monsieur Clovis !

La jeune femme se retrouva anéantie. Elle avait vécu toutes ces horreurs, toutes ces angoisses, ce sauvetage in extremis, et voilà qu'elle se retrouvait de nouveau dans les griffes de ses souteneurs. Les tortures allaient recommencer. Monsieur Clovis allait reprendre le travail où Paulo l'avait laissé. Elle n'en pouvait plus, avec ses loques qui pendaient à ses bras, elle se jeta aux pieds du proxénète et implora :

– Pardon Monsieur Clovis. Oui je suis partie de Castillons, mais c'était parce que j'avais peur de Monsieur Paulo. Je n'ai rien fait. Je n'ai pas volé le cahier.
– Je t'avais pourtant prévenu lors de ton arrivée à Castillons, railla Clovis en sortant son Beretta.

Puis il laissa échapper un énorme éclat de rire, et poursuivit.

– Ça ira pour cette fois. Vu que tu viens de me rendre un énorme service. J'avais des doutes sur Paulo. Dans mon équipe on ne touche pas à la drogue. Il n'a pas respecté les consignes et il m'a trahi. Si ta copine ne l'avait pas zigouillé, c'est moi qui l'aurais fait. Je surveillais depuis un moment. Elle s'en est très bien sortie. Merci… tu t'appelles comment ?
– Stella, Monsieur.
– Alors merci, Stella. Ne t'inquiète pas, tu n'iras pas en prison. On pourrait invoquer la légitime défense, mais ce sera plus simple de modifier un peu le scénario pour que les deux combattants se soient entretués. Va me chercher un torchon pour effacer tes empreintes ! Et toi, Déborah, trouve-toi quelque chose à mettre sur le dos !
– Je n'ai pas d'autre vêtements et…
– Je vais te ramener un truc à moi, lui dit Stella.

Stella s'éclipsa un instant et revint avec un torchon de cuisine et une robe que Déborah enfila sans réclamer de sous-vêtements persuadée que slips et soutiens-gorge avaient depuis longtemps disparu de la garde-robe de Stella. Et puis de toute façon, la taille n'aurait certainement convenu.
Quant à Clovis, muni des mêmes gants que Paulo, il disposa les corps à sa façon, essuya le manche du couteau, et le mit dans la

main du cadavre du pauvre Cédric. Une fois qu'il estima que la mise en scène convenait, il briffa longuement les deux femmes. Puis termina :

– Je repars. Dans dix minutes, vous appelez la police. Vous êtes bien en phase avec le scenario ? C'est clair ? Bon. Et c'est bien compris, je ne suis jamais venu ici !
– Oui Monsieur Clovis !
– Oui Monsieur. Et merci.
– Et toi Déborah, dès que les flics te lâchent, tu reviens illico à Castillons. Il y a des clients qui t'attendent.

Clovis Xenakis repartit aussi discrètement qu'il était arrivé.
Les deux femmes se regardèrent et se serrèrent dans les bras l'une de l'autre.

– Tu vas vraiment retourner à Castillons ? demanda Stella.
– Oui. Ma vie est là-bas. Et puis ce sera plus facile maintenant qu'il n'y a plus Paulo. Je respecte Monsieur Clovis. Ça doit te paraître étrange que je me complaise à être une putain de luxe. Je n'ai pas honte de le dire, c'est bien ce que je suis devenue, une putain.
– Non, ça ne me paraît pas étrange, réagit Stella. Je te comprends, comme moi, tu m'as comprise en me connaissant mieux.
– J'espère juste que ton Maître me louera de temps en temps. En plus, ça nous permettra de nous revoir.

Les deux femmes échangèrent un sourire. Déborah hésita à parler d'Harry. L'élucidation du mystère de sa mort apportait-il peine ou soulagement à Stella ? Elle préféra s'abstenir.

– Bon, ça doit bien faire dix minutes, conclut Stella. J'appelle la police.

–O–O–O–O–

ÉPILOGUE

95.

Sur le parking du SRP, la petite Mini Cooper brillait de tous ses chromes. Le carrossier avait bien travaillé. Elle était comme neuve. Jamais Sacha n'aurait pensé que sa voiture était réparable quand elle l'avait vu sur le plateau de la dépanneuse. Tout le flanc droit arraché, une roue à l'oblique, l'arrière défoncé par les assauts répétés de la Land Rover, la Mini accidentée ressemblait à une épave. Tandis qu'aujourd'hui, un mois et demi plus tard, elle rayonnait avec ses deux bandes blanches fraichement repeintes.

Dans les locaux, l'ambiance était à la fête. Sacha arrosait la fin de son stage. Devant l'ensemble du service, un verre à la main, l'inspecteur Perdikian s'était fendu d'un discours dithyrambique pour vanter l'intelligence, le courage et la détermination dont avait fait preuve sa stagiaire.

– Je ne le reconnais pas, railla Raymonde. Tu as une sacrée cote, Sacha. Je ne l'ai jamais entendu faire des éloges pareils à quelqu'un, encore moins à une femme. Sa spécialité, d'habitude, c'est plutôt la bougonnerie.

– Dis-donc, tu te lâches toi aussi Raymonde, répondit Sacha. C'est la première fois que je t'entends critiquer ton chef.

– Ça doit être l'effet du champagne. Hi ! Hi ! Hi ! Plus sérieusement, tu as des nouvelles de ton affectation, maintenant que tu es titulaire ?

– Non, c'est toujours en attente. Mais Phil à réussi à se tuyauter, mon dossier est bien dans la pile des affectations en attente pour le SCTIP.

– Le quoi ?

– Le Service de Coopération Technique Internationale de Police. Pour faire de la coopération avec des polices étrangères.

– Tu vas partir à l'étranger, alors ?

– Certainement.

– Et où ?

– Ça je n'en sais encore rien. Sûrement dans le tiers-monde.

– Et ben, dis-donc. Moi je ne pourrais pas. Je suis trop bien ici.

– On a tous la bougeotte dans ma famille. Enfin dans ce qu'il en reste. J'aimerais bien atterrir en Amérique du Sud du côté du Surinam, histoire d'essayer de reprendre contact avec mon frère. Mais statistiquement, il y a plus de chance que je me retrouve dans un pays d'Afrique.

D'autres personnes du service se joignirent à la conversation. Les moins bien informées demandèrent des détails sur le dossier qui avait occupé Sacha pendant la plus grande partie de son stage, et surtout sur son dénouement spectaculaire. Sacha ressortit son récit désormais bien rodé. Les affaires de disparition avaient permis d'élucider quatre crimes, celui d'Harry Darmon que l'on croyait être un accident, ceux de Pierre Péchant, Véronique Pageot et Anaïs Forclaz. Les auteurs de ces assassinats ne passeraient pas en jugement, ils étaient tous morts. L'un au fond d'un ravin et les deux autres s'étaient entretués évitant ainsi un nouveau meurtre sur une ancienne disparue devenue prostituée. Naturellement, en raison des quelques détails apportés par Sacha, les questions complémentaires portèrent rapidement sur le monde SM et celui de la prostitution. La jeune inspectrice se surprit de l'aisance dont elle témoigna dans ses réponses.

Le démantèlement du trafic de drogue organisé par Paul Parsec avait épargné Clovis Xenakis, mis hors de cause dans cette affaire. En revanche, malgré toute la volonté de Phil de le faire tomber pour proxénétisme, le truand avait échappé aux mailles du filet. L'espoir de faire témoigner Déborah Salvien contre lui s'était envolé. La jeune femme avait au contraire défendu son protecteur en parlant de lui comme un bienfaiteur de la secte dont elle faisait partie. Quant à ses aventures avec de nombreux amants, cela relevait de sa vie privée, avait énergiquement plaidé la sulfureuse brune.

Dans son récit, Sacha Lamartine n'entra pas dans les détails de la soumission de Stella Darmon. Cela aurait été trop difficile à comprendre pour ses interlocuteurs novices en matière de sadomasochisme et aurait risqué de dévier la conversation sérieuse vers de propos graveleux.

Sacha savait aussi que le dénouement de l'enquête avait été libérateur pour Stella. Maintenant qu'elle connaissait la vérité sur la mort d'Harry, la soumise avait enfin pu tourner la page. Ses nuits n'étaient plus hantés par les cauchemars, et elle avait décidé de ne mettre plus aucune retenue dans le cadeau posthume qu'elle offrait à son défunt mari et maître. C'est pourquoi, à une centaine de kilomètres de Valence, Stella était elle aussi le point central d'une réception, tout comme Sacha, mais bien différente cependant.

Kurt avait convié quelques amis dans sa demeure grenobloise pour assister à l'évènement. Il faisait très chaud ce soir dans le donjon où une dizaine de fauteuils avaient été disposés sur deux rangées pour l'occasion. Parmi les invités, tous confortablement installés, Gérald et Déborah avaient été placés au premier rang. Kurt avait souhaité que le couple ne manque pas une miette de la scène qui allait se dérouler. Gérald avait dû insister auprès de Clovis pour louer Déborah le temps de la soirée. Elle était prévue pour le diplomate béninois, mais la chance avait voulu que ce dernier décalât son voyage de vingt-quatre heures. Déborah était donc toute à Gérald pour cette soirée. Officiellement, toutefois, car ce soir l'attention de la jeune femme se portait sur Kurt. En effet, depuis quelques semaines, l'artiste allemand avait pris une longueur d'avance sur son ami Gérald dans le cœur de Déborah. Pourtant celle-ci savait parfaitement que le sévère maître lui restait inaccessible, mais ce besoin d'être dominée par lui grandissait en elle chaque jour un peu plus. Elle enviait les trois soumises attitrées réunies ce soir dans des rôles bien différents.

Greta était installée en position de table de salon devant les spectateurs entre le premier rang où étaient assis Gérald et Déborah et le grand rideau rouge qui occultait une partie de la pièce. Elle était nue, à quatre pattes, un plateau de plexiglas sur le dos. Les gros bourrelets débordants en faisaient un mobilier beaucoup moins esthétique que celui que Déborah avait découvert pour la première fois au Number Six en la personne de Stella. En revanche, côté persistance et volonté, l'opulente soumise pouvait rivaliser avec Stella. Elle était dans cette position depuis le début de la soirée sans montrer le moindre signe de lassitude. Déborah se demanda combien de temps, elle pourrait tenir, si un jour elle devait se transformer en mobilier.

Lise déposa de nouvelles coupes de champagne sur le dos de sa consœur soumise. La blonde aux cheveux courts avait certainement le rôle le plus paisible ce soir dans sa tenue de soubrette. Elle interrompit son service quand elle remarqua le petit signe de la main que lui fit son maître. Lise se dirigea alors vers le rideau rouge qu'elle ouvrit.

Un brouhaha accompagna la découverte de la scène par le public. Tous s'attendaient bien-sûr à trouver Stella de l'autre côté du rideau. L'invitation mentionnait « …assister à l'aboutissement de l'appartenance de la soumise Stella à Maître K. ». Chacun avait deviné en entrant dans le donjon que Stella devait se trouver derrière l'épaisse toile rouge. Mais la vue de la soumise installée ainsi, avec des accessoires qui ne laissaient guère de suspense à la suite du programme interloquèrent les invités.

Déborah, aussi, comprit immédiatement. Sa première réaction inconsciente se traduisit par une contraction au plus profond de son ventre. Elle devina tout de suite ce qui allait se passer et se laissa emporter par une puissante excitation parce qu'elle s'imagina un instant à la place de Stella. Toutefois, elle restait lucide : elle serait bien incapable de supporter ce que son amie allait subir. Elle se résigna donc à observer.

Stella était installée nue sur le ventre sur une poutre reposant sur deux chevalets. Son postérieur rehaussé faisait impudiquement face au public. Même dans cette position, elle était facilement identifiable pour ceux qui la connaissaient, grâce à ses gros anneaux qui pendaient à son sexe et à son H tatoué sur le haut de la fesse droite. Ses chevilles et ses poignets étaient enserrés par les habituels bracelets de cuir fixés au chevalet arrière. Déborah remarqua toutefois qu'en plus de ces attaches, une sangle immobilisait solidement la jambe gauche en entourant le haut de la cuisse. Elle semblait exagérément serrée à en croire le débordement de chair en bordure. Si elle s'était levée, Déborah aurait pu aussi apercevoir une seconde sangle qui passait sur les reins et plaquait avec excès le ventre contre le dessus de la poutre.

Un énorme bouclier était suspendu au-dessus de la tête de Stella. Il avait appartenu aux ancêtres de Kurt Heimlich Von Bruchs et était orné de deux lettres en style gothique : HB, les insignes des Heimlich Von Bruchs.

L'accessoire placé à côté de Stella fournit aux spectateurs l'explication de l'extrême chaleur qui régnait dans le donjon. C'était un brasero dans lequel était plantée une sorte de tige qui aurait pu être un tisonnier. Kurt se plaça à côté de Stella et s'adressa au public.

– Merci à tous d'avoir répondu à mon invitation pour ce moment mémorable. Après deux longues années d'hésitation, ma soumise Stella m'a demandé d'avoir l'honneur d'être marquée de mes armoiries. J'ai accepté car j'estime que sa soumission est digne de recevoir les deux lettres de mon emblème. Je vais donc la marquer moi-même par ce feu qui lui rappellera de façon inaltérable, si besoin était, à qui elle appartient. Elle sera marquée sur la croupe à gauche, en symétrie de son autre insigne. L'opération est très douloureuse, sa chair va être brûlée. Stella ne souhaitait pas être attachée pour me prouver son courage et sa volonté, mais c'est moi qui le lui ai imposé, car pour être impeccable, le marquage ne doit s'accompagner d'aucun mouvement.

Un concert d'applaudissement ponctua ces paroles. Puis Kurt s'adressa à Lise :

– Mes gants !

La jeune soumise lui apporta une paire de gants épais du genre de ceux utilisés dans les fonderies. Puis elle repartit vers un coin de la pièce. Elle appuya sur le bouton "Start" de la chaîne hifi. La cantate Carmina Burana retentit dans le donjon.

Muni des ses gants, Kurt se saisit du tisonnier par le manche et le retira du brasero. À l'autre extrémité, les deux lettres à l'envers étaient portées à incandescence et rougeoyaient. Kurt se tourna vers Stella. Il marqua un temps d'arrêt et fixa le postérieur immobilisé qui allait bientôt porter dans sa chair sa marque de propriété. Il admira quelques instants cette magnifique croupe à laquelle il portait désormais une véritable vénération. Il appréciait à sa juste valeur cet abandon que Stella lui concédait. C'était tout un symbole. Par cet acte ultime, elle lui offrait une soumission totale et à vie. C'est à cet instant qu'il se rendit compte qu'il l'aimait.

La chaleur du brasero chauffait le flanc gauche de Stella. La soumise avait demandé à son Maître l'autorisation d'avoir les yeux bandés. Elle pouvait ainsi intérioriser et vivre plus intensément l'évènement. Dans quelques minutes, elle appartiendrait totalement et définitivement à Maître K. Elle était convaincue d'offrir un double cadeau, même si cela pouvait paraitre contradictoire. L'un à Harry qui, où qu'il soit, serait fier de l'aboutissement du parcours de sa soumise, et l'autre à Maître K à qui elle appartiendrait désormais totalement. Ce marquage au fer était le dernier maillon manquant à la chaîne qui l'attachait définitivement à lui.

Stella était sereine. Elle n'appréhendait absolument pas le fer rougi qui dans quelques instants allait lui brûler la chair de sa fesse gauche. Elle savait pertinemment que ce serait très douloureux, mais ne s'en inquiétait pas. Au contraire, elle se réjouissait par avance d'être marquée à la façon dont les éleveurs marquaient leurs bêtes. Mieux, cette comparaison humiliante la transcendait.

Tout alla très vite. Un grésillement, puis la douleur de la brûlure. Elle ne put retenir un cri rauque qu'elle s'était pourtant interdit de pousser, mais son corps en avait décidé autrement. Une odeur de chair brûlée arriva à ses narines comme pour confirmer que l'acte était réalisé.

Stella était désormais marquée en lettres de feu des insignes de son Maître.

FIN

TABLE DES MATIERES

Prologue 3
Un été caniculaire 5
Initiation à Kha 29
Apprentissage 53
Avec Gérald 82
Sado-maso 106
Maîtresse Erika 157
Les enquêtes s'enchaînent 175
Dénouement 227
Épilogue 260

1659903R0017

Printed in Great Britain
by Amazon.co.uk, Ltd.,
Marston Gate.